Wirkfaktoren der psychoanalytischen
Kinder- und Jugendlichenpsychotherapie

Psychotherapiewissenschaft in Forschung, Profession und Kultur

Schriftenreihe der Sigmund-Freud-Privatuniversität Wien

Herausgegeben von Bernd Rieken
Band 43

Die Sigmund-Freud-Privatuniversität in Wien ist die erste akademische Lehrstätte, an der die Ausbildung zum Psychotherapeuten integraler Bestandteil eines eigenen wissenschaftlichen Studiums ist. Durch das Studium der Psychotherapiewissenschaft (PTW) wird dem Umstand Rechnung getragen, dass Psychotherapie eine hoch professionelle Tätigkeit ist, die – wie andere hoch professionelle Tätigkeiten auch – neben einer praktischen Ausbildung eines eigenen akademischen Studiums bedarf. Das hat zur Konsequenz, dass die wissenschaftliche Beschäftigung mit ihr nicht mehr ausschließlich den Nachbardisziplinen Psychiatrie und Klinische Psychologie mit ihrer nomologischen Orientierung obliegt, sodass die PTW als eigene Disziplin an Konturen gewinnen kann.

Vor diesem Hintergrund wird die Titelwahl der wissenschaftlichen Reihe transparent: Es soll nicht nur die Kluft, welche zwischen Psychotherapieforschung und Profession besteht, verringert, sondern auch berücksichtigt werden, dass man der Komplexität des Gegenstands am ehesten dann gerecht wird, wenn neben den üblichen Zugängen der Human- und Naturwissenschaften auch Methoden und/oder Fragestellungen aus dem Bereich der Kultur-, Sozial- und Geisteswissenschaften Berücksichtigung finden.

Sabine Sammer-Schreckenthaler

Wirkfaktoren der psychoanalytischen Kinder- und Jugendlichenpsychotherapie

Standortbestimmung und Konzeption

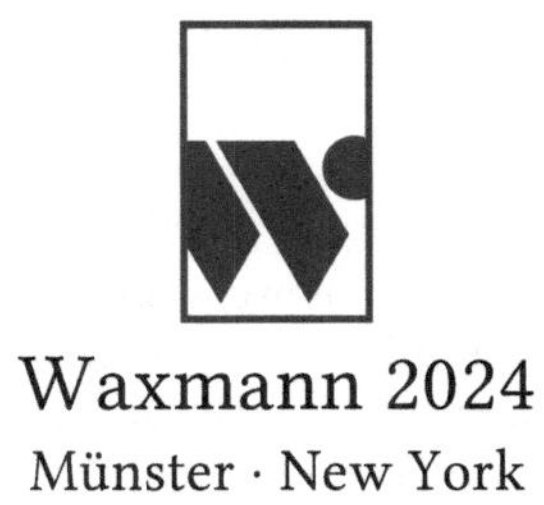

Waxmann 2024
Münster · New York

Bibliografische Information der Deutschen Nationalbibliothek
Die Deutsche Nationalbibliothek verzeichnet diese Publikation in der Deutschen Nationalbibliografie; detaillierte bibliografische Daten sind im Internet über http://dnb.dnb.de abrufbar.

ISSN 2192-2233
Print-ISBN 978-3-8309-4818-6
E-ISBN 978-3-8309-9818-1

Steinfurter Straße 555, 48159 Münster

www.waxmann.com
info@waxmann.com

Umschlaggestaltung: Anne Breitenbach, Münster
Satz: satz&sonders, Dülmen
Druck: CPI Books GmbH, Leck
Gedruckt auf alterungsbeständigem Papier gemäß ISO-9706

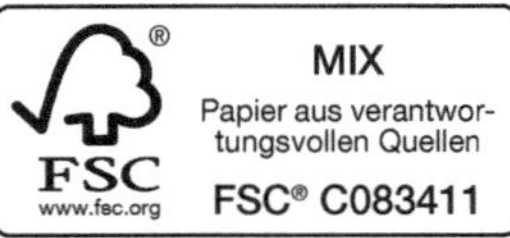

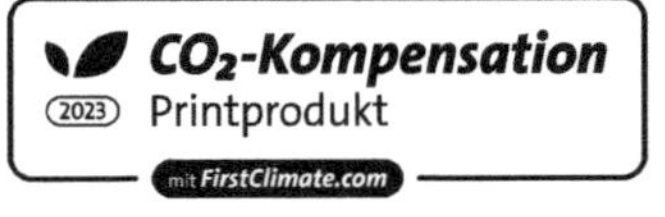

Dieses Buch wurde klimaneutral produziert.

Printed in Germany

Danksagung

Danke an

- meinen Mann und meine Familie für die Unterstützung.
- meinen Betreuer, Univ.-Prof. Dr. Omar Gelo, der mir mit Literatur, Rat und Diskussion geholfen hat, meine Gedanken zu ordnen. So konnte diese Arbeit überhaupt erst entstehen.
- meinen Patient*innen für alles, was ich von und mit ihnen lernen durfte.
- meine Kollegen und Kolleginnen und Freund*innen für ihr geduldiges Zuhören und ihren Input.

Inhalt

1. Vorwort

Seit einigen Jahren unterrichte ich in einem schulenübergreifenden Curriculum für die Weiterbildung zum/zur Säuglings-, Kinder- und Jugendlichen-Psychotherapeut*in und bin immer wieder erstaunt darüber, wie hartnäckig sich das Gerücht hält, dass vor allem verhaltenstherapeutische Ausrichtungen gut empirisch beforscht seien. Überhaupt sind die Psychoanalyse und die psychoanalytische Behandlung weiterhin mit starken Vorurteilen behaftet: Es dauere zu lange und sei veraltet. Sogar von Kollegen und Kolleginnen (anderer Fachrichtungen) wurde ich schon mehrmals gefragt, ob ich Kinder in der Behandlung auf die Couch legen würde! Als ich selbst vor der Entscheidung stand, in welcher Therapieschule ich mich ausbilden lassen sollte, sprach ich mit einer Kollegin darüber, ob die Behandlung von Kindern mittels Psychoanalyse überhaupt möglich sei. Als ich dann im Zuge der Ausbildung die Chance bekam, bei einer Psychoanalytikerin zu hospitieren, eröffnete sich mir eine unschätzbar reichhaltige Welt der psychoanalytischen Entwicklungstheorie und des Verständnisses der Psyche.

Nachdem ich gleich nach der Matura mit der Ausbildung zur Psychotherapeutin und dem Studium der Psychotherapiewissenschaften begann, war ich es gewohnt, mit Vorurteilen konfrontiert zu sein: Es gibt und gab eine große Diskussion über die Eignung von so jungen Menschen, was zu sehr vielen Unannehmlichkeiten, Erklärungen und Hürden während meiner Ausbildung führte. Insofern bin ich diese Position gewohnt und freue mich nach meinen Seminaren, wenn ich Teilnehmer*innen für die Psychoanalyse begeistern konnte.

Mein Doktoratsstudium habe ich bereits 2016 begonnen: Damals arbeitete ich als „Psychotherapeutin in Ausbildung unter Supervision" und konnte altersbedingt meine Ausbildung frühestens 2019 abschließen. Ich hielt es für eine gute Idee, gleich weiter zu studieren, da ich – ohne Krankenkassenleistungen – nicht wusste, ob es möglich sein würde, eine eigene Praxis aufzubauen. Doch es gelang wesentlich besser als gedacht, wenn auch mit viel Arbeit, und so musste meine Dissertation warten. Ich begann intensiv mit der Auseinandersetzung des Themas im Sommer 2020. Davor hatte ich andere Ideen gehabt, die sich von der psychosexuellen Entwicklung bis zu Ethik in der Kinderpsychotherapie zogen, beschloss dann aber doch bei meiner Kernkompetenz, der Psychotherapieforschung, zu bleiben.

Ich arbeitete lange in einer psychotherapeutischen Ambulanz für Kinder und Jugendliche mit Kollegen und Kolleginnen verschiedener Fachrichtungen zusammen und fand Gemeinsamkeiten und Divergenzen in der täglichen Arbeit immer spannend. In meiner Praxis arbeite ich mit Kindern, Jugendlichen und Erwachsenen, die unterschiedlicher nicht sein könnten. Immer wieder finde ich es faszinierend, wie präzise Kinder mit wenig Spielmaterial komplexe Probleme darstellen können und wie individuell ihre Symbolsprache ist. Im Studium fiel mir auf, dass viel über allgemeine und spezifische Wirkfaktoren unterrichtet wurde, aber nie Konzepte, die für Kinder und Jugendliche passend sind. Durch diesen einfachen Umstand kam es zu der Idee für die vorliegende Arbeit.

2. Forschungsfrage und Ziele

2.1 Theoretische Bezüge

Die vorliegende Dissertation soll einen Beitrag zum Verständnis der psychoanalytischen Arbeit mit Kindern und Jugendlichen bilden. Während meines Studiums der Psychotherapiewissenschaften waren wir Studierenden mit Wirkfaktorenforschung – bzw. mit der Frage was hilft wem – konfrontiert. Wir lasen und bearbeiteten wissenschaftliche Texte über die allgemeinen und spezifischen Wirkfaktoren in der Psychotherapie oder in einer jeweiligen psychotherapeutischen Schule. Da ich in freier Praxis psychotherapeutisch und psychoanalytisch mit Kindern und Jugendlichen arbeite, stellte sich bei mir schnell die Frage, ob denn diese Wirkfaktoren ähnlich für Kinder und Jugendliche zu formulieren sind.

Die Arbeit mit Kindern und Jugendlichen hat spezielle Anforderungen, die es in dieser Form in der psychotherapeutischen Arbeit mit Erwachsenen nicht gibt. Beispielsweise sind Kinder davon abhängig, ob ihre Eltern oder Bezugspersonen sie weiterhin zu den Terminen einer Behandlung bringen und für diese finanziell aufkommen oder nicht. Daraus ergeben sich schon mehrere Fragen hinsichtlich gängiger Wirkfaktorenmodelle in der Psychotherapiewissenschaft: Was bedeutet das Vorhandensein starker familiärer Abhängigkeit für die psychotherapeutische Allianz? Mit wem sollte also der oder die Psychotherapeut*in eine gute Allianz ausbilden? Mit dem Kind? Mit den Eltern? Mit den Lehrkräften?

Oder was bedeutet der kognitive Entwicklungsstand eines Kindes beispielsweise für die Krankheitseinsicht? Kann man von einem fünfjährigen Kind erwarten, dass es Krankheitseinsicht zeigt? Und ist das ein Wirkfaktor?

Lange beschäftigte sich die Psychotherapieforschung damit, die Wirksamkeit der psychotherapeutischen Behandlung zu beweisen. Aus heutiger Sicht wurde dies bereits hinreichend getan – es stellen sich neue Fragen: *Warum* und *wie* wirkt Psychotherapie? Hier haben sich unterschiedliche Positionen herausgebildet, die zum einen auf den unterschiedlichen psychotherapeutischen Schulen beruhen und zum anderen auf der Anschauungsweise der Psychotherapie als Wissenschaft (siehe Kapitel 5.1).

2.2 Forschungsfrage

Diese Arbeit ist durch folgende Hypothese geleitet: Wirkfaktoren müssen innerhalb der Psychotherapie für Kinder und Jugendliche bzw. in der psychoanalytischen Psychotherapie von Kindern und Jugendlichen neu und anders definiert werden als in der Behandlung mit Erwachsenen. Die speziellen Herausforderungen in der Behandlung dieser Altersgruppen erfordert Anpassung in Psychotherapeut*innen-, Patient*innen-, und Veränderungsvariablen, Therapieprinzipien, Therapeutenqualitäten und Interventionen.

Daher müssen allgemeine und spezifische Wirkfaktoren innerhalb der psychoanalytischen Behandlung von Erwachsenen herausgefiltert, beschrieben und möglichst definiert werden. In einem zweiten Schritt können diese Faktoren auf die Behandlung von Kindern und Jugendlichen umgelegt und jeweils um mögliche Spezifika erweitert werden. Dies soll sowohl mit empirischen als auch klinisch-theoretischen Arbeiten und Fallberichten untermauert werden. Um diesen Erkenntnisweg zu erleichtern, werden die spezifischen Faktoren und Techniken den allgemeinen Faktoren vorgezogen.

Außerdem soll sich diese Arbeit nicht nur darauf beziehen, dass es Wirkfaktoren gibt, die auf ein gutes Resultat („Outcome") schließen können, sondern auch, *wie* diese Wirkfaktoren aus psychoanalytischer Sicht funktionieren und daher *wirken*. Diese Forschungslücke wurde bereits mehrmals diskutiert:

> „True explanation can distinguish usefully most specific factor models from common factor models. To assert for example, that working alliances lead to therapeutic change is to explain almost nothing. It never touches the *how*. An explanation of therapeutic change must speak to other constructs, beyond pairing-up treatment-elements and outcome-measures." (Giacomantonio, 2013, S. 19)

Auch die Diskussion um den Stellenwert von allgemeinen und spezifischen Wirkfaktoren innerhalb der psychoanalytischen Behandlung von Kindern und Jugendlichen soll untersucht werden. Wie hängen allgemeine und spezifische Faktoren zusammen bzw. wie kann ein Bezug hergestellt werden? Kann eine Gewichtung vorgenommen werden? Wirken allgemeine oder spezifische Wirkfaktoren sich positiv auf das psychotherapeutische Outcome aus?

Zusätzlich sollen Hinweise für weitere Forschung gegeben werden, um das Fach der Kinder- und Jugendlichenpsychoanalyse weiter zu festigen. In vielerlei Hinsicht steckt die Forschung über die Wirkfaktoren in der Kinder- und Jugendlichenpsychotherapie noch in den Kinderschuhen.

Der Erkenntnisgewinn darüber erleichtert die Ausbildung von Kinder- und Jugendlichenpsychotherapeut*innen und stellt einen engen Praxisbezug her. Es soll eine Entwicklung und Ausformulierung von nicht-störungsspezifischen, wirksamen Leitlinien für die psychoanalytische Behandlung von Kindern und Jugendlichen entwickelt werden.

Der Erkenntnisgewinn stellt sich zusammenfassend so dar:
Definition von

I. spezifischen Wirkfaktoren (aus klinisch-theoretischer und empirischer Sicht) innerhalb der Kinder- und Jugendlichenpsychoanalyse,
II. Techniken der Kinder- und Jugendlichenpsychoanalyse,
III. allgemeinen Wirkfaktoren (aus klinisch-theoretischer und empirischer Sicht), die sich in der psychoanalytischen Behandlung von Kindern und Jugendlichen finden.

Synthetische und hermeneutische Diskussion über

I. das Zusammenspiel und der Bedeutung allgemeiner und spezifischer Wirkfaktoren innerhalb der Kinder- und Jugendlichenpsychoanalyse,
II. die psychoanalytischen Standpunkte, *warum* und *wie* ein Wirkfaktor wirkt.

Alle verwendeten klinisch-theoretischen und empirischen Studien werden nach Wirkfaktoren geordnet und am Ende dieser Arbeit tabellarisch aufgelistet. Dieses systematische Vorgehen bei der Erkenntnisgewinnung unterstützt die intersubjektive Nachprüfbarkeit der Dissertation. So soll am Ende der Dissertation eine explizit ausgearbeitete Theorie über die Wirkfaktoren der Kinder- und Jugendlichenpsychoanalyse stehen.

> „Auch in den Weiterentwicklungen wurden neue Wirkfaktoren analytischer Therapie meist implizit angenommen bzw. in Erfahrung gebracht. Explizit ausgearbeitete Theorien über die therapeutisch wirksamen Faktoren fehlen nahezu ganz." (Brockmann, 1995, S. 350)

Der Autor weist auf diese Forschungslücke hin, die im Bereich der Kinder- und Jugendlichenpsychoanalyse bis heute nicht geschlossen wurde.

> „Es ist naheliegend und sehr aufschlussreich, sich Forschungstätigkeit analog zu der Arbeit einer Detektivin vorzustellen, die einen Kriminalfall lösen und beispielweise ein Verbrechen aufklären will. … Wie geht sie vor und welcher Methoden bedient sie sich?" (Fischer, 2011, S. 108)

In diesem Sinne beginnt die detektivische Spurensuche.

2.3 Methodisches Vorgehen

Folgerichtig handelt es sich bei vorliegender Arbeit um eine theoretische Dissertation. Synthetisch werden die Bereiche der Psychotherapie- und Wirkfaktorenforschung, der Psychoanalyse und im Speziellen der psychoanalytischen Behandlung von Kindern und Jugendlichen betrachtet und in einen diskursiven Zusammenhang gebracht. Aus diesen genannten Teilbereichen soll sich ein hermeneutischer Dialog entspinnen, der in einer flaschenhalsförmigen Bewegung Erkenntnisse auf Erkenntnisse stützt.

Wissenschaftliche Literatur ist der Forschungsgegenstand. Die Texte werden nicht auf systematische Art und Weise gesammelt. Das Konzept der Wirkfaktoren in der psychoanalytischen Behandlung von Kindern und Jugendlichen sowie die Definition und Gruppierung der Wirkfaktoren finden im Prozess dieser Arbeit statt. Eine systematische Sammlung von Texten ist (noch) nicht zielführend, da die Wirkfaktoren erst durch die Literatursichtung definiert werden. Zusätzlich lässt dieses Vorgehen Raum für freie Argumentation und klinische Erfahrungsberichte. Es handelt sich bei dieser Arbeit um Grundlagenforschung und einen Beitrag zur Theorieinnovation. Systematische Literaturreviews der einzelnen Wirkfaktoren könnten in einem weiteren Schritt erfolgen (siehe Kapitel 10. Limitation und Ausblick). Da es sich um Grundlagenforschung und ein neues theoretisches Konzept handelt, würde systematisches Zusammentragen von wissenschaftlichen Erkenntnissen nicht die gewünschte Frage beantworten. Die Forschungshypothese soll allerdings von verschiedenen Blickwinkeln betrachtet werden:

Den Stand der Forschung zusammenfassend sollen mehrere Blickwinkel auf Wirkfaktoren erläutert und problembezogen dargestellt werden. Mögliche Forschungslücken sollen aufgezeigt werden und durch die Ausformulierung von „Wirkfaktoren in der psychoanalytischen Arbeit mit Kindern und Jugendlichen" zum Teil geschlossen werden.

Der konzeptuelle Rahmen der Betrachtung der Wirkfaktoren könnte so dargestellt werden: Zunächst werden (a) Erkenntnisse aus der Psychotherapieforschung zu Wirkfaktoren dargestellt, diese dann aus (b) psychoanalytischer Sichtweise reflektiert und schlussendlich mit den (c) speziellen Anforderungen aus der psychoanalytischen Arbeit mit Kindern und Jugendlichen ausformuliert. Dies geschieht sowohl aus empirischer als auch aus klinischer Sicht. Dies findet sich in Abbildung 1 grafisch dargestellt.

Drei Blickwinkel, um die Forschungsfrage zu beantworten:

I. Psychotherapieforschung

⇩

II. Psychoanalytische Sichtweise

⇩

III. Psychoanalyse mit Kindern und Jugendlichen (klinisch und empirisch)

⇩

Definition eines Konzeptes über Wirkfaktoren innerhalb der Kinder- und Jugendlichenpsychoanalyse

Abbildung 1: Drei Blickwinkel. Quelle: eigene Darstellung

Die beschriebenen Forschungsfragen und -lücken sowie die dargestellte Methodik führen zum Gegenstand der Untersuchung: dem klinischen und theoretischen Feld der Kinder- und Jugendlichenpsychoanalyse.

Im Gegensatz zu einer empirischen Arbeit, deren Ziel die Theorieüberprüfung wäre, soll diese Arbeit einen Beitrag zur Theorieentwicklung und -innovation bilden. Das Ziel ist konzeptionelle Innovation und theoretische Überarbeitung. Das Werkzeug ist das Sammeln von empirischer und klinisch-theoretischer Literatur sowie deren Analyse in einem hermeneutischen Dialog, woraus Schlussfolgerungen abgeleitet werden können. Ein Gegensatz zu einer empirischen Arbeit ist auch die „fehlende" bzw. implizit vorhandene Methodiksektion. Während bei einer empirischen Arbeit die Beschaffenheit der Stichprobe, das Untersuchungsdesign und die daraus gewonnenen Daten beschrieben werden, ist dies in der theoretischen Arbeit nicht der Fall. Für die beschriebene Fragestellung relevantes Material wird indirekt, über wissenschaftliche Arbeiten und Texte, geschlussfolgert. In dieser konzeptionellen Arbeit werden sowohl Theorien als auch empirische Erkenntnisse als Forschungsmaterial herangezogen. Zu den Quellen gehören auch systematische Literaturreviews, die Arbeit selbst grenzt sich von einer systematischen Literaturarbeit dadurch ab, dass die Quellen nicht systematisch ausgesucht wurden. Oftmals werden Wirkfaktoren in empirischen Studien implizit beschrieben, jedoch nicht explizit genannt. Bei einem systematischen Vorgehen könnten diese Arbeiten eventuell nicht berücksichtigt werden. Außerdem können bei der gewählten Vorgehensweise klinische Erfahrungsberichte mit eingeschlossen werden, welche wertvolle Hinweise auf Wirkfaktoren in der psychoanalytischen Behandlung von Kindern und Jugendlichen geben. Zusammenfassend kann gesagt werden: Ein „nichtsystematisches“ Vorgehen bei der Sammlung von wissenschaftlicher Literatur hat den Vorteil, dass das Ergebnis (welche Wirkfaktoren schlussendlich in das Konzept aufgenommen werden) offen gehalten wird, klinische Fallberichte miteingeschlossen werden und dass Texte, die implizit Wirkfaktoren beschreiben, diese aber nicht als Wirkfaktoren per se deklarieren, ebenfalls als Quelle herangezogen werden können. Das unsystematische Sichten von Literatur kann mit einem Schneeballsystem verglichen werden: Jede Sichtung eines Textes ergibt potenziell neue Ideen, die in das Konzept der Wirkfaktoren der Kinder- und Jugendlichenpsychoanalyse passen und schafft so einen breiten Überblick über das Feld der psychoanalytischen Behandlung von Kindern und Jugendlichen.

Kukla (1989, S. 785ff.) beschreibt die Wichtigkeit von theoretischer Forschung innerhalb der Schwesterndisziplin der Psychologie und kritisiert die Vorherrschaft der empirischen Forschung. Er bezeichnet das Feld der Psychologie als besonders vielversprechendes Forschungsgebiet für theoretische Forschung. Der Autor beschreibt in vier Kapitel unterteilt wichtige Themen der nicht-empirischen Forschung: Konstruktion von Theorie und Ableitung von empirischen Konsequenzen („theory construction and the derivation of empirical consequences“), Kohärenzanalysen („coherence analysis“), das Finden und Definieren von logischen und notwendigen Wahrheiten innerhalb des Theoriegebäudes („logically necessary truths“) sowie konzeptionelle Innovation („conceptual innovation“). Alle diese Ziele und Aufgaben der nicht-empirischen Forschung haben verschiedene logische Abläufe und verschiedene Relationen zur empirischen Arbeit.

> „Theoretical progress often requires that we resolve particular matters of fact, even though we are surrounded on all sides by facts that are beyond the purview of our current theories. The history of science would be incomprehensible if this were not so, for humanity has always possessed empirical information that systematic science could not yet explain.“ (Kukla, 1989, S. 793f.)

3. Begriffliche Definitionen und disziplinäre Anbindung

3.1 Psychotherapie

Die Ausübung der Psychotherapie ist in Österreich durch das Psychotherapiegesetz (StF: BGBl. Nr. 361/1990) geregelt. Die Psychotherapie wird beschrieben als

> „nach einer allgemeinen und besonderen Ausbildung erlernte, umfassende, bewußte und geplante Behandlung von psychosozial oder auch psychosomatisch bedingten Verhaltensstörungen und Leidenszuständen mit wissenschaftlich-psychotherapeutischen Methoden in einer Interaktion zwischen einem oder mehreren Behandelten und einem oder mehreren Psychotherapeuten mit dem Ziel, bestehende Symptome zu mildern oder zu beseitigen, gestörte Verhaltensweisen und Einstellungen zu ändern und die Reifung, Entwicklung und Gesundheit des Behandelten zu fördern." (PsthG §1 (1))

Das Feld der Psychotherapie befasst sich mit dem Seelenheil und jenen Prozessen, die notwendig sind, um dieses Ziel zu erreichen. Leidenszustände sollen vermindert und Symptome reduziert sowie Wege aus psychischen Lebenskrisen gefunden werden. In Österreich unterstehen Psychotherapeut*innen dem Bundesministerium für Soziales, Gesundheit, Pflege und Konsumentenschutz als Gesundheitsberuf mit eigenständigem Heilverfahren. Dies verankert die psychotherapeutische Behandlung in der Krankenbehandlung. Eine weiter gefasste Definition, die keinem Gesetzestext unterliegt, geben Wampold, Imel und Flückiger (2018, S. 349):

> „Psychotherapie, als eine moderne, in pluralistischer Gesellschaft entwickelte Interventionsklasse für psychisches Leiden, ist eine äußerst wirksame Intervention. Doch der psychotherapeutische Prozess, der im direkten Dialog zwischen Patient und Therapeut geführt wird, ist ein komplexes, schwer begreifliches Phänomen, das verschiedene Kommunikationsebenen miteinschließt."

Diese Definition schließt die diversen Kommunikationsebenen mit ein: Psychotherapie – und vor allem die Kinder- und Jugendlichenpsychotherapie – findet nicht ausschließlich über das Gespräch statt, sondern bedient sich verschiedenster Kommunikationsmittel. Außerdem soll die vorliegende Arbeit auch die verschiedenen Interventionsklassen und -cluster aufzeigen – sowohl deren Bedeutung im klinischen Setting als auch in der empirischen Forschung.

3.2 Psychoanalyse

Bei der Psychoanalyse handelt es sich um eine von Sigmund Freud (1865–1939) begründete Disziplin zur Erforschung des Unbewussten. Es können drei Ebenen unterschieden werden (Laplanche & Pontalis, 1973, S. 410): Psychoanalyse als eine Untersuchungsmethode, als eine psychotherapeutische Methode und als ein Kompendium psychologischer und psychopathologischer Theorien und Konzepte über den menschlichen Geist. An dieser Stelle soll der Vater der Psychoanalyse zu Wort kommen:

> „Die Arbeit, durch welche wir dem Kranken das verdrängte Seelische in ihm zum Bewußtsein bringen, haben wir Psychoanalyse genannt. Warum „Analyse", was Zerlegung, Zersetzung bedeutet und an eine Analogie mit der Arbeit des Chemikers an den Stoffen denken läßt, die er in der Natur vorfindet und in sein Laboratorium bringt? Weil eine solche Analogie in einem wichtigen Punkte wirklich besteht. Die Symptome und krankhaften Äußerungen des Patienten sind wie alle seine seelischen Tätigkeiten hochzusammengesetzter Natur; die Elemente dieser Zusammensetzung sind im letzten Grunde Motive, Triebregungen. Aber der Kranke weiß von diesen elementaren Motiven nichts oder nur sehr Ungenügendes. Wir lehren ihn nun die Zusammensetzung dieser hochkomplizierten seelischen Bildungen zu verstehen …" (Freud, 2010 [1919], S. 241 f.)

Die Psychoanalyse versucht durch die Technik der freien Assoziation zu Abkömmlingen des Unbewussten zu gelangen und diese in ein neues Narrativ zu gießen. Dabei spielen Fehlleistungen, Fantasien, Traumproduktionen oder auch die sich abbildende Beziehung zwischen Patient*in und Psychoanalytiker*in eine große Rolle.

Jede*r angehende*r Psychotherapeut*in in Österreich durchläuft zwei Ausbildungsteile: das Propädeutikum und das Fachspezifikum. Im zweiten Teil der Ausbildung wird eine spezielle psychotherapeutische Methode erlernt. Derzeit (Stand: Jänner 2021) sind 23 Methoden gesetzlich anerkannt, welche sich in verschiedene Orientierungen aufteilen. Unter der „Tiefenpsychologisch-psychodynamischen Orientierung" und der Untergruppe der „Psychoanalytischen Methoden" finden sich fünf verschiedene Methoden, von denen eine „Psychoanalyse/Psychoanalytische Psychotherapie (PA)" genannt wird. Hierbei handelt es sich um die erlernte Methode der Verfasserin vorliegender Arbeit. Bei Eintragung in die Psychotherapeut*innenliste des zuständigen Ministeriums darf der Titel „Psychotherapeut*in" geführt werden. Zusätzlich wird die Methode in Klammer daneben angegeben, zum Beispiel „Psychotherapeutin (Psychoanalyse)". Der Ausdruck „Psychoanalytiker*in" in vorliegender Arbeit bezeichnet also eine*n Psychotherapeut*in mit entsprechender methodischer Ausbildung. Eine psychotherapeutische Methode kann auch als psychotherapeutische Schule bezeichnet werden. Darüber liegende Orientierungen geben den gemeinsamen Nenner von mehreren psychotherapeutischen Methoden/ Schulen wieder.

3.3 Psychodynamik und Tiefenpsychologie

Die Psychoanalyse setzt sich mit den Verhältnissen der innerpsychischen (Trieb-) Kräfte auseinander, was als Psychodynamik bezeichnet wird. Hier kommen verschiedene Modelle zur Anwendung. Zum Beispiel untersuchen die beiden topischen Modelle (Ich, Es & Über-Ich oder bewusst, unbewusst & vorbewusst) das funktionelle Zusammenspiel dieser psychischen Instanzen.

Die Tiefenpsychologie fasst alle psychotherapeutischen Methoden zusammen, die von der Existenz des Unbewussten ausgehen. Die Psychoanalyse ist demnach eine tiefenpsychologische und psychodynamische Methode. Durch sprachliche und gesetzliche Unterschiede wird in nicht-österreichischen Publikationen daher oft von psychodynamischen oder tiefenpsychologischen Methoden gesprochen, diese schließen die Psychoanalyse mit ein.

3.4 Kinder- und Jugendlichenpsychotherapie in Österreich

In der Fort- und Weiterbildungsrichtlinie des Bundesministeriums für Soziales, Gesundheit, Pflege und Konsumentenschutz (Fassung vom 02.12.2014) ist über die psychotherapeutische Ausbildung hinaus eine spezifisch ausgewiesene Weiterbildung für Säuglings-, Kinder- und Jugendlichenpsychotherapie empfohlen. Hier werden bestimmte Stundenanzahlen für theoretische und praktische Arbeit definiert sowie die Anzahl der Supervisionen. Verschiedene Träger bieten solche zertifizierten Weiterbildungen zur Säuglings-, Kinder- und Jugendlichenpsychotherapie an. Die Curricula sind nicht unbedingt an eine psychotherapeutische Methode gebunden.

3.5 Allgemeine und spezifische Wirkfaktoren

Die Begriffsdefinition der allgemeinen Wirkfaktoren soll eine Orientierung in der vorliegenden Dissertation schaffen, was sich begrifflich oft überschneidet:

Wirkfaktoren sind grundsätzlich aktive Elemente einer oder mehrerer Therapieschulen, die eine positive Veränderung in dem oder der Patient*in erzeugen können. Im Englischen werden allgemeine Wirkfaktoren auch „common factors“ oder „nonspecific factors“ genannt. Oft wird die ungenaue Verwendung der Begrifflichkeiten bemängelt.

Spezifische Wirkfaktoren sind hingegen Elemente einer bestimmten Therapieschule, die für psychotherapeutische Veränderung wichtig ist. Oftmals lassen sich diese Elemente auf der Ebene der Techniken finden, die bestimmte Veränderungsprozesse in Gang setzen sollen. „Unique factors are those elements of a given type of psychotherapy that are uncommon, absent or inert in other types of psychotherapy." (McAleavey & Castonguay, 2015, S. 303) Im Englischen werden diese Faktoren „nonspecific factors" oder „modality-specific factors" genannt. Dieser Begriff wird aber nach und nach abgelehnt (McAleavey & Castonguay, 2015, S. 295) und der Begriff „unique factors" hält Einzug.

4. Das Konzept der Psychoanalyse mit Kindern und Jugendlichen

4.1 Historischer Abriss

Die Entdeckung und Entwicklung der Psychoanalyse ist untrennbar mit dem Namen Sigmund Freud verbunden. Mit Beginn der Geschichte der Psychoanalyse beginnt auch die Geschichte der Psychoanalyse von Kindern und Jugendlichen. Freud stützte seine entwickelten Theorien auf Beobachtungen an Kindern und Jugendlichen, teilweise handelte es sich um Patient*innen, teilweise um verwandte Kinder. Beispielsweise misst Freud den Kinderträumen eine große Rolle für die Entwicklung seiner Traumtheorie bei:

> „Die Träume der kleinen Kinder sind häufig simple Wunscherfüllungen und dann im Gegensatz zu den Träumen Erwachsener gar nicht interessant. Sie geben keine Rätsel zu lösen, sind aber natürlich unschätzbar für den Erweis, daß der Traum seinem innersten Wesen nach eine Wunscherfüllung bedeutet." (Freud, 2010 [1900], S. 145)

Die erste kindertherapeutische Schrift Freuds über „den kleinen Hans" (2000 [1909]) beschreibt die Phobie eines fünfjährigen Jungen vor Pferden. Freud sah den kleinen Hans nur ein einziges Mal, die Behandlung wurde mit dem Vater durchgeführt. Dennoch konnte Freud viel Material für die Unterfütterung seiner Theorien zu Träumen, der Kastrationsangst, der Entstehung von Phobien, der infantilen Sexualität und dem Ödipuskomplex nutzen. Man kann es als ersten Versuch sehen, Bezugspersonen in die psychoanalytische Behandlung miteinzubeziehen.

Eine kurze Fallvignette findet sich bei Freud in seiner „Psychopathologie des Alltagslebens" über einen fast dreizehnjährigen Jungen, der seit zwei Jahren an hysterischen Symptomen leidet. Freud beobachtete, wie der Junge während der Behandlung aus Brotkrumen kleine Männchen mit Penissen formt. Freud vermutete eingangs, dass der Junge Fragen zur Sexualität habe, die die pathogene Entwicklung der Symptome bestärken würde, da er sich nicht traute, jemanden zu fragen. Freud ging nicht direkt auf das geformte Männchen ein, sondern erzählte seinem jungen Patienten die Geschichte vom König Tarquinius Priscus, der seinem Sohn pantomimisch eine Botschaft übermittelt. Freud deutet also das „Spielverhalten" seines jungen Patienten und dieser antwortet auch auf der Ebene des Spiels, indem er dem Männchen den Kopf abreißt.

> „Er hatte mich also verstanden und gemerkt, dass er von mir verstanden worden war. Ich konnte ihn direkt befragen, gab ihm die Auskünfte, um die es ihm zu tun war, und wir hatten binnen kurzem der Neurose ein Ende gemacht." (Freud, 2018 [1904], S. 54)

Der „Fall Dora" – die siebzehnjährige Ida Bauer – lieferte Freud Material für die Ausformulierung des Übertragungs- und Gegenübertragungskonzepts. Freuds Theorien wurden weiterentwickelt, wichtige Kernaussagen bleiben aber bestehen:

> „Freud hat verdeutlicht, dass alles in der Therapie Inszenierte mit der Symptomatik zu tun hat … Mit seinem Handeln gebe Freud einen Weg vor, sich auf kindliches Spielen, auf Spontaneität und Vitalität einzulassen, dass die Analyse des Unbewussten nicht wegfällt." (Burchartz, Hopf & Lutz, 2016, S. 32)

Außerdem betont Freud das „Arbeitsbündnis als Grundlage einer jeden Psychotherapie" (Burchartz, Hopf & Lutz, 2016, S. 32) sowie die Beachtung von „Abstinenz und Neutralität" (Burchartz, Hopf & Lutz, 2016, S. 32).

4.1.1 Pionierinnen der Kinderpsychoanalyse

Es entsprach offensichtlich dem Zeitgeist, dass die Behandlung von Kindern mehr den Frauen zukam. Hier wurde ebenfalls die Frage der „Laienanalyse" diskutiert, da die im vorliegenden Kapitel genannten Frauen allesamt keine Medizinerinnen waren. Hug-Hellmuth bevorzugte sogar Frauen als Kinderanalytikerinnen, da sie ja auch die Erziehungsarbeit übernehmen würden.

Hermine Hug-Hellmuth (1871–1924) gilt als eine der Pionierinnen der Kinderpsychoanalyse, auch wenn die Umstände ihres Todes – sie wurde von ihrem Ziehsohn ermordet, den sie zuvor jahrelang analysiert hatte – als Argument gegen Laienanalysen verwendet wurden. Dennoch sind ihre Beiträge mehr als erwähnenswert: In dem bekannten Aufsatz „Zur Technik der Kinderanalyse" (1921) beschreibt Hug-Hellmuth, dass sowohl die Analyse von Erwachsenen als auch von Kindern dasselbe Ziel habe, nämlich seelische Gesundheit wiederzuerlangen. Außerdem sei eine psychoanalytische Behandlung von Kindern nicht nur zur Symptomreduktion gedacht, sondern

> „die heilerziehliche Analyse darf sich nicht zufrieden geben, den jungen Menschen von seinem Leiden zu befreien, sie muß ihm auch moralische, ästhetische und soziale Werte geben. Ihr Objekt ist nicht der reife Mensch, der gesundet für sein Tun und Lassen einzustehen imstande ist, sondern das Kind, der Jugendliche, also Menschen die mitten im Entwicklungsgange stehend, unter der erzieherischen Führung des Analytikers zu zielbewußten willenskräftigen Menschen erstarken sollen." (Hug-Hellmuth, 1994 [1921], S. 9)

Hier zeigt sich ein Thema, welches auch weiterhin diskutiert wird: Wie pädagogisch/erzieherisch ist eine psychoanalytische Behandlung?

Sigmund Freuds jüngste Tochter Anna (1895–1992) kämpfte zeitlebens für das Erbe ihres Vaters. Selbst Grundschullehrerin, lieferte sie wichtige Beiträge zur psychoanalytischen Behandlung. Außerdem schuf sie eine Grundlage für die Ausbildung von Kinderpsychoanalytiker*innen und leitete ab 1935 das zugehörige Ausbildungsinstitut in Wien. Auch Anna Freud betonte Unterschiede zur Behandlung von Erwachsenen: So würde Kindern die Krankheitseinsicht fehlen und sie kämen nicht freiwillig zur Behandlung. Auf technischer Ebene würde sich, beispielsweise bei der Traumdeutung, nichts verändern, allerdings stelle der Ausfall der freien Assoziation ein Problem dar.

> „Die Geschichte der Kinderanalyse ist im Grunde nichts anderes als eine endlose Kette von Versuchen, den Ausfall der freien Assoziation durch andere technische Hilfsmittel zu ersetzen. Freies Spiel mit der sogenannten ‚kleinen Welt', zeichnen, malen, modellieren, Phantasiespiele aller Art füllen die Behandlungsstunde in der Kinderanalyse und sollen dem Analytiker Material liefern, das zur Deutung verwendet werden kann." (Freud, 2016 [1965], S. 37)

Anna Freud vertrat die Position, dass ausagierendes Verhalten begrenzt werden müsse, dies geschehe durch Verbalisieren und Deuten. Sie vertrat die Meinung, Kinder würden keine Übertragungsneurosen ausbilden, sondern nur einzelne Übertragungsreaktionen. Dies ließe sich durch die Abhängigkeit von den Eltern erklären. Nach und nach rückte sie von dieser Position ab und die Analyse der Widerstände rückte theoretisch mehr in den Vordergrund. Außerdem formulierte Anna Freud die sogenannten „Entwicklungslinien" und schrieb ein Standardwerk über die Abwehrmechanismen.

Melanie Klein (1882–1960) widmete ihr berufliches Leben – inspiriert durch ihre eigenen psychoanalytischen Behandlungen bei Sandor Ferenczi (1873–1933) und Karl Abraham (1877–1925) – der psychoanalytischen Arbeit mit Kindern. Kleins Theorien standen im Gegensatz zu Anna Freud, was zu erbitterten Diskussionen zwischen der „Wiener" und „Berliner" Schule führte, die erst nach Kleins Umzug nach London 1926 langsam verebbten. Klein war der Meinung, dass auch kleine Kinder bereits zur Ausbildung einer Übertragungsneurose imstande wären, und entwickelte die psychoanalytische Spieltechnik. Sie ging davon aus, dass das freie Spiel die freie Assoziation vollständig ersetzt.

> „Bei der Deutung der Worte sowie auch der Spieltätigkeit des Kindes wandte ich dieses Prinzip auf das Gemüt des Kindes an, da dessen Spiel und Aktivität, d. h. sein ganzes Gebaren, die Ausdrucksmittel für das sind, was der Erwachsene vorwiegend mit Worten ausdrückt." (Klein, 2011 [1962], S. 14)

Durch die Symbolsprache des Spiels können Kinder unbewusste Konflikte mitteilen. Durch das Externalisieren und Ausagieren dieser Konflikte können diese erträglich gemacht werden und der/die Psychoanalytiker*in kann auf dieser Ebene deuten.

Sowohl Hug-Hellmuth, Freud als auch Klein betonten den entwicklungsfördernden Charakter der psychoanalytischen Behandlung von Kindern. Erwähnt sei hier auch, dass Grenzüberschreitungen in dieser Zeit eine große und später auch viel diskutierte Rolle spielen: So analysierte Hug-Hellmuth ihren Ziehsohn (und späteren Mörder), Anna Freud wurde von ihrem Vater analysiert und Melanie Klein analysierte ihre eigenen Kinder. Eine solche Rollenvermischung ist heute inakzeptabel und entspricht nicht den ethischen Standards.

In den fünfziger und sechziger Jahren wurden immer mehr Ausbildungsinstitute (auch adlersche und jungsche) gegründet. Als weitere Größen (Männer als auch Frauen) dieser Zeit innerhalb der kinderanalytischen Arbeit sollen hier noch René Spitz, Dorothy Burlingham, Peter Blos, Erik Erikson, Jean Piaget und Margaret Mahler angeführt werden.

4.1.2 Postkleinianer und Independent Group

Zwei Psychoanalytiker der sogenannten „independent group“ sollen in diesem kurzen – und unvollständigen – historischen Abriss noch Erwähnung finden: Wilfred Bion (1897–1979) und Donald W. Winnicott (1896–1971).

Bion formulierte das „Container-Contained-Modell“ in das wichtige Begriffe wie die „Rêverie“ oder „Alpha- und Betafunktionen“ fallen. Die Idee dieses Modells ist, dass das Kind destruktive Gefühle (sogenannte Betaelemente) in die Mutter/Pflegeperson projizieren und hineinlegen kann. Die Mutter „contained“ diese Gefühle und kann sie als erträgliche Alphaelemente wieder zurückgeben. Dazu benötigt die Mutter die Fähigkeit der Rêverie, des träumerischen Ahnungsvermögens.

> „Using it in this restricted sense reverie is that state of mind which is open to the reception of any ‚objects‘ from the loved object and is therefore capable of reception of the infant's projective identifications whether they are felt by the infant to be good or bad. In short, reverie is a factor of the mother's alpha-function.“ (Bion, 1962, S. 36)

Dieses Modell spielt für psychoanalytische Behandlungen sowohl bei Kindern als auch bei Erwachsenen eine große Rolle. Der oder die Psychoanalytiker*in versteht sich als dieser Container, der Betaelemente des oder der Analysand*in aufnehmen und verdauen kann.

Winnicott, der auch Kinderarzt war, erregte hingegen Aufsehen mit seinen Theorien über mütterliche Fürsorge, das „Gehalten-Werden“, die „good-enough-mother“, das falsche Selbst und Übergangsobjekte. Diese Theorien haben auch in der heutigen kinderanalytischen Praxis ihren festen Stellenwert. Unter anderem formulierte Winnicott auch den „intermediären Raum“: Dieser potenzielle Raum entsteht zwischen Mutter und Kind (und auch zwischen Patient*in und Psychoanalytiker*in) durch Interaktion oder Spiel. Jeder bringt seine eigenen Ideen und seine Persönlichkeit mit ein, so wird dieser Raum mit einem schöpferischen Potenzial ausgestattet.

> „Psychotherapie geschieht dort, wo zwei Bereiche des Spielens sich überschneiden: der des Patienten und der des Therapeuten. Psychotherapie hat mit zwei Menschen zu tun, die miteinander spielen. Hieraus folgt, daß die Arbeit des Therapeuten dort, wo Spiel nicht möglich ist, darauf ausgerichtet ist, den Patienten aus einem Zustand, in dem er nicht spielen kann, in einen Zustand zu bringen, in dem er zu spielen im Stande ist." (Winnicott, 2010 [1971], S. 14, S. 49).

Beeinflusst wurden diese Theorien auch durch die wachsenden Erkenntnisse der Säuglingsforschung sowie John Bowlbys (1907–1990) Bindungstheorie und Bindungsforschung, welche wiederum stark mit der Theorie des Mentalisierens verbunden sind.

4.1.3 Weiterentwicklungen: Bindungstheorie und Mentalisieren

Analog zu den theoretischen Strömungen der Psychoanalyse, wie der Ich-Psychologie oder der französischen Schule, entwickeln sich auch Konzepte und Ansätze für die Kinderpsychoanalyse weiter, repräsentiert durch jeweilige Vertreter (siehe auch Kapitel 4.2).

Peter Fonagy (geboren 1952) et al. haben Anfang der 2000er-Jahre mit dem Konzept der „Mentalisierung" ein Modell der psychischen Entwicklung vorgestellt. Mentalisierung beschreibt die Fähigkeit, das Verhalten (eigenes und fremdes) aufgrund von Annahmen über einen mentalen Zustand zu interpretieren und zu verstehen. Es handelt sich um eine vorbewusste Vorstellungskraft, dabei wissend, dass es nie die vollkommene Gewissheit darüber gibt, was in der anderen Person vorgehen mag. Mentalisierung hängt stark mit der Bildung von Selbst- und Fremdrepräsentanzen und der Entwicklung der komplexen Affektregulierung zusammen. Hier steht die Bedeutung des Unbewussten nicht mehr im Vordergrund, dennoch werden diese Theorien in einen starken Zusammenhang zur Psychoanalyse gebracht.

4.2 Psychoanalytische Entwicklungspsychologie und Psychopathologie

In diesem Kapitel soll der theoretische Rahmen umrissen werden, in dem sich die psychoanalytische Behandlung von Kindern und Jugendlichen einbettet. Selbstverständlich müssen Kinderpsychoanalytiker*innen über ein fundiertes Wissen über entwicklungspsychologische Prozesse, die Entstehung von Symptomen und der Psychopathologie verfügen. Es würde den Rahmen dieser Arbeit sprengen, eine vollständige Auflistung aller relevanten Theorien samt Vertreter*innen zu beschreiben, ein kurzer Überblick wird an dieser Stelle genügen:

Die **Triebtheorie** geht auf den Gründer der Psychoanalyse Sigmund Freud zurück. In diesen Theoriekomplex fällt die Neurosenlehre, welche sich mit der Entstehung von intrapsychischen Konflikten und deren Lösung beschäftigt, sowie das Phasenmodell der psychosexuellen Entwicklung des Kindes und die Theorie des Ödipuskomplexes.

> „Die Konfliktbeschreibungen orientieren sich an der Triebentwicklung entlang der erogenen Zonen oral, anal, phallisch, ödipal als Metapher der entsprechenden Entwicklungsaufgaben. Der zentrale Konflikt ist der ödipale Konflikt, die zentrale Angst die Kastrationsangst.“ (Borowski et al., 2018, S. 16)

Außerdem sollen die Theorien über die Entstehung der Abwehrmechanismen, die topischen Modelle und das Strukturmodell nach Freud genannt werden. Relevant sind außerdem das Lust-Unlustprinzip, Primär- und Sekundärvorgang, Libido, Wiederholungszwang sowie Lebens- und Todestrieb (Eros und Thanatos).

> „Die heutige Relevanz der Triebtheorie für die psychodynamischen Psychotherapien mit Kindern und Jugendlichen besteht darin, dass sie einen grundlegenden, wenn auch ergänzungsbedürftigen Orientierungsrahmen für die psychosexuelle Entwicklung von Kindern und Jugendlichen zur Verfügung stellt einschließlich des Krankheitsverständnisses.“ (Burchartz, Hopf & Lutz, 2016, S. 73)

Auch die Entwicklungslinien von Anna Freud (siehe Kapitel 4.1) sind hier zu verorten.

In der **Objektbeziehungstheorie**, deren erste Vertreterin Melanie Klein war, erweitert sich der Blick auf frühkindliche Beziehungserfahrungen. Melanie Klein entwickelte das Modell der paranoid-schizoiden und depressiven Position – im Gegensatz zu Freuds Phasenmodell ein zyklisches, oszillierendes Modell. Weiterentwickelt wurden auch Theorien zum Sadismus, den kindlichen Fantasien, Verfolgungsängsten, Spaltungsprozessen, Partialobjekten, Neid und Gier. Außerdem wurde die Entwicklung des Über-Ichs in früheren Phasen der kindlichen Entwicklung verortet. Beiträge von Donald W. Winnicott (Übergangsobjekte, intermediärer Raum, „good-enough-mother“, wahres und falsches Selbst, Fähigkeit des Alleinseins etc.) und Wilfred Bion (Rêverie, Container-Contained-Modell sowie Alpha- und Betafunktionen) wurden ebenfalls in Kapitel 4.1 behandelt. Genannt werden sollten noch die theoretischen Überlegungen zur Objektbeziehungsentwicklung und Triangulierung, die in diesen Theorienkomplex gehören. „Die Objektbeziehungstheorien markieren einen Übergang von einer Ein-Personen- zu einer Zwei-Personen-Psychologie.“

(Burchartz, Hopf & Lutz, 2016, S. 113). Der Blick richtete sich mehr auf das Verhalten der realen präödipalen Mutter, während bei Freuds Triebtheorie der ödipale Vater im Vordergrund stand. Außerdem haben Konzepte von Otto F. Kernberg (geboren 1928), Michael Bálint (1896–1970) oder auch Sandor Ferenczi heute noch eine klinische Relevanz.

Der dritte, in dieser Arbeit kurz beschriebene Theoriekomplex ist jener der **Ich- und Selbstpsychologie**. Konkret galt das Interesse der Ich-Psychologen zu erforschen, wie die Ich-Struktur sich entwickelt bzw. bei dem oder der Patient*in beschaffen ist. Bei der Selbstpsychologie geht es darum, das Selbst nicht als psychische Instanz zu begreifen, sondern als Selbstrepräsentanz innerhalb des psychischen Apparats. Die Struktur speist sich durch – auch gegensätzliche – Ideale, Fähigkeiten, Talente, Ambitionen und Wünsche. Vor allem die Beschäftigung und Weiterentwicklungen auf dem Gebiet des Narzissmus und der narzisstischen Störungen sowie der Idealisierung sind dieser theoretischen Strömung zu verdanken. Als ein Vertreter sei Heinz Kohut (1913–1981) genannt.

Allen Theorieströmungen gemein ist die Annahme eines **Unbewussten.** Diese psychische Instanz wird von Triebrepräsentanzen gespeist, die Abfuhr nach außen suchen. Das Unbewusste ist ein „seelischer Ort", an dem es keine Negation, keine Zweifel, keine Beziehung zu Raum, Zeit, Begrenzung oder Realität gibt. Es ist dem Lustprinzip unterworfen und es können zwei Gegensätze ohne Widerspruch nebeneinander und gleichzeitig bestehen. Was im Unbewussten wichtig wird, hängt von der libidinösen Besetzung ab. Das Unbewusste kann nicht erfahrbar gemacht werden, Abkömmlinge des Unbewussten sind das neurotische Symptom, Träume, Fehlleistungen, Witz, Fantasie, kindliches Spiel oder die Psychose.

Moderne Theorien beschäftigen sich mit der **Fähigkeit des Mentalisierens,** der **Symbolisierung** und der **Bindung.**

> „Zeitlich vor dem Prozess der Symbolisierung liegt die Entwicklung der Mentalisierung, welche quasi das Fundament für die Symbolisierung bildet. Unter Mentalisierung wird die Herausbildung der Fähigkeit verstanden, sich selbst als ein Wesen zu begreifen, dessen Verhalten von Wünschen, Überzeugungen, Gefühlen und Intentionen getragen ist, und dem Anderen ebenso Gefühle, Intentionen und Überzeugungen zu unterstellen. Mentalisierung kann sich nur entwickeln in einer und durch eine sichere Bindung." (Borowski et al., 2018, S. 21)

Es wird deutlich, wie eng Theorien des Kindes-, Jugend- und Erwachsenenalters in der Psychoanalyse verknüpft sind.

Zur Diagnostik innerhalb der psychoanalytischen Behandlung sei die Operationale psychodynamische Diagnostik für Kinder und Jugendliche (OPD-KJ-2) genannt. Es handelt sich dabei nicht um eine deskriptive Symptomdiagnostik, sondern um eine Möglichkeit, vor- oder unbewusste Konflikte zu beschreiben, welche die pathogene Entwicklung aufrechterhalten. Dies passiert auf den drei Achsen Symptom, Konflikt und Struktur. Der diagnostische Zugang des OPD-KJ-2 verrät schon viel über die Auffassung der **Psychopathologie** in der psychoanalytischen Behandlung von Kindern und Jugendlichen.

> „Die Patienten oder ihre Eltern kommen in der Regel aufgrund eines Leidensdruckes, der durch das Auftreten von Symptomen verursacht wird. Die psychodynamische Diagnostik versucht, Symptome in einen Sinnzusammenhang zu stellen, indem sie davon ausgeht, dass ihnen ein innerer Konflikt des Patienten oder eine Störung der innerfamiliären Dynamik zugrunde liegt. Die Störung symbolisiert dabei ein Zerreißen dieses Sinnzusammenhanges und ein Versinken im Unbewussten." (Borowski et al., 2018, S. 25)

Eine Diagnostik und später auch die Behandlung versuchen dem Symptom einen Sinn und eine Bedeutung zu geben. Das Symptom stellt eine Kompromisslösung dar und ist ein Ausdruck eines oder mehrerer unbewusster Konflikte. Ein Konflikt hingegen ist

> „die Folge einer Überforderung oder eines Stressereignisses. Der innere, unbewusste Konflikt entsteht aus dem Zusammenstoß entgegengesetzter Motivationsbündel, Strebungen und Verhaltenstendenzen und führt zu überdauernden Erlebnis- und Handlungsmustern." (Borowski et al., 2018, S. 27)

Die Psychoanalyse kann auch als eine Wissenschaft der inneren Konflikte bezeichnet werden. Viele Autor*innen beschäftigen sich mit der Ausarbeitung von Grundkonflikten. „Die psychische Struktur entspricht dem Repertoire an Erlebnissen und Handlungsbereitschaften." (Borowski et al., 2018, S. 28). Anders gesagt ist die psychische Struktur eine Art persönlicher Stil, der nie ganz stabil, aber dessen Richtung doch zeitlich überdauernd ist. Die Struktur ist bei kindlichen Patient*innen natürlich im Aufbau begriffen, dies wird in der OPD-KJ-2 berücksichtigt.

4.3 Haltung

Über die Haltung des oder der Psychoanalytiker*in hat Sigmund Freud in verschiedenen Werken geschrieben. Dabei sind **Abstinenz, Neutralität** und die **gleichschwebende Aufmerksamkeit** wichtige Grundpfeiler. Die gleichschwebende Aufmerksamkeit beschreibt eine wache, aufnahmefähige, aber nicht drängende Haltung, in der sich der oder die Psychoanalytiker*in auf nichts Bestimmtes konzentriert bzw. auch nicht geneigt ist, bestimmte Details unbedingt zu erinnern. Ähnlich könnte man den Zustand wie Bion (siehe Kapitel 4.1) als träumerisches Ahnungsvermögen beschreiben. Ein Zustand, geprägt von „Wachheit, Offenheit, Gelassenheit, Aufmerksamkeit und lebendigem Kontakt mit dem Patienten und mit sich selbst." (Wittenberger, 2016, S. 78) Kinder reagieren unterschiedlich auf diese Haltung des oder der Psychoanalytiker*in. Manche genießen es regelrecht, mit einem Erwachsenen zusammen zu sein, der keine Führung übernimmt, andere wiederum reagieren verängstigt ob dieser angenommenen Leere. Im Gegensatz zu der Behandlung von Erwachsenen teilen sich Kinder mehr durch Interaktion und Ausagieren über das Spiel mit. Deswegen ist die Haltung der gleichschwebenden Aufmerksamkeit in der Behandlung von Kindern auch durch das Mitagieren geprägt. Es kommt zu einer Oszillation zwischen einer reflektierenden, nachdenklichen Position und mitagierenden, mitspielenden Handlungen. Die Behandlungen sind wesentlich aktiver als die klassische Behandlung von Erwachsenen.

> „Die analytische Haltung bleibt immer gleich, nämlich die unbewusste Bedeutung der Interaktion in der analytischen Beziehung zu reflektieren. Analysieren heißt, das Unbewusste des Patienten verstehen und ihm auf der Ebene zurückgeben, die ihm entspricht. Je ich-schwächer der Patient ist, desto mehr arbeitet der Analytiker mit stützenden Interventionen. Je neurotischer, d. h. ich-stärker, der Patient ist, desto mehr beschränkt sich der Analytiker auf die Analyse, d. h. auf die Mobilisierung des verdrängten Unbewussten, und überlässt die Synthese dem Patienten, der dann mit dem neu gewonnenen Zugang zu seiner nun befreiten inneren Welt auch sein intrapsychisches Gleichgewicht neu austarieren kann, was ihn stärkt und mit einem nun gemilderten Über-Ich seine Handlungsmöglichkeiten erweitert." (Wittenberger, 2016, S. 84)

Das Prinzip der Abstinenz soll einerseits dem oder der Patient*in nicht die Möglichkeit bieten, sich Ersatzbefriedigung zu verschaffen, und andererseits Patient*innen davor schützen, dass Psychoanalytiker*innen ihre Wünsche durch die Patient*innen befriedigen. Falsch verstanden ist das Konzept der Abstinenz, wenn die Haltung als kalt, unnahbar oder distanziert interpretiert wird. Dies würde eine Beziehungsaufnahme zum oder zur kindlichen oder jugendlichen Patient*in verunmöglichen. Authentizität und Wärme gehen durch eine abstinente Haltung nicht verloren. Das Prinzip der Abstinenz zu wahren sorgt auch dafür, seine „vielgerichtete Parteilichkeit" innerhalb der Familie aufrechterhalten zu können.

> „Bei dieser Grundhaltung bemühen sich Therapeuten darum, im Verlaufe der Behandlung die familiäre bzw. Paarsituation aus der Perspektive jedes Familienmitgliedes zu sehen, die jeweilige Sichtweise zu verstehen und den anderen Familienmitgliedern verständlich zu machen." (Reich, Massing & Cierpka, 2007, S. 95)

Dem vorangehend muss die Settingfrage (siehe Kapitel 4.4) geklärt sein.

Das Prinzip der Neutralität heißt hingegen, dass „wir den Kindern nicht unsere Wertemaßstäbe aufdrücken, denn dann würden sie sich an uns anpassen oder auch gegen uns rebellieren, anstatt ihr eigenes wahres Selbst (Winnicott, 1974) zu entdecken." (Wittenberger, 2016, S. 80)

Die Verschwiegenheitspflicht, geregelt durch §15 Psychotherapiegesetz, definiert eindeutig die Wahrung von Geheimnissen, die dem oder der Behandler*in oder den Hilfspersonen bekannt werden und eine Grundvoraussetzung für jede psychotherapeutische Behandlung sind. Ausnahmen davon sind durch eine Anzeige oder Mitteilungspflicht (§15 (3) Psychotherapiegesetz) geregelt.

> „Ob und welche Informationen oder Stimmungen vom Therapeuten zwischen den Stunden mit dem Kind und den Stunden mit den Eltern transportiert werden, ist eine behandlungstechnische Frage (Familiendynamik) und eine Einschätzung der Verantwortung (Selbstgefährdung)." (Borowski et al., 2018, S. 38f.).

Von diesen Entscheidungen, die individuell für jede Behandlungssituation zu treffen ist, hängt der Erfolg maßgeblich ab.

Bei der Behandlung von Kindern muss der oder die Psychoanalytiker*in bereit sein, sich als Objekt verwenden zu lassen. Der oder die Psychoanalytiker*in stellt sich dem Kind als Objekt zu Verfügung, welches es gebrauchen kann, um Zugang zur innerpsychischen Welt zu finden. Gemeinsam werden intensive Gefühle durchlebt, die von dem oder der Psychoanalytiker*in benannt und ausgehalten werden. Dabei bleibt der oder die Psychoanalytiker*in abstinent, um das Kind und die Beziehung nicht zu missbrauchen oder umgekehrt das Kind als Objekt zu verwenden.

Gibt es auch Eigenschaften, die der oder die Psychoanalytiker*in mitbringen soll? „Einfühlung" und „Geduld" nannte Hug-Hellmuth (1994 [1921], S. 23) als zwei wesentliche Eigenschaften von Kinder- und Jugendlichenpsychoanalytiker*innen. Göttken und von Klitzing (2015, S. 205f.) machten sich ebenfalls Gedanken darüber, was Psychoanalytiker*innen an Fähigkeiten mitbringen müssen, um das von ihnen entwickelte Manual der psychoanalytischen Kurzzeittherapie für Kinder (PaKT) durchzuführen. Diese Überlegungen finde ich generell hilfreich, da auch der reale Alltag in der Praxis durch die Kostenübernahme von wenigen Stunden durch die Krankenkassen geprägt ist. Die Psychoanalytiker*innen sollten auf mehreren Ebenen aktiver sein, nicht nur in der psychotherapeutischen Sitzung mit dem Kind, sondern auch, was das anamnestische Hinterfragen oder Formulieren von psychodynamischen Hypothesen betrifft. Außerdem müssen Deutungen selektiver ausgewählt werden, wenn es sich um Kurzzeittherapien handelt. Ein wichtiger Punkt über eine Fähigkeit, die Kinder- und Jugendlichenpsychotherapeut*innen generell zu eigen sein sollte, wird hier angeführt: „... dass die Therapeutin in der Lage ist, wechselseitige triadische Beziehungen zu den Familienmitgliedern einzugehen, und sich nicht ausschließlich in eine Beziehung zum Kind begibt." (Göttken & von Klitzing, 2015, S. 206). Hier ist etwas Ähnliches gemeint wie die vorher beschriebene „vielgerichtete Parteilichkeit". Besonders in der Behandlung von Kindern und Jugendlichen müssen die Behandler*innen die Fähigkeiten besitzen, sich in jede Perspektive des Familiengefüges bzw. Umfeldes einzufühlen bzw. auch Familiendynamiken verstehen und deuten zu können. Diez Grieser (2021) fasst die Haltung so zusammen:

> „In der psychotherapeutischen Arbeit mit Kindern, Jugendlichen und ihren Eltern liegt die Betonung auf der Gestaltung passender Beziehungsangebote im Hier und Jetzt, die durch eine offene neugierige Haltung der Psychotherapeutin und durch ein gemeinsames und kreatives Erkunden der inneren und äußeren Welt der Patientinnen geprägt sind. Dabei stehen weniger die Inhalte als vielmehr der Prozess im Zentrum sowie das Erleben des therapeutischen Raumes als einen sicheren Ort" (S. 302)

Dreh- und Angelpunkt für das Verständnis der inneren Welten, der Inszenierungen sowie die Beschaffenheit der Mentalisierung der Patient*innen sind die Gegenübertragungsgefühle des oder der Psychotherapeut*in. Auf kommunikativer Ebene spielen die Bereitschaft und Fähigkeit des oder der Psychotherapeut*in, vorhandene oder sich entwickelnde Brüche anzusprechen und zu reparieren, eine bedeutsame Rolle.

Außerdem möchte ich eine wesentliche Fähigkeit des oder der Kinderpsychoanalytiker*in anführen: Es muss ein Interesse für kindliche Lebenswelten bestehen sowie die Bereitschaft, sich auf neue Erlebniswelten einzulassen, die manchmal auch nichts mit der eigenen Lebensrealität zu tun haben. Der oder die Psychoanalytiker*in muss sich für Snapchat, TikTok, Fortnite, Minecraft und alle Trends, die noch folgen mögen, interessieren können bzw. sich von den Kindern und Jugendlichen in diese Welt einführen lassen. Zu guter Letzt muss ein*e Kinderpsychoanalytiker*in spielen können und wollen – und auch Spaß daran haben!

4.4 Behandlungsstruktur

Wie auch bei der psychoanalytischen Therapie von Erwachsenen gibt es einen klaren Rahmen, der allen Beteiligten der Behandlung mitgeteilt wird bzw. dessen Einhaltung auch von dem oder der Psychoanalytiker*in überwacht wird. Vereinbarungen über Dauer, Frequenz, Örtlichkeit, Termine, Honorar, Ausfallshonorare oder Urlaubs- und Abwesenheitsankündigungen gehören zu diesen Punkten. Auch die Mitteilung der Schweigepflicht – sowohl den Eltern/Bezugspersonen als auch dem Kind gegenüber– hat eine sehr hohe Importanz.

Ein Ausagieren am psychotherapeutischen Rahmen kann sich dadurch zeigen, dass Eltern das Kind zu spät zur ausgemachten Stunde bringen oder Kinder das Ende der Sitzung nicht akzeptieren können. Beim ersteren Fall gilt es zu eruieren, von wem der Widerstand ausgeht: den Eltern, dem Kind oder beiden? Wenn der zeitliche Rahmen angegriffen wird und Kinder sich nicht aus dem Spiel lösen können, steht der oder die Behandler*in vor der Herausforderung, den Rahmen konsequent zu bewahren, ohne den eigenen Ärger auszuagieren. Es gibt viele Szenarien, wie der psychotherapeutische Rahmen in Frage gestellt werden kann: Manche Kinder können nicht mit dem oder der Psychoanalytiker*in im Raum bleiben, andere wiederum möchten am Ende der Stunde nicht gehen und finden immer wieder kreative Möglichkeiten, die Zeit zu verlängern. Oder auch auf der Seite der Eltern: Gespräche zwischen „Türe und Angel" werden gesucht, die die Zeit des Kindes limitieren oder die Pausen verkürzen, Eltern möchten unbedingt vor dem Therapiezimmer warten oder bezahlen vereinbarte Honorare zu spät. Der oder die Psychoanalytiker*in muss einen geschützten, klar begrenzten Raum schaffen, in dem sich eine therapeutische Beziehung zum Kind entwickeln kann ohne elterliche Einflussnahme. Ob am Rahmen etwas ausagiert wird, hat auch diagnostischen Wert: „Je schwerer die Störung, desto stärker wird am Rahmen gerüttelt." (Wittenberger, 2016, S. 66)

Die Frequenz der Behandlung reicht von einem bis zu mehreren Terminen pro Woche. In der Praxis zeigt sich oft, dass nur ein Termin pro Woche möglich ist. Dies ist vor allem dann der Fall, wenn Institutionen oder Krankenkassen die Behandlung finanzieren. Diese geben teilweise auch die Frequenzen für Elterngespräche vor. Per definitionem würde es sich hier um eine psychoanalytisch-orientierte Psychotherapie (nach österreichischem Gesetz) handeln.

Grundsätzlich finden die Therapiesitzungen mit dem Kind allein statt, begleitet von Elterngesprächen. Darüber, wie und in welcher Funktion Eltern oder das Umfeld des Kindes miteinbezogen werden sollen, wird ausführlich in Kapitel 7.4 diskutiert. Wie ist allerdings der Status des Kindes in der psychoanalytischen Behandlung zu betrachten?

Da der Gang zum oder zur Psychotherapeut*in oftmals – aber nicht immer – eine Idee der Eltern war, stellt sich natürlich die Frage der **Freiwilligkeit** bzw. auch danach, wie ein **„informed consent"** von den Kindern eingeholt werden kann. Reiter-Theil, Eich & Reiter schlagen (1993, S. 16ff.) vier vorbereitende Phasen des informierten Einverständnisses vor. In der ersten Phase, der „Aufnahme", sind dem oder der kindlichen Patient*in alle notwendigen Informationen auf den Entwicklungsstand angepasst zu geben, sodass der oder die Patient*in diese verstehen (entspricht der zweiten Phase des „Verstehens") kann. Dabei sollte das Kind angeregt werden, Fragen zu stellen. In der dritten Phase („Verwendung") diskutieren die Autor*innen, inwieweit Kinder in einem Erstgespräch mit Psychotherapeut*in und Eltern der Unterwerfung durch Autoritäten unterliegen und welche Probleme Alter oder sozialpsychologische

Faktoren mit sich bringen könnten. In der vierten Phase des „informierten Verständnisses" wird darauf aufmerksam gemacht, dass Kinder Dissens oder Konsens möglicherweise anders ausdrücken als Erwachsene. Ebenso besteht die Gefahr, Kinder durch die Überschätzung ihrer Autonomie zu überfordern. Die Autor*innen des besprochenen Artikels zitieren Glenn (1980, S. 617 f.), der diverse Rollen der Psychotherapeut*innen ausformuliert, wenn eine Behandlung unter ethischen Gesichtspunkten stattfinden soll. Der oder die Behandler*in muss sowohl ein Informationslieferant als auch ein Anwalt für die kindlichen Bedürfnisse in legalen und paralegalen Situationen sein (Schule, andere Einrichtungen etc.), sowie der Vermittler zwischen Kindern und Erwachsenen. Außerdem muss er oder sie ein*e Agent*in für soziale, politische und rechtliche Veränderungen sein sowie auch der Wissenschaft und Forschung verpflichtet sein, um herauszufinden, „what methods of treatment work under which conditions with what type of child as well as developing the aforementioned mentalage developmental criteria." (Glenn, 1980, S. 618) Diese Rollen sind unmöglich immer gleichzeitig von einer Person zu erfüllen, zeigen aber, welche Positionen ein*e Kinder- und Jugendlichenpsychotherapeut*in bereit sein muss einzunehmen bzw. auch welche Perspektiven in einer Behandlung mitbedacht werden müssen.

Um noch einmal zu verdeutlichen, wie komplex eine psychoanalytische Behandlung von Kindern, Jugendlichen und deren Umfeld ist, fassen Reiter-Theil, Eich & Reiter (1993, S. 19) die Aufgaben des oder der Psychotherapeut*in, um ein Kind sachgemäß unterstützen zu können, wie folgt zusammen:

I. „Erfragen und Berücksichtigen ihrer Motive,
II. Altersgemäße Information,
III. Explizites Ansprechen ihrer Wünsche und Ängste,
IV. Anerkennung ihrer Fähigkeiten und Rechte,
V. Förderung ihrer Entscheidungsfähigkeit,
VI. Stützung ihrer Position und Sichtweise gegenüber erwachsenen Therapieteilnehmern bzw. anderen Auftraggebern (Jugendamt u. Ä.)
VII. Eingehen auf nonverbale Zeichen von Therapieablehnung,
VIII. Unbedingtes Akzeptieren des Wunsches eines Kindes, eine (begonnene) Therapie verlassen zu dürfen."

Die Techniken der psychoanalytischen Behandlung mit Kindern und Jugendlichen werden ausführlich in Kapitel 6. dargestellt und diskutiert.

4.5 Verständnis von psychotherapeutischer Veränderung

„The process of change in psychotherapy is extraordinarily complex." (McAleavey & Castonguay, 2015, S. 306) Mit diesem Satz soll das vorliegende Kapitel begonnen werden, dennoch wird hier der Versuch angestellt, das Wesen der psychotherapeutischen Veränderung aus psychoanalytischer Sicht darzustellen: „Wo Es war, soll Ich werden." (Freud, 1989 [1933], S. 516) war ein Grundsatz der Psychoanalyse. Mit den beiden topischen Modellen Freuds versuchte er zu erklären, wie sich therapeutische Veränderung im psychischen Apparat ergibt. Das Es als Triebpol der Persönlichkeit soll mit psychischen Mitteln erforscht und mehr in das Ich integriert werden. Oder in Freuds zweitem topischen Modell ausgedrückt: Der Zugang zum Unbewussten bzw. zu Abkömmlingen dessen soll gefunden werden, um verdrängte Konflikte wieder bewusst zu machen. Um dieses Ziel zu erreichen, werden psychoanalytische Techniken angewandt, die bestimmte psychische Prozesse in Gang bringen sollen.

Psychoanalytische Techniken sind beispielsweise das Schaffen eines psychoanalytischen Raumes durch die Einhaltung der psychoanalytischen Grundregeln und Haltung, weiters Deutung (der Übertragungsbeziehung und Gegenübertragungsreaktionen, Träumen, Fantasien etc.), Verbalisieren, freies Spiel, Analysieren von Widerständen und Abwehrmechanismen und Spiegeln.

Diese Techniken sollen zu Prozessen der Regression, des Erinnerns, der Rekonstruktion, des Durcharbeitens, des Wiederholens, des Ausagierens, der Einsicht und schließlich der Integration führen. Siehe auch Kapitel 6.2.

Wichtig zu erwähnen scheint mir in diesem Zusammenhang die Bedeutung eines neuen Narratives, welches Kinder, Jugendliche und Erwachsene durch eine psychoanalytische Behandlung über sich und innere Vorgänge gewinnen können und das zu therapeutischer Veränderung führen kann. Eine (Symbol-)Sprache über innere Vorgänge und Zustände zu erlangen, ist besonders in Kindertherapien ein fundamentales Thema.

Innerhalb der Wirkfaktorenforschung der Psychotherapie stellt sich die Frage, was zu psychotherapeutischen Veränderungen führt, ebenso wie in der psychoanalytischen Theorie. Sprenkle, Davis & Lebow (2013, S. 4f.) stellen zwei unterschiedliche Paradigmen für therapeutische Veränderungen gegenüber. Diese Paradigmen speisen sich aus dem medizinischen und dem kontextuellen Metamodell (siehe Kapitel 5.1). In Bezug auf die therapeutische Veränderung werden die Modelle als „Modellbedingte Veränderung (model-driven change)" und „Allgemeine wirkfaktorenbedingte Veränderung (common-factors-driven change)" bezeichnet. Die Theorie der modellbedingten Veränderung postuliert vor allem die einzigartigen Elemente jeder einzelnen Therapieschule und zieht Metaphern aus der Medizin heran, um Veränderung zu erklären. Der oder die Psychotherapeut*in hat mehr die Rolle eines*r Arztes oder Ärztin, der/die die Therapie „verabreicht", die Theorie ist ebenso stark auf den oder die Behandler*in fokussiert. Die Veränderung würde sich dadurch ergeben, dass der oder die Patient*in die verabreichte Therapie so annimmt, wie von dem oder der Psychotherapeut*in vorgeschlagen. Diese Idee von der therapeutischen Veränderung hat sehr viel evidenz-basierte Beforschung erfahren. Auf der anderen

Seite postuliert die Allgemeine wirkfaktorenbedingte Theorie der therapeutischen Veränderung die allgemeinen Mechanismen, die effektive psychotherapeutische Behandlungen gemein haben. Durch die Modelle operieren die allgemeinen Wirkfaktoren. Es wird davon ausgegangen, dass Glaubwürdigkeit, therapeutische Beziehung und Loyalität des oder der Psychotherapeut*in der eigenen Methode gegenüber wichtigere Aspekte in der Behandlung sind als einzigartige Faktoren. Fähigkeiten und Qualitäten des oder der Psychotherapeut*in sind wichtiger als die Behandlung an sich. Außerdem ist die theoretische Position mehr dem oder der Patient*in zugewandt. Es sei also die Fähigkeit des oder der Patient*in wichtig, einzelne oder mehrere in der Psychotherapie angebotene Elemente zu nutzen, passend zur Persönlichkeit und zum Temperament des oder der Patient*in.

Ersteres Modell ist das ältere in der Forschungsgeschichte der Psychotherapie und rührt sicherlich daher, dass die Psychotherapie anfangs fest in medizinischer Hand war. Auch in der Geschichte der Psychoanalyse lässt sich diese Bewegung – weg vom oder von der Psychotherapeut*in hin zum*r Patient*in beobachten. „In the newly emerging paradigm, there is more of a tendency to see clients as actively utilizing whatever is offered for their own purposes." (Sprenkle, Davis & Lebow, 2013, S. 7) Trotzdem sollen die beiden Paradigmen nicht eine Entscheidung über „entweder – oder" sein, sondern einander in einer Diskussion gegenüberstehen.

> „In summary, advocates of the two paradigms typically use the same ingredients, but they view them very differently. Just as the Ptolemaic and Copernican paradigms both include the earth, the sun and the planets but saw their interrelationships differently, similarly advocates of both the old and the emerging paradigms of change use the same phenomena – models, therapists, clients, and the process of change – but see their interrelations differently." (Sprenkle, Davis & Lebow, 2013, S. 9)

4.6 Gemeinsamkeiten und Unterschiede zur psychoanalytischen Behandlung von Erwachsenen

Wie in diesem Kapitel immer wieder gezeigt, stellte sich innerhalb der psychoanalytischen Community oft die Diskussion, ob und inwieweit sich die Behandlung von Kindern gegenüber der von Erwachsenen unterscheidet. Dies soll in einem kurzen Kapitel diskutiert werden, da Unterschiede auf behandlungstechnischer Ebene möglicherweise auch Unterschiede für die Wirkfaktoren bedeuten könnten. Anna Freud und Melanie Klein führten erbitterte Diskussionen über Einwände, dass Kinder anders zu behandeln seien als Erwachsene. Die vier Haupteinwände – warum Kinder anders zu behandeln seien – Anna Freuds wurden von Didier Houzel (2000, S. 124ff.) zusammengefasst und diskutiert. Der erste Einwand beschäftigt sich mit der fehlenden Krankheitseinsicht der Kinder und somit auch mit der fehlenden Motivation, sich auf eine Behandlung einzulassen. Deshalb schlug Anna Freud eine „Vorbereitungsphase“ vor, in der der oder die Psychoanalytiker*in die Analyse sowie sich selbst dem Kinde möglichst interessant zu machen versuchen solle. Dies wirft Fragen auf: „Erstens: Ist das Kind weniger gut darauf vorbereitet, sich auf eine psychoanalytische Kur einzulassen als der Erwachsene? Zweitens: Wie steht es mit dem therapeutischen Bündnis?“ (Houzel, 2000, S. 124) Houzel argumentiert, dass Kinder viel unvoreingenommener zu einer Behandlung kommen als viele Erwachsene, die meist schon einen langen Leidensweg hinter sich haben. Meiner klinischen Erfahrung nach können viele Kinder sich schnell auf eine Behandlung einlassen und erkennen das Potenzial eines psychotherapeutischen Bündnisses sehr gut. Genauso wie sich Unterschiede in Bezug auf Motivation, Vorwissen über Psychoanalyse/Psychotherapie oder den subjektiven Leidensdruck bei Erwachsenen zeigen, zeigen sich auch Unterschiede bei den Kindern. Es gibt sowohl Kinder, denen der Leidensdruck in der Familie keineswegs bewusst ist, als auch Kinder, die selbst sehr genau wissen, was sich verändern soll, oder stark unter einer bestimmten Symptomatik leiden. In Bezug auf das psychotherapeutische Bündnis waren sich Anna Freud und Melanie Klein uneins: Freud vertrat eher die Theorie, anfänglich mit dem Kind ein Interesse für die Psychoanalyse zu entwickeln, während Klein darauf fokussiert war, die analytische Situation zu etablieren. In der Praxis muss sowohl ein Bündnis mit den Eltern/Bezugspersonen als auch mit dem Kind geschaffen werden. Dies ändert sich mit zunehmendem Alter des Kindes. Gerade bei Jugendlichen, wo Autonomiebestreben und Loslösungsprozesse im Vordergrund stehen, ist das Einbeziehen von Eltern/Bezugspersonen meistens nicht notwendig. Der Unterschied zur Behandlung von Erwachsenen besteht darin, nicht nur mit einer Person eine psychotherapeutische Allianz einzugehen, sondern mit mehreren. Wie und wie oft Elterngespräche zu führen sind, ist eine Frage, die sich allein in der Behandlung von Kindern stellt und viel diskutiert wird (siehe Kapitel 7.4).

Den Kern des zweiten Einwandes stellt der Ausfall der freien Assoziation dar. Kinder liegen nicht wie Erwachsene auf der Couch und bedienen sich nicht nur verbaler Äußerungen – dies ist aufgrund des Entwicklungsstandes gar nicht immer möglich bzw. ist das Abstraktionsniveau zu hoch. Bekanntlich ersetzen Spiel und spielerische Äußerung für Melanie Klein die freie Assoziation, für Anna Freud nicht. Durch die psychoanalytische Metapsychologie ist es möglich, Äußerungen – egal welcher Art – psychoanalytisch zu verstehen und zu deuten. Dies betrifft sowohl Spiel als auch Zeichnen sowie sprachliche Erzählungen. In der Behandlung von Erwachsenen spielt das Liegen auf der Couch und die freie, verbale Assoziation eine große Rolle und ist das Kommunikationsmittel der Wahl. Würde ein Erwachsener in einem psychoanalytischen

Prozess eine Zeichnung anfertigen, wäre dies genauso wertvolles therapeutisches Material wie eine Traumerzählung. Durch die Aktivität in der Behandlung mit Kindern ergeben sich insofern Unterschiede, als die Spielassoziationen vielleicht wesentlich spontaner oder chaotischer sind als verbale Assoziationen von Erwachsenen. Houzel (2000) dazu:

> „Melanie Klein hat gesagt, daß Kind sei dem Unbewußten näher als der Erwachsene. Ich glaube, daß sie sich auf diesen Aspekt eines Funktionierens bezog, das weit weniger von Verdrängung betroffen ist als das des Erwachsenen – mindestens bis zur Latenzperiode –, aber vielleicht auch schwieriger mit Worten zu fassen ist, das heißt schwerer vorbewußt und dann bewußt werden kann. Ich glaube, daß der Kinderanalytiker sich lange, wenn nicht während der ganzen Dauer der Behandlung, um dieses ‚In-Worte-Fassen' und Erzählen der infraverbalen Übertragungskundgebungen des Kindes kümmern muß." (S. 129)

Der oder die Kinderpsychoanalytiker*in muss sich demnach auf einer primärprozesshafteren Ebene mit dem Kind verständigen können.

Der dritte Einwand Anna Freuds beschäftigt sich mit dem Fehlen einer Übertragungsneurose und der libidinösen, emotionalen und realen Abhängigkeit der Kinder an ihre Eltern/Bezugspersonen. Hier ist zu bedenken, dass Kinder (genauso wie Erwachsene) innere Objekte und nicht reale Personen mit in den psychoanalytischen Prozess bringen. Houzel (2000, S. 130) bringt hier den Einwand, dass die Gefahr bestünde, Kinder könnten ihre Übertragung auf den oder die Analytiker*in auf die Eltern umlegen. Dies würde einem Kunstfehler gleichkommen, da die Eltern die Beziehung zu ihren Kindern als bedroht ansehen könnten.

Der vierte und letzte Einwand ist der Einfluss von pädagogischen oder erzieherischen Maßnahmen innerhalb der psychoanalytischen Behandlung mit Kindern. Dies sei durch ein schwächeres Über-Ich der Kinder begründet und der unbändigeren Triebhaftigkeit. Auch hier gilt es zu bedenken: Der oder die Psychoanalytiker*in muss Wächter*in über den psychotherapeutischen Rahmen sein und diesen auch halten und schützen können. Dies ist in meinem Verständnis insofern eine erzieherische Maßnahme, als auch die Grenzen dieses Raumes klar definiert sind. Therapie als tolerant und Erziehung als intolerant zu sehen, vereinfacht die beiden Positionen und kommt einer Spaltung gleich.

Einen Unterschied in der Behandlung zu Erwachsenen stellt für mich der Entwicklungsstand des Kindes dar, auf den in vielerlei Hinsicht eingegangen werden muss. Zum einen, was die psychotherapeutische Allianz betrifft, aber auch, was Aufklärung über den psychotherapeutischen Rahmen oder Zustimmung betrifft. Klar ist auch, dass der Entwicklungsstand in die Diagnostik mit einbezogen werden muss und dass möglicherweise für die Eltern beunruhigendes Verhalten Teil eines Entwicklungsprozesses sein kann. Hier ist psychoanalytisch-orientierte Erziehungsberatung sinnvoll und nicht eine Behandlung des

Kindes. Auf der anderen Seite haben Symptome von Kindern auch eine prospektive, gesellschaftliche Funktion, wie Borowski et al. (2018) beschreiben:

> „Einerseits ist dies die Einbettung eines bestimmten Symptoms oder einer Störung in die individuelle psychische Entwicklungsphase und Lebenssituation eines Patienten. (…) Zum anderen zeigen Pathologien von Kindern und Jugendlichen häufig künftige Pathologien in der Gesellschaft, in die diese Patienten hineinwachsen." (S. 24)

Meines Erachtens gibt es mehr Gemeinsamkeiten in der Behandlung von Kindern und Erwachsenen als Unterschiede. Die Analyse der Übertragung und Gegenübertragung spielt genauso eine wesentliche Rolle. Einzig der Modus der Mitteilung erweitert sich bei der Behandlung von Kindern durch das Spiel und freies Gestalten. Verbale und nonverbale Äußerungen sind sowohl in der Behandlung von Kindern als auch Erwachsenen die gewählte Kommunikationsform. Der oder die Kinderpsychoanalytiker*in muss sich auf eine kindliche Ausdrucksform und -sprache einstellen, in der ebenso frei assoziiert wird. Später in dieser Arbeit werden die therapeutische Allianz und Beziehung noch genauer untersucht (siehe Kapitel 7.1). Eine tragfähige und fruchtbare Beziehung zu einem*r Patient*in oder einem familiären System zu formen, erfordert viele Fähigkeiten.

> „Therapy is a very special social interaction, depending highly on listening skills, the ability to communicate, patience, optimism, the ability to confront, and the ability to maintain appropriate boundaries." (Sprenkle, Davis & Lebow, 2013, S. 90)

4.7 Ziele der psychoanalytischen Behandlung von Kindern und Jugendlichen

Fragt man Patient*innen nach Zielen der Behandlung, fällt die Antwort sehr unterschiedlich aus. Meist kommen sie in die Praxis mit einer Symptomatik, die die Grenze des Ertragbaren überschritten hat, und wünschen sich Linderung von diesem Leidensdruck.

Um die Ziele einer psychoanalytischen Behandlung zu betrachten, muss noch einmal der Blick auf das Ontogenese- und Krankheitsverständnis gerichtet werden: Es ist kein „mechanisches" Verständnis, so als wäre in der Psyche etwas „kaputt" gegangen, was durch eine Psychotherapie „repariert" werden müsse – auch wenn manche Eltern mit dieser Vorstellung eine*n Psychoanalytiker*in konsultieren. Vielmehr handelt es sich um ein dynamisches Verständnis der Entwicklung des Menschen, welcher verschiedene Phasen durchläuft. Sehr vereinfacht gesagt entwickeln sie sich von autistisch zu psychotisch, dann hin zu einer Borderlinestruktur und schließlich zu neurotischem Erleben. Die psychoanalytische Literatur spiegelt den Ontogeneseprozess wider. Passiert in einer Phase eine Störung, welcher Art auch immer, kann es sein, dass der Entwicklungsfortgang gestört wird und gleichsam „stehen bleibt". Die psychoanalytische Behandlung versucht diesen Entwicklungsprozess wieder zu reaktivieren, um die Entwicklung voranschreiten zu lassen.

5. Standortbestimmung: allgemeine und spezifische Wirkfaktoren

5.1 Historischer Abriss – Die Forschungsgeschichte der Psychotherapie

„Historisch ist die Psychotherapieforschung mit der klassischen Idee der Einheit von „Heilen und Erkenntnis“ verbunden.“ (Stumm & Pritz, 2009, S. 572f.) Dieses Leitmotiv gilt auch für die moderne Psychotherapieforschung. Verschiedene Autor*innen teilen die Geschichte der Psychotherapieforschung in unterschiedliche Phasen ein. Stumm und Pritz (2009, S. 573) sprechen von drei Phasen: der Begleit- oder Junktimforschung (1. Phase), Kritik und allgemeine Wirksamkeitsforschung (2. Phase, 1925–1970), differenzielle Psychotherapieforschung (3. Phase, ab ca. 1970 bis heute).

Nach Wallerstein (2001, S. 243f.) lässt sich die Geschichte der Psychotherapieforschung in vier Phasen einteilen, wobei hier limitierend zu sagen ist, dass Wallenstein sich in diesem Paper ausschließlich mit psychoanalytischer Forschung befasst. Die erste Generation (1917–1968) beschäftigte sich vor allem mit der Zusammenfassung von Outcome-Forschung, ohne spezifische Kriterien anzuwenden. In der zweiten Generation (1959–1985) lassen sich zwei Gruppierungen unterscheiden: eine, die sich mit der psychoanalytischen Behandlung befasste und mit definierten Kriterien und Operationalisierungen Outcome-Forschung betrieb. Die zweite Gruppe hingegen beschäftigte sich mit individueller Outcome-Forschung. Die dritte Generation (1954–1986) kombinierte die Forschungsarbeiten der eben genannten zweiten Generation und fügte Follow-Up-Designs hinzu sowie die Untersuchung von langfristigen Effekten. In der vierten Generation (beginnend ab 1970 bis heute) ist es möglich, Prozessstudien auf kleinster Ebene zu untersuchen. Dies geht einher mit dem technischen Fortschritt und dem Einsatz von computergestützter Forschung sowie Audio- und Videoaufnahmen. Somit wurden auch die Forschungsdesigns komplexer und kombinieren beispielsweise Prozessstudien mit Outcome-Forschung. Es zeigen sich in den vier Phasen jeweils die konzeptionellen und technischen Weiterentwicklungen.

> „The central research question in psychoanalysis and in the expressive and supportive psychoanalytic therapies is of course, (a) what changes take place during and as a consequence of therapy (i.e., the ‚outcome‘ question) and (b) how do those changes come about, or how are they brought about, that is, through the interaction of what factors in the patient, in the therapist and the therapy, and

> in the patient's evolving life situation (i.e., ‚process' question)." (Wallerstein, 2001, 244).

Es ergeben sich die beiden Fragen „Was hilft innerhalb eines psychotherapeutischen Prozesses?" und „Wie hilft Psychotherapie?" auf allgemeiner oder spezifischer Ebene. Ebenso stellen sich Fragen nach Patient*innen-, Psychotherapeut*innen- und Veränderungsvariablen.

Braakmann (2015, S. 39ff.) unterteilt vier Phasen der Psychotherapieforschung. In der ersten Phase (1920–1954) wurden vor allem Einzelfallstudien aus Privatpraxen als Forschungsgegenstand herangezogen und die Basis von Outcome-Forschung geschaffen. In der zweiten Phase (1955–1969) wurden die ersten „pre-post-follow-up-Designs" entwickelt, und die Forschungsfragen und -ziele wurden komplexer. Vor allem metaanalytische Forschungsdesigns prägen die dritte Phase (1970–1983). In der vierten Phase (beginnend mit 1984 bis heute) wird vor allem vertiefend an Prozess- und Prozess-Outcome-Forschungen gearbeitet sowie

> „… the emergence of mixed-method approaches, the investigation of unsuccessful cases, intercultural issues, as well as client and therapist factors and their interaction … settings of online psychotherapy became a matter of interest." (S. 39)

Die bereits beschriebenen Generationen und Phasen der Psychotherapieforschung beschäftigten sich vor allem damit, ob und wie Psychotherapie wirksam ist. Doch wie kam es zu der Entwicklung der allgemeinen Wirkfaktoren in der Psychotherapie?

Sprenkle, Davis & Lebow (2013, S. 14) schreiben, dass die ersten Modellentwickler der Psychotherapie unbedingt die Einzigartigkeit ihrer Behandlung hervorheben wollten – ähnlich wie in vielen anderen Produkt- und Dienstleistungswerbungen in unserer Gesellschaft. Sie vergleichen dies mit Werbungen für ein bestimmtes Auto: Die Automobilfirma wird nicht hervorheben, wieso es vorteilhaft ist, im Allgemeinen ein Auto zu besitzen, sondern wieso es wichtig ist, genau *dieses* Auto zu besitzen.

Saul Rosenzweig ließ 1936 mit der Idee aufhorchen, es gäbe pantheoretische Querverstrebungen zwischen den verschiedenen Psychotherapiemethoden, die allgemein gültig wären, um ein gutes Outcome zu erzeugen, und daher wichtiger als schulenspezifische Methoden oder Techniken sind.

> „In conclusion it may be said that given a therapist who has an effective personality and who consistently adheres in his treatment to a system of concepts which he has mastered, and which is in one significant way or another, adapted to the problems of the sick personality, then it is of comparatively little consequence what particular method that therapist uses." (Rosenzweig, 1936, S. 414f.).

Der Autor war der Auffassung, dass bestimmte unausgesprochene Faktoren (wie die Katharsis) sowie bestimmte, damals noch nicht definierte Persönlichkeitsmerkmale des oder der Psychotherapeut*in genauso effektiv wären wie ein konsistentes Psychotherapiekonzept, welches auf der Basis von Reintegration besteht. Demnach wären alle Therapieschulen gleich effizient. Diese Feststellung sollte als **„dodo bird verdict"** oder „Äquivalenzstellung" in die Geschichte der Psychotherapieforschung eingehen. Angelehnt an Lewis Carrolls Geschichte „Alice im Wunderland" (1865), in der es wörtlich heißt: „At last the Dodo said, ‚Everybody has *won* and all must have prizes.'" Immer wieder wurde dieses Paradoxon in der wissenschaftlichen Literatur aufgegriffen, wie beispielsweise bei Grencavage und Norcross (1990, S. 372): „Thus, a paradoxon has emerged from the equivalence conclusion: no differential effectiveness despite technical diversity."

Wie sich zeigen wird, gibt es weiterhin heftige Diskussionen innerhalb der wissenschaftlichen Gemeinschaft, ob und in welcher Gewichtung welcher spezifischer Wirkfaktor welche Importanz hat. Dass Psychotherapie wirksam ist, wurde im Verlauf der Psychotherapiewissenschaft hinlänglich in verschiedensten Studien bewiesen. Darauf wird in der vorliegenden Arbeit nicht näher eingegangen: Die Frage aber nach ihrer Wirkungsweise ist das heutige Paradigma der Psychotherapieforschung. Wampold, Imel und Flückiger (2018, S. 1 ff.) stellten in ihrem bahnbrechenden Buch das medizinische Metamodell und das kontextuelle Metamodell einander gegenüber, um unterschiedliche Sichtweisen der Psychotherapieforscher*innen in einen größeren Bezugsrahmen zu stellen.

Das **medizinische Metamodell** stammt aus der Pharmaforschung und sieht Psychotherapie als ein „Medikament", das aus wirksamen Faktoren und einigen Beigaben besteht. Dies wird auch als „drug metaphor" bezeichnet. Im medizinischen Metamodell sollen Krankheiten oder Störungen kategorisiert und beschrieben, dazu eine biologistische Erklärung formuliert werden. Es wird ein spezifisch auf die Krankheit bezogener Veränderungsmechanismus entwickelt, also eine Therapie konzipiert, die Spezifizität aufweist. Randomisierte (Doppel-Blind) Studien gelten als Goldstandard, so sollen psychologische Effekte von den Effekten des Pharmakons losgelöst werden. Es wird also davon ausgegangen, dass spezifische Bestandteile von der jeweiligen Behandlung wirksam sind, also auch dass bestimmte Therapieschulen wirksamer sind als andere.

Das **kontextuelle Metamodell** allerdings basiert auf sozialwissenschaftlichen Theorien und postuliert, dass alle psychotherapeutischen Methoden wirksam sind, wenn drei ausformulierte Wirkmechanismen vorhanden sind: (1) Es muss eine echte Beziehung zwischen Psychotherapeut*in und Patient*in geben. (2) Es müssen bestimmte Erwartungen auf beiden Seiten vorhanden sein, die beispielsweise das Arbeitsbündnis und den Zielkonsens betreffen. (3) Es muss den „Glauben" des oder der Psychotherapeut*in an die Wirksamkeit der von ihm/ihr durchgeführten Behandlung geben. Dies wird auch als „allegiance effect“ bezeichnet. Darüber hinaus müssen die Behandlungsart und das Setting der kulturellen Überzeugung von Psychotherapeut*in und Patient*in entsprechen. Allgemeine Wirkfaktoren erklären die Wirksamkeit von psychotherapeutischer Behandlung und erweisen sich als robuste Prädiktoren für positives, psychotherapeutisches Outcome. Aus dieser Überzeugung entstand das kontextuelle Metamodell, dessen Ideengeber sicherlich Jerome Frank war. Er postulierte aufgrund „chaotischer“ Vielfalt in der Psychotherapieforschung 1971 folgende allgemeine Wirkfaktoren:

> „Common to all psychotherapies are an emotionally charged, confiding relationship; a therapeutic rationale accepted by patient and therapist; provision of new information by precept, example and self-discovery; strengthening of the patient's expectation of help; providing him with success experiences; and facilitation of emotional arousal.“ (S. 360)

Das medizinische Metamodell ist bereits in der Psychotherapie vorhanden: „Psychotherapie entstand im Zusammenhang mit der Entwicklung der modernen Medizin und nutzte teilweise das randomisierte Design, um ihre Position zu legitimieren.“ (Wampold, Imel & Flückiger, 2018, S. 37) Das kontextuelle Metamodell stellt also einen Gegenspieler in der Forschungslandschaft dar. Beide Programme brauchen Hilfshypothesen, die Autoren bezeichnen das kontextuelle Metamodell als progressives und das medizinische Metamodell als degeneratives Programm. Es werden die absolute und relative Wirksamkeit, Therapeuteneffekte, allgemeine Effekte und spezifische Effekte aus der Sicht beider Modelle besprochen und diskutiert. So würden die Hypothesen der absoluten Wirksamkeit im medizinischen Metamodell lauten, dass Psychotherapie wirksamer ist als gar keine Behandlung, Psychotherapie ohne spezifische Bestandteile weniger effektiv sein wird als eine mit spezifischen Bestandteilen und dass Psychotherapie ohne spezifische Bestandteile trotzdem effektiver ist als gar keine Behandlung. Demgegenüber stehen die Hypothesen im kontextuellen Metamodell: Psychotherapie sei wirksamer als gar keine Behandlung, Psychotherapie ohne spezifische Bestandteile wird weniger effektiv sein als eine mit spezifischen Bestandteilen und Psychotherapie ohne spezifische Bestandteile ist effektiver als gar keine Behandlung (Wampold, Imel & Flückiger, 2018, S. 113).

Kritik an dem kontextuellen Metamodell wird beispielsweise von Giacomantonio (2013) formuliert: Es fehlt ein Erklärungsmodell bzw. eine theoretische Position. Daher solle das kontextuelle Metamodell das medizinische Metamodell unterstützen, aber nicht untergraben. Außerdem würde es die Bedeutung von spezifischen Wirkfaktoren minimieren, diese würden aber im Gegenspiel zu den allgemeinen Wirkfaktoren wichtig sein. „Specificity is central to this definition. A specific intervention will treat a specific disorder by specific means. The connection between disorder and techniques is both articulated and intelligible." (Giacomantonio, 2013, S. 20)

Außerdem würde nicht erklärt werden, *wie* ein bestimmter Wirkfaktor wirkt, nur *dass* er wirkt. Nach den anfänglichen großen Rivalitäten innerhalb der psychotherapeutischen Community gab es ab 1983 den Versuch der **Integration** der verschiedenen psychotherapeutischen Schulen und Methoden. Es gibt vier große Richtungen in der Bewegung der Psychotherapieintegration: den technischen Eklektizismus („technical eclecticism"), die theoretische Integration („theoretical integration"), die Annäherung durch allgemeine Wirkfaktoren („common factors approach") und die assimilative Integration („assimilative integration").

> „All four routes are characterized by a general desire to increase therapeutic efficacy, efficiency, and applicability by looking beyond the confines of single theories and the restricted techniques traditionally associated with those theories." (Norcross & Goldfried, 2005, S. 8)

Der **technische Eklektizismus** versucht die besten/wirksamsten Behandlungselemente für den oder die jeweilig*e Patient*in und das jeweilige Problem zu suchen und vorauszusagen, für wen welche Intervention funktionieren wird. Es ist mehr oder weniger eine mathematische Berechnung, und es besteht kein Bezug zur Metatheorie. Daher stammen die Interventionen auch aus verschiedenen Welten, deren Weltanschauungen teilweise gar nicht kompatibel sind.

Die **theoretische Integration** hingegen versucht zwei Psychotherapieschulen miteinander zu verbinden in der Hoffnung, ein effektiveres Psychotherapieprogramm zu entwickeln, als es bisher gab. Auf zwei Ebenen findet die Integration statt: „theory smushing" und „technique melding" (Norcross & Goldfried, 2005, S. 8). Also sowohl auf theoretischer als auch auf behandlungstechnischer Ebene soll die Integration stattfinden, die nicht bloß die Summe zweier Psychotherapieschulen bilden soll, sondern Impulse für weitere Erneuerungen gibt.

Beim Ansatz der **assimilativen Integration** hingegen wird auf der einen Seite von einer Psychotherapieschule ausgegangen und auf der anderen Seite von dem Willen, Praktiken oder Techniken aus anderen Psychotherapieschulen zu assimilieren. Der Ansatz kombiniert also den Vorteil einer in sich geschlossenen theoretischen Ausrichtung mit der Flexibilität, Techniken aus anderen Psychotherapieschulen aufzunehmen und zu integrieren.

Die Theorie **der allgemeinen Wirkfaktoren** versucht die Herzstücke aus allen Psychotherapieschulen herauszuarbeiten und auf deren Gemeinsamkeiten aufmerksam zu machen. Es gibt die Idee, dass die Gemeinsamkeiten eine größere Wirksamkeit haben als die spezifischen Elemente oder Techniken. Die allgemeinen Wirkfaktoren befinden sich auf einer Abstraktionsebene zwischen Theorie und Technik.

> „The common factors approach has been proposed as a guiding model to describe clinical practice in terms of ingredients common in all therapies, despite the varying terminology that is used. It has been identified as one of the major routes to psychotherapy integration and one of the most important trends in psychotherapy in the last few decades.“ (Lampropoulos, 2000, S. 286)

Aber es existieren auch einige Schwächen, die Lampropoulos (2000 S. 286f.) beschreibt: Teilweise sind die allgemeinen Wirkfaktoren unklar definiert, und teilweise sind die Wirkfaktoren doch nicht so ähnlich, wie es vielleicht den Anschein haben mag. Allgemeine Wirkfaktoren beschreiben nur einen kleinen Teil der therapeutischen Veränderung. Außerdem sind die Formulierungen von allgemeinen Wirkfaktoren unsensibel zu Patient*innen- und Psychotherapeut*innen-Variablen sowie zu dem Problem, welches in der Psychotherapie behandelt werden soll. Allgemeine Wirkfaktoren sind zu allgemein formuliert, um Hinweise auf die klinische Praxis zu geben, und sie werden als ausreichend angesehen, um Veränderung herbeizuführen. Dabei spielen spezifische Faktoren ebenfalls eine Rolle.

Durch die Annahme von allgemeinen Wirkfaktoren ergibt sich automatisch die Frage danach, wie spezifische Wirkfaktoren zu sehen und zu bewerten sind. Es handelt sich bei den spezifischen Wirkfaktoren um, für die angenommene Therapieschule, einzigartige Veränderungsprinzipien. Oft sind spezifische Wirkfaktoren auf der Ebene der Techniken angesiedelt.

Die Dichotomieannahme innerhalb der Psychotherapiewissenschaften wird auch als Spezifitäts- versus Nonspezifitätskontroverse beschrieben. Vereinfacht gesagt versucht diese Kontroverse die Frage zu beantworten, ob allgemeine oder spezifische Faktoren potenter sind bzw. welche Faktoren für die therapeutische Effektivität verantwortlich sind. Mittlerweile wird mehr und mehr das Verhältnis von allgemeinen und spezifischen Wirkfaktoren beleuchtet.

> „Ultimately, the distinction between ‚common‘ and ‚unique‘ factors may be false dichotomy when comparing many face-to-face psychotherapies, because neither common nor unique factors can exist without the other. Common factors rely on specific treatments, and unique factors exist in the context of common variables.“ (McAleavey & Castonguay, 2015, S. 293)

oder an anderer Stelle:

> „Instead, we believe that the common and unique factors most likely work symbiotically (and sometimes parasitically) with one another, and it is likely that in any given psychotherapy both common and unique aspects will be present and potentially relevant. Importantly, studying the interaction of common and unique factors in psychotherapy is likely to be a productive path to improve psychotherapy as it is practiced around the world.“ (McAleavey & Castonguay, 2015, S 294)

Sowohl allgemeine als auch spezifische Wirkfaktoren können mittlerweile identifiziert und sinnvoll definiert werden sowie eine Idee davon, wie diese Faktoren sinnvoll in einen psychotherapeutischen Prozess implementiert werden.

5.2 Forschung und Psychoanalyse

Thomä & Kächele (2006b) bezeichnen die psychoanalytische Forschung immer noch als

> „‚Stiefkind‘: … Ihre Schwerpunkte liegen heute sowohl in der umfassend angelegten vergleichenden Evaluierung psychoanalytischer Therapieformen wie auch in der mikroprozessualen Analyse der zentralen Therapiekonzepte psychoanalytischen Handelns.“ (S. 13)

Es sei außerdem noch nicht gelungen, eine durchgehende Abgrenzung von der Psychoanalyse an sich und daraus abgeleiteter Verfahren zu definieren. Daher ist die Varianz in der Forschungslandschaft, was alles als psychodynamische/psychoanalytische Behandlung bezeichnet wird, sehr groß. Es folgt ein Appell an Psychoanalytiker*innen, durch Falldarstellungen ihr Handeln begründen zu können und solche Arbeiten zu veröffentlichen. „Es dürfte hilfreicher sein, wesentliche Dimensionen psychoanalytisch-therapeutischen Handelns zu identifizieren und jeweils für und mit dem Patienten herauszufinden, welche Mischung und welche Dosis förderlich ist.“ (Thomä & Kächele, 2006b, S. 13)

Hier sprechen die Autoren wesentliche Punkte an, mit denen sich die vorliegende Arbeit beschäftigen soll. Welche Kernelemente (Techniken) führen zu welchen psychischen Prozessen und sind in der psychoanalytischen Behandlung von Kindern deswegen als Wirkfaktoren relevant? Wirksamkeitsstudien im Bereich der psychoanalytischen Behandlung von Kindern, Jugendlichen und Erwachsenen wurden zahlreich durchgeführt (siehe Kapitel 5.3.1) und sind deshalb auch für die vorliegende Arbeit hilfreich, da sie implizit von Wirkfaktoren ausgehen.

An dieser Stelle soll noch einmal ein Hinweis auf Freud und die Entwicklung der Psychoanalyse gegeben werden: Die klassische Psychoanalyse versuchte eine spezifische Behandlungsmethode spezifisch für Patient*innen zu erschaffen, die an einer Hysterie litten. Durch die Weiterentwicklung der Psychoanalyse wurde sowohl die Behandlungstechniken als auch die Theorien über die Psychopathologie erweitert und differenziert. Durch die Abspaltung von Carl Gustav Jung (1875–1961) und Alfred Adler (1870–1937) erfolgten Schwerpunktsetzungen innerhalb der jeweiligen theoretischen Bezugsrahmen.

„Although a reader today examining these approaches can readily see how these approaches invoke the common factors we describe in this book, these authors focused little if any attention in their writing or presentation on these factors." (Sprenkle, Davis & Lebow, 2013, S. 16)

Durch die theoretischen Strömungen des Behaviorismus und des Humanismus war der Kampf um die Vorherrschaft in der psychotherapeutischen Behandlung vollends entflammt. Die Differenzen standen über den Gemeinsamkeiten (siehe auch Kapitel 5.1).

5.3 Allgemeine und spezifische Wirkfaktoren – aktueller Forschungsstand

Zahlreiche Autor*innen haben versucht, die allgemeinen Wirkfaktoren zu definieren und in eine Ordnung zu bringen. In diesem Kapitel soll versucht werden, eine Aufstellung und Zusammenschau dieser Ansichten zu verdeutlichen. Es können vier allgemeine Wirkfaktoren definiert werden, die die größte Signifikanz zu haben scheinen und gut mit einem Outcome korrelieren: die psychotherapeutische Beziehung, Therapeut*innenvariablen, das Grundprinzip („myth" oder „rationale") sowie die Patient*innenvariablen.

1984 sprachen Orlinsky und Howard vom **generischen Modell der Psychotherapie** („generic model of psychotherapy"). Das Modell stellt einen transtheoretischen Bezugsrahmen zwischen den Psychotherapieschulen dar, um die Integration zu ermöglichen und zu erleichtern. Es stellt also eine integrative Metatheorie dar. „The Generic Model starts with a simple distinction between therapy *process* – including all the actions, events and experiences that occur in psychotherapy – and the individual and social contexts in which psychotherapy occurs." (Orlinsky, 2009, S321 f.) Dazu wurden Kategorien entwickelt, die im psychotherapeutischen Prozess eingebettet sind. In der **therapeutischen Beziehung** sind Rahmenbedingungen und Setting-Fragen inkludiert, also auch die **technischen Abläufe** („therapeutic operations"). Die Persönlichkeiten, soziale oder kulturelle Herkunft der jeweils beteiligten Personen beeinflussen diesen Prozess. Auch hier gibt es Unterkategorien, in denen sich Psychotherapeut*in und Patient*in kategorisieren lassen (z. B. Teamwork oder persönliche Beziehung). Weitere Kategorien sind die **Selbstbezogenheit** („Self-Relatedness"), die **Auswirkungen innerhalb der Sitzungen** („In-Sessions-Impact"), das **zeitliche Muster** („temporal patterns") und die **Wechselbeziehung der Prozesskomponenten** („interrelations of process components").

Karasu (1986, S. 688) hingegen beschreibt konzeptionelle Überlegungen zur Dichotomieannanhme innerhalb der Psychotherapieforschung. Zum einen sei ein zu striktes Anhalten an einer Therapieschule (Karasu benutzt den Begriff

„Sektenwesen") zu polarisierend und würde die Sicht auf den oder die Patient*in massiv einschränken. Auf der anderen Seite würde ausufernder und unreflektierter Eklektizismus zu einer Verwirrung führen und sei deswegen ineffizient. Hinzu kommt, dass der „Glaube" bzw. die „Loyalität" des oder der Psychotherapeut*in als Wirkfaktor beschrieben wird. Dies stellt ein ziemliches Paradoxon dar.

Außerdem gäbe es Widersprüche, ob eine bestimmte therapeutische Methode für ein spezielles Problem bzw. für ein Krankheitsbild effektiver sei oder ob die Effektivität durch einen gemeinsamen Kern der verschiedenen, psychotherapeutischen Schulen zustande kommen würde. Die Frage der Dichotomie schlägt sich auch in der Frage nieder, ob schulenspezifische Techniken oder die („allgemeine") therapeutische Beziehung effektiver ist. Es zeigt sich, dass eine Kombination aus beiden für die therapeutische Veränderung ausschlaggebend ist. Dies wurde von verschiedenen Autor*innen konzeptualisiert (siehe Tabelle 1).

Karasu versucht in einer induktiven Vorgehensweise allgemeine Wirkfaktoren zu definieren. Der Autor verwendet drei Kategorien: affektives Erleben („affective experiencing"), kognitive Bewältigung („cognitive mastery") und Verhaltensregulation („behavioral regulation"). Diesen Kategorien ordnet er jeweils Techniken und deren dazugehörigen psychotherapeutischen Schulen zu. So fällt unter affektives Erleben als Technik beispielsweise freie Assoziation mit der dazugehörigen Schule der Psychoanalyse.

> „The major roles and functions of affective experiencing may thus be to set the emotional stage for receptivity to change, to ease cathartic release of repressed material, and to facilitate patient accessibility by reducing resistance and breaking down defenses. In short, the patient, through the dislodging of persistent chronic attitudes, may be made more available to a new cognitive paradigm." (Karasu, 1986, S. 691)

Karasu schreibt über das affektive Erleben, und es wird deutlich, dass er sich um schulenübergreifende Formulierungen bemüht. So würde der erste Teil der Definition aus psychoanalytischer Sicht und der zweite Teil aus verhaltenstherapeutischer Sicht korrekt sein, beide Formulierungen beschreiben dasselbe Phänomen. Unter kognitive Bewältigung ordnet Karasu innerhalb der Psychoanalyse sowohl Deutungen als auch Übertragungsanalyse ein.

> „Thus, cognitive mastery as a universal therapeutic agent may be defined as acquiring and integrating new perceptions, thinking patterns, and/or self-awareness, whether this is affected through interpretations, explanations, practical information or direct confrontation of faulty thoughts and images." (Karasu, 1986, S. 692)

Affective Experiencing		Cognitive Mastery		Behavioral Regulation	
Technique	School	Technique	School	Technique	School
Encounter	Existential analysis	Interpretation	Psycho-analysis	Conditioning	Behavior therapy
Flooding	Implosion therapy	Clarification	Supportive therapy	Teaching skills	Assertiveness training
Meditation	Arica	Attacking irrational ideas	Rational therapy	Saying „hmm"	Client-centered therapy
Shared dialogue	Gestalt therapy	Providing information	Sex therapy	Direct feedback	Biofeedback
Body manipulation	Rolling	Thought stopping	Behavior therapy	Giving rewards	Token economy
Group regression	Erhard Seminars	Search for meaning	Logotherapy	Direct example	Modeling therapy
Massage	Training Arica	Correcting false beliefs	Cognitive therapy	Identification	Psycho-analysis
Free association	Psycho-analysis	Analysis of transference	Psycho-analysis	Reassurance	Supportive therapy
Isolation	Primal scream	Paradoxical intention	Behavior therapy	Suggestion	Hypno-therapy
Role playing	Psychodrama	Analysis of body	Character analysis	Punishment	Aversiveness therapy
Intravenous drugs	Narcotherapy	armor Confronting decisions	Direct decision therapy	Relaxation	Systematic desens-itization

Tabelle 1: Beziehung zwischen spezifischen Techniken verschiedener Psychotherapieschulen und drei unspezifischen Veränderungsfaktoren, die von allen Schulen geteilt werden.
Quelle: Karasu, 1986, S. 690

Außerdem wird betont, dass alle diese allgemeinen Wirkfaktoren durch andere psychotherapeutische Faktoren komplettiert werden müssen. Die Schwierigkeit an der kognitiven Bewältigung sei es, die Erfahrungen im sicheren Rahmen der Psychotherapie auch im Leben außerhalb anwenden zu können. Bei der letzten Kategorie, Verhaltensregulierung, nennt Karasu die Identifizierung als Technik innerhalb der Psychoanalyse. Karasu betont, dass auch dieser Wirkfaktor entscheidend für die Psychoanalyse sei, auch wenn es im ersten Moment nicht danach aussehe. „Behavioral regulation serves the therapeutic functions of offering practical and expedient mastery of specified problems, reinforcing learning through repetition and practice of new behaviors, and providing tangible application of change." (Karasu, 1986, S. 693)

Vor allem das Element des Wiederholens hat eindeutig eine psychoanalytische Komponente. Die drei unten genannten allgemeinen psychotherapeutischen Wirkfaktoren können also durch die Techniken innerhalb der psychotherapeutischen Behandlung platziert werden. Allein angewandt – also ohne ein feines Netz aus allgemeinen und spezifischen Wirkfaktoren – sind die Techniken wirkungslos.

Lambert (2013, S. 200, siehe Tabelle 2) definiert drei Gruppen von allgemeinen Wirkfaktoren, die unterstützenden Faktoren **(„support factors")**, die Lernfaktoren **(„learning factors")** und die Aktionsfaktoren **(„action factors")**. „These categories were chosen to represent a sequence that might be presumed to operate in psychotherapies … Most have been operationally defined and they correlated with outcome in research studies of therapy." (Lambert, 2013, S. 199)

Support Factors	Learning Factors	Action Factors
Catharsis/release of tension	Advice	Facing fears
Mitigation of isolation	Affective re-experiencing	Cognitive mastery
Structure/organization	Assimilating problematic experiences	Encouragement of experimenting with new behaviors
Positive relationship	Cognitive learning	Taking risks
Reassurance	Corrective emotional experience	Mastery efforts
Safe environment	Feedback	Modeling
Identification with therapist	Insight	Practice
Therapeutic alliance	Rationale	Reality testing
Therapist/client active participation	Exploration of internal frame of reference	Success experiences
Recognition of therapist expertness	Changing expectations of personal effectiveness	Working through
Therapist warmth, respect, empathy, acceptance, genuineness	Reframing of self-perceptions	Behavioral/emotional regulation
Trust/open exploration		

Tabelle 2: Die Wirksamkeit und Effektivität von Psychotherapie. Aus: Bergin and Garfield's Handbook of Psychotherapy and Behavior Change. Quelle: Lambert, 2013, S. 200

Diese Faktoren spielen sich auf einer anderen Ebene ab als die von Karasu vorgeschlagenen, da sie überhaupt keine Zuordnung zu psychotherapeutischen Schulen haben. Die Faktoren beinhalten sowohl Techniken (z. B. „working through") als auch Therapeutenvariablen (z. B. „therapist warmth, respect, empathy, acceptance, genuineness") oder Patientenvariablen (z. B. „encouragement of experimenting with new behaviors").

Grencavage und Norcross (1990, S. 372) rezensierten 50 Publikationen, deren beschriebene Faktoren zwischen einem und zwanzig Faktoren lagen, und postulierten insgesamt 89 Gemeinsamkeiten. Daraus fassten sie fünf Gruppen mit jeweils Untergruppierungen zusammen und führten deren Häufigkeiten an. Bei den fünf Hauptgruppen handelt es sich um Patient*inneneigenschaften („client characteristics"), Therapeut*innenqualitäten („therapist qualities"), Veränderungsprozesse („change process“), Behandlungsstruktur („treatment structure“) und die therapeutische Beziehung („therapeutic relationship“). Um sich einen besseren Überblick zu verschaffen, werden hier auch die Unterkategorien aufgezählt:

Patienteneigenschaften:

I. Positive Erwartungen, Hoffnung, Vertrauen
II. Verzweifelter oder inkongruenter Patient
III. Der Patient sucht aktiv nach Hilfe

Therapeutenqualitäten:

I. Generelle, positive Zuschreibungen
II. Kultiviert Hoffnung und vergrößert Erwartungen
III. Wärme, positive Wertschätzung
IV. Empathisches Verstehen
V. Sozial anerkannter Heiler
VI. Akzeptanz

Veränderungsprozesse:

I. Gelegenheit zur Katharsis/offene Aussprache
II. Erwerb und Einübung neuer Verhaltensweisen
III. Bereitstellung einer Begründung
IV. Einsicht und Bewusstsein fördern
V. Emotionales und zwischenmenschliches Lernen
VI. Feedback/Realitätsprüfung
VII. Vorschläge
VIII. Erfolg bei Bewältigungserfahrungen
IX. Überzeugungsarbeit
X. Placebo-Effekt
XI. Identifikation mit dem Therapeuten
XII. Notfallmanagement
XIII. Abbau von Spannungen
XIV. Therapeutische Modellierung
XV. Desensibilisierung
XVI. Bildung/Informationsbereitstellung

Struktur der Behandlung:

I. Techniken/Rituale anwenden
II. Fokus auf „innere Welt“/Erkundung emotionaler Themen
III. Festhalten an der Theorie
IV. Eine heilende Umgebung

V. Es gibt Teilnehmer / eine Interaktion
VI. Kommunikation (verbal und nonverbal)
VII. Erläuterung der Therapie und der Rollen der Teilnehmer

Therapeutische Beziehung:

I. Entwicklung von Allianzen / Beziehungen (allgemein)
II. Verbindlichkeit
III. Übertragung

Auch diese definierten Faktoren adressieren verschiedene Ebenen, auf der einen Seite die Ebene der Technik (z.B.: Übertragung, Desensibilisierung), auf der anderen Seite die Ebene der persönlichen Eigenschaften, Kompetenzen etc. der verschiedenen Teilnehmer*innen der Psychotherapie.

> „However, the single most frequent commonality was the development of a collaborative therapeutic relationship / alliance. This emphasis reflects the often asserted notion that techniques are inextricably embedded within the relationship. In fact, all client therapist, technical, and relationship elements are unavoidably interrelated." (Grencavage und Norcross, 1990, S. 377)

Wie in fast allen Publikationen über Wirkfaktoren innerhalb der Psychotherapiewissenschaft wird die therapeutische Beziehung oder Allianz besonders hervorgehoben.

Prochaska & Velicer (1997, S. 38ff.) schlugen das transtheoretische Modell („transtheoretical model of health behavior change") vor, um therapeutische Veränderung zu beschreiben. Die Autoren versuchten Prozess- und Veränderungsvariablen sowie Interventionen aus verschiedenen psychotherapeutischen Schulen systematisch zu integrieren. So wird betont, dass psychotherapeutische Veränderung immer auch eine zeitliche Dimension hat, die durch Phasen / Stufen gekennzeichnet ist: In der Phase der Präkontemplation („Precontemplation") sind die Personen noch nicht bereit, sich auf Veränderung einzustellen oder sich mit dem problematischen Verhalten auseinanderzusetzen. In der Phase der Kontemplation („Contemplation") gibt es eine erste Auseinandersetzung mit den Symptomen und möglicherweise bereits ein erstes Gespräch beim Hausarzt oder über Selbsthilfeliteratur. In der Phase der Aktion („action") verändern die betroffenen Personen aktiv etwas. In dieser Phase wurde die Veränderung meistens festgemacht, da sie beobachtbar ist. Im transtheoretischen Modell ist es hingegen nur eine Phase in einer Abfolge von mehreren. Die folgende Phase wird als „maintenance" bezeichnet, in der sich eine Konsolidierung des neuen Verhaltens einstellen soll. In der abschließenden Phase –„termination" genannt – sind die betreffenden Personen vollkommen selbstwirksam und verfallen nicht in alte, pathogene Muster. Die ersten Studien wurden mit Personen begonnen, die das Rauchen aufgeben möchten, und erweiterten sich dann auf andere Gebiete (u.a. Essstörungen, Delinquenz, Umgang mit chronischen Erkrankungen etc.). „Process of change are the covert and overt activities that people use to progress through the stages." (Prochaska & Velicer, 1997, S. 39) Die Autoren beschreiben zehn Punkte, die in diesen Veränderungsprozess fallen und empirisch untersucht wurden:

I. Bewusstseinsbildung – „consciousness raising", z.B.: Psychoedukation durch Präventionsmaßnahmen, aber auch durch Konfrontation und Deutungen
II. Erleichterung – „dramatic relief", z.B.: emotionale, affektive Abfuhr oder Affizierbarkeit durch Rollenspiele, Trauern oder auch durch mediale Kampagnen
III. Neubewertung des Selbst – „self-reevaluation", z.B.: durch Imagination oder ein neues Narrativ
IV. Neubewertung des Umfeldes – „environmental reevaluation", z.B.: durch familientherapeutische Interventionen
V. Befreiung des Selbst – „self-liberation", z.B.: beinhaltet den Glauben an eine Veränderung, aber auch das Versprechen, danach zu handeln, sowie mehrere Optionen zu haben
VI. Soziale Befreiung – „social liberation", z.B.: einen Zuwachs an sozialen Möglichkeiten zu haben
VII. Gegenkonditionierung – „counterconditioning", z.B.: Erlernen von neuen, gesunden Verhaltensweisen
VIII. Stimuluskontrolle – „stimulus control", z.B.: Reize, die pathogenes Verhalten hervorrufen, vermindern
IX. Kontingenzmanagement – „contingency management", z.B.: positive Verstärkung
X. Hilfreiche Beziehungen – „helping relationships", z.B.: therapeutische Allianz oder ein „Buddy"-Programm

Wichtig sei außerdem, dass sich die Personen in einer Entscheidungsbalance befinden müssten, um immer wieder die Pro- und Kontraargumente für eine Veränderung abwägen zu können.

Tracey et al. (2003, S. 401ff.) untersuchten mithilfe von multidimensionaler Skalierung und Clusteranalyse die allgemeinen Wirkfaktoren. „Die Ergebnisse bezüglich einer Konzeptualisierung allgemeiner Faktoren erbrachten zwei Verarbeitungsdimensionen, heiß (Fühlen) versus kalt (Denken), und drei Cluster therapeutischer Aktivität – Bindung, Information und Rolle." (Tracey et al., 2003, S. 412) Aufgrund der Liste von Wirkfaktoren von Grencavage & Norcoss (1990) wurden die Items auf den oder die Patient*in umformuliert und gekürzt (siehe Tabelle 3).

Gassmann und Grawe (2006, S. 1) beschreiben fünf Veränderungsprinzipien: die therapeutische Beziehung („therapeutic bond"), Problemaktivierung („pro-

Cluster	Commonality	
Cluster 1	17.	Client has opportunity for success and mastery experiences.
	18.	Client is persuaded to change.
Cluster 2	22.	**Client experiences tension reduction.**
	24.	Client is desensitized.
Cluster 3	30.	**Client is a partner in the therapeutic interaction.**
	31.	Client and therapist communicate verbally and nonverbally.
Cluster 4	14.	**Client's emotional and interpersonal learning is enhanced.**
	10.	Client has opportunity for catharsis and ventilation.
Cluster 5	13.	**Client's insight and awareness are fostered.**
	27.	Client has opportunities to focus on „inner world“ and explore emotional issues.
Cluster 6	11.	Client practices and acquires new behaviors.
	15.	**Client receives feedback in order to gain a more realistic perspective.**
Cluster 7	21.	Client's behavior is contingently reinforced.
	16.	Client receives suggestions.
	25.	Client is provided with information and education.
Cluster 8	26.	Client experiences therapeutic techniques and rituals.
	29.	Client perceived therapy as occurring within a healing setting.
Cluster 9	19.	Client responds to therapy as if it were a placebo.
	8.	Client views therapist as a socially sanctioned healer.
Cluster 10	1.	**Client has positive expectation that therapy will be effective.**
	5.	Client positive expectancies are enhanced.
Cluster 11	2.	Client is distressed.
	3.	Client actively seeks help.
Cluster 12	28.	**Client experiences therapy as theoretically consistent.**
	32.	Client receives an explanation of therapy and participant roles.
	12.	Client obtains a rationale for therapeutic change.
Cluster 13	6.	**Client receives warmth and positive regard.**
	7.	Client experiences empathic understanding.
	9.	Client experiences acceptance.
	34.	Client is engaged in the therapeutic process.
Cluster 14	20.	Client identifies with the therapist.
	23.	Client views therapist as a model.
	33.	Client forms an alliance with the therapist.
	35.	Client experiences transference.
	4.	Client views therapist positively.

Note. Original commonalities are numbered as in Table 1, and selected items for subsequent analysis are marked in boldface.

Tabelle 3: Erstes Clustern von 35 gemeinsamen Faktoren zur Reduzierung der Anzahl von Stimuli. Quelle: Tracey et al., 2003, S. 405

blem activation"), Ressourcenaktivierung („resource activation"), Bewältigung („mastery") und die Klärung von Motivation („motivational clarification"). Auch wenn die Beziehung zwischen den Veränderungsprinzipien unklar ist, wird postuliert, dass diese Prinzipien therapeutische Veränderung hervorrufen würden. Die Veränderungsprinzipien Problem- und Ressourcenaktivierung wurden in einer Studie innerhalb der therapeutischen Interaktion untersucht. „The aggregation on the therapy level in our study demonstrated that resource activation accounts for much more of the outcome variance than problem activation." (Gassmann & Grawe, 2006, S. 9) Es zeigt sich also, dass nicht nur die Problemaktualisierung allein zu einem guten Outcome führt, sondern im Zusammenspiel mit der Ressourcenaktivierung zu einem besseren psychotherapeutischen Outcome führt. „Unsuccessful therapists focused more on the patient's problems and tended to overlook the patient's resources." (Gassmann & Grawe, 2006, S. 9)

Klaus Grawe geht noch einen Schritt weiter und beschreibt in seinem bekannten Buch „Psychotherapie im Wandel. Von der Konfession zur Profession" die Umrisse einer allgemeinen Psychotherapie. „Psychotherapie ohne Korsett der Therapieschulen ist nicht nur eine faszinierende Herausforderung, sondern auch eine befreiende Erfahrung." (Grawe, Donati & Bernauer 2001, S. 787)

Im Taxonomie-Projekt von Tschacher, Junghan und Pfammatter (2014) versuchten die Autoren, allgemeine Wirkfaktoren zu definieren und zu konzeptualisieren. Sie identifizierten 22 allgemeine Wirkfaktoren und ließen diese durch 68 Psychotherapieexperten nach der Frage, wie die allgemeinen Wirkfaktoren durch spezifische Techniken umgesetzt werden, bewerten. „As expected, experts did not consider all common factors as being equally meaningful. Patient engagement, Affective experiencing, and Therapeutic alliance were judged most relevant." (Tschacher, Junghan & Pfammatter, 2014, S. 95)

Auch spezifische Wirkfaktoren können wie allgemeine Wirkfaktoren in verschiedene Kategorien eingeteilt werden. McAleavey & Castonguay (2015, S. 303) schlagen zum Beispiel die Unterteilung in Techniken („techniques"), Wirkung („impacts") und Veränderungsmechanismen („mechanisms of change") vor.

Wie bereits angedeutet, befinden sich all diese Wirkfaktoren auf verschiedenen Ebenen, was Vergleiche erschwert und für Verwirrung sorgt. Goldfried (1980, S. 991 ff.) schlug vor, sich über gemeinsame, klinische Strategien („common clinical strategies") anzunähern, da sich zeigte, dass mehr und mehr der Zeitgeist bestand, über seine eigene Psychotherapieschule hinweg über den Tellerrand zu blicken. Er schlug daher Abstraktionslevel vor: Das höchste Level ist der theoretische Bezugsrahmen („theoretical framework"), welcher erklärt, wie und warum Veränderung stattfinden kann, als auch das Menschenbild, welches hinter dieser Theorie steht. Dies wird als der philosophische Standpunkt („philosophical stance") bezeichnet. Hier sei es außerdem unmöglich, ein allgemeines Verständnis zu erreichen – zu divers seien hier die Anschauungen der verschiedenen Psychotherapieschulen. Im niedrigsten Abstraktionslevel sind die Techniken („techniques") und klinischen Verfahren („clinical procedures") beheimatet. Zwischen diesen beiden Abstraktionsleveln befindet sich der Raum der klinischen Strategien („clinical strategies"), welche auch Veränderungsprinzipien genannt werden können („principles of change"). Auf dieser mittleren Ebene, so ist sich Goldfried sicher, wäre es möglich, allgemein wirksame, klinische Strategien zu entwickeln, die für alle Psychotherapieschulen Gültigkeit besitzen und empirisch überprüfbar wären. Als Beispiel wählt er zwei klinische Strategien aus, die er als allgemein bezeichnet: „(a) providing the patient/client with new corrective experiences, and (b) offering the patient/client direct feedback" (Goldfried, 1980, S. 994). Am Ende des Textes wirft Goldfried einen Blick in die Zukunft und hofft, wenn künftig über Psychotherapie geschrieben wird, nicht die Schulen aufgelistet sind mit dem Hinweis, dass Integration sinnvoll sei, sondern dass es eine Einigung über Interventionsprinzipien sowie die Auflistung und Möglichkeiten der Implementierung von speziellen Techniken gibt, samt Indikation und relativer Effektivität, bei welchem Problem und bei welche*r Patient*in dieses Prinzip sinnvoll ist.

Lange Zeit stellte sich die Frage, welche allgemeinen oder spezifischen Wirkfaktoren die „besten oder effektivsten" seien. Es kann leicht passieren, dass der komplexe, therapeutische Prozess schnell simplifiziert wird, aber auch durch die Starrheit, an einer Psychotherapieschule festzuhalten, den Blick über den Tellerrand verhindert. So könnten hilfreiche Impulse verloren gehen.

McAleavey & Castonguay (2015, S. 296) beschreiben den heutigen Zeitgeist der Psychotherapieforschung wie folgt: „... today's zeitgeists in psychotherapy: identifying, exploring, and explaining factors that cut across different theoretical orientations."

5.3.1 Wirksamkeitsstudien

Wirksamkeitsstudien werden meist implizit mit Annahmen angereichert, warum die beforschte, psychotherapeutische Methode wirksam ist. Die Unterschiede im Forschungsdesign zeigen unterschiedliche implizite Annahmen. So ist es ein Unterschied, ob beispielsweise zwei unterschiedliche therapeutische Schulen oder Methoden miteinander verglichen werden oder ob eine Methode mit einer Kontrollgruppe verglichen wird, die keine oder nur ein reduziertes Ausmaß der angenommenen Wirkfaktoren enthält.

Historisch gesehen (siehe auch 5.1) entstanden die Outcome- und im Speziellen die vergleichenden Outcomestudien vor den Prozess- und Prozess-Outcome-Studien. Vor allem vergleichende Wirksamkeitsstudien geben Auskunft darüber, welche Wirkfaktoren in welchen Psychotherapieschulen als potent für die psychotherapeutische Veränderung angenommen werden und welche Faktoren in welcher Schule als aktiv angenommen werden. Vergleichende Wirksamkeitsstudien, in denen die Wirksamkeit von Behandlungsgruppe A (beispielsweise Psychoanalyse) mit Behandlungsgruppe B (beispielsweise Verhaltenstherapie) verglichen wird, geben uns Auskunft darüber, wie es um den Zusammenhang der Wirkfaktoren in der jeweiligen psychotherapeutischen Schule bestellt ist. Ähnlich ist es auch bei Forschungsdesigns, in denen eine Behandlungsgruppe „treatment as usual" erhält und die zweite Behandlungsgruppe eine „reduzierte" Form der Behandlung. In weiteren Schritten müssen die Prozess- und Prozess-Outcome-Studien herangezogen werden, um genauer festzustellen und zu definieren, welche als allgemeine und welche als spezifische Wirkfaktoren angenommen werden können.

Um die impliziten Annahmen in Wirksamkeitsstudien herauszufiltern, eignen sich besonders manualisierte und randomisierte Outcome-Studien mit einem „dismantling design".

> „A dismantling study design typically entails comparing a full treatment protocol to a ‚dismantled' comparison in which one or more aspects of the treatment protocol thought to be an active change agent(s) are removed. All other aspects of the study design and implementation are held constant across conditions, and attempts are made to ensure equivalence across nonspecific aspects of care delivery that might influence outcomes. If the omitted portion(s) of the treatment protocol are an important change agent in the overall treatment package, subsequent group comparisons would demonstrate reductions in clinically significant change in the dismantled group as compared to the group that received the complete package at post-treatment and follow-up." (Papa & Follette, 2015, S. 1)

Solche Studien gibt es für die psychodynamisch-psychoanalytische Behandlung von Erwachsenen durchaus. Für die Behandlung von Kindern und Jugendlichen finden sich weit weniger Studien.

Eine Studie von Ulberg, Hersoug & Høglend (2012, S. 1 ff.) untersuchte den Effekt von übertragungsbasierten Interventionen im psychodynamischen Behandlungssetting bei depressiven Erkrankungen in einem oben genannten Design. Einhundert Patient*innen zwischen 16 und 18 Jahren wurden in zwei Versuchsgruppen randomisiert, in denen psychodynamische Techniken verwendet wurden. Die Patient*innen wurden für 28 Wochen behandelt, in einer Gruppe mit moderaten übertragungsbasierten Techniken, in der anderen Gruppe ohne übertragungsbasierte Techniken. Ein Jahr nach der Beendigung kam es zu einer Follow-up-Befragung. Der Status dieser Studie ist zum Zeitpunkt des Verfassens dieser Arbeit noch mit „laufend" gekennzeichnet, und es sind keine Ergebnisse veröffentlicht worden. Jedoch lässt sich erkennen, was als Wirkfaktor angenommen wird:

> „In adolescent psychotherapy, as well as in adult psychotherapy, psychodynamic theory is one of the main theoretical approaches and is a treatment model based on principles described in the literature over several decades. Psychodynamics-based therapies comprise a wide spectrum of theoretical approaches; for example, mentalization, attachment, self-psychology object relations, and rela-

> tional aspect … Transference is a key concept in dynamic psychotherapy, and analysis of the transference distinguishes this treatment from other treatments. There is probably an array of active ingredients in the therapeutic action of psychotherapy with adolescents. Three of them might be analysis of transference, personality traits and gender." (Ulberg, Hersoug & Høglend, 2012)

Weiters führen die Autor*innen aus, dass die Interaktion zwischen Patient*in und Psychoanalytiker*in durch Analyse der Übertragung weitgehend beeinflusst wird und affektive, möglicherweise neue oder korrektive, Erfahrungen mit sich bringen kann. Wenn der Fokus auf die Konflikte innerhalb der therapeutischen Beziehung gelegt wird, kann der Grundkonflikt der depressiven Dynamik beleuchtet werden.

Eine weitere Möglichkeit, auf angenommene Wirkfaktoren schließen zu können, ist es, Therapiemanuale und deren meist sehr gute Wirksamkeitsforschung anzusehen. Exemplarisch soll dies an der Transference-Focused-Psychotherapy für Jugendliche (TFP-A) und an der Psychoanalytischen Kurzzeittherapie mit Kindern (PaKT) geschehen:

Durch randomisierte Studien gut untersucht ist die Wirksamkeit der „Transference-Focused-Psychotherapy" von Otto F. Kernberg zur Behandlung von Borderline- und Persönlichkeitsstörungen. Hier wurden Weiterentwicklungen und Adaptionen für Jugendliche angestellt und ebenfalls untersucht (Normandin et al., 2014, S. 333ff.), genannt wird dieses Manual TFP-A. Besonders ist die Erweiterung um die Arbeit und Einbeziehung mit den Eltern bzw. mit der Institution, in der die Jugendlichen untergebracht sind. Eine Auflistung aller Outcome-Studien gibt es auf der Webseite der International Society for Transference Focused Psychotherapy (https://istfp.org/publications/articles-book-chapters/outcome/). Allerdings finden sich auch hier noch keine randomisierten Studien für Kinder oder Jugendliche, Einzelfallberichte existieren allerdings. Normandin und weitere Arbeitsgruppen forschen aktuell an der Effektivität von TFP-A. Durch einen Blick auf die beschriebenen psychoanalytischen Techniken, die in der TFP-A eine wichtige Rolle spielen, kann ebenso implizit auf die Idee von therapeutischer Veränderung geschlossen werden: Technische Neutralität, Analyse der Übertragungskonstellation, Deutung, Klärung, konfrontative Schleifen etc. (Kehr & Köpp, 2018, S. 71ff.) spielen eine wichtige Rolle. Die Behandlung durch TFP-A zielt auf folgende Veränderung ab:

> „The effective integration of the adolescent's self-concept and his concept of significant others, that is, the development of a normal ego identity corresponding to a normal adolescent developmental stage, will facilitate the adolescent's resumption of normal psychological growth." (Normandin et al., 2014, S. 353)

Beim zweiten angesprochenen Manual handelt es sich um ein Behandlungsmanual für psychoanalytische Kurzzeittherapie mit Kindern (PaKT) von Tanja

Göttken und Kai von Klitzing, 2015. Es wurden Kinder zwischen vier und zehn Jahren mit Angst- oder Depressionsstörungen für 20 bis 25 Sitzungen in wechselnden Settings (Einheiten mit Kindern allein, mit Eltern allein, mit beiden zusammen) behandelt. Das Manual basiert theoretisch auf Konzepten der klassischen Kinderanalyse, der Triebtheorie, der Objektbeziehungstheorie und dem konfliktzentrierten Vorgehen bei Fokaltherapie. Ziel ist es, ein symptombezogenes Beziehungsthema herauszuarbeiten. Nach den ersten fünf Sitzungen soll eine psychodynamische Hypothese formuliert werden, „in welche die drei Ebenen des Dreiecks *Beziehungssymptom, Therapeutin-Kind-Eltern-Beziehung* und *Material des Kindes* integriert werden können." (Göttken & von Klitzing, 2015, S. 123) Im freien Spiel sollen die Konflikte verstanden und bearbeitet werden. Mentalisierung soll bei strukturschwachen Kindern gefördert werden, und begleitende Elternarbeit ist ein wichtiger Bestandteil der Behandlung. Daraus ergeben sich schon einige Hinweise für die angenommenen Wirkfaktoren. Göttken und von Klitzing (2015) widmen aber den Wirkfaktoren einen eigenen Abschnitt:

> „Der kinderanalytische Ansatz von PaKT zielt darauf, die im Rahmen des Internalisierungsprozesses gegen das Selbst gewandte Aggression in gemeinsamer psychischer Arbeit kennenzulernen und sie bewusstzumachen. So kann das Kind zunehmend auf symbolischer Ebene einen Zugang zu Mangel, Verlust und Enttäuschung finden, die der gegen das Selbst gewandten Aggression zugrunde liegen." (S. 124)

Weiters gehen die Autor*innen davon aus, dass sich Mangel- und Enttäuschungserfahrungen in der Übertragungssituation widerspiegeln werden und durch die Erfahrung in der Übertragungsbeziehung der Konflikt gelöst werden kann. So würden die Kinder erfahren, dass das Gegenüber nicht mit reaktiver Aggression oder Kontaktabbruch auf eigene Aggression reagiert. Außerdem soll der oder die Psychoanalytiker*in durch die „triadische Position eine Verstehensebene" (Göttken & von Klitzing, 2015, S. 124) einführen, die bei der Symbolisierung des Symptoms hilft. Man könnte daraus schließen, dass folgende Wirkfaktoren implizit und explizit angenommen werden: psychotherapeutische Beziehung und die Analyse der daraus entstehenden Übertragungsbeziehung, emotional-korrektive Erfahrungen, triadische Erfahrungen und die Symbolisierungs- und Mentalisierungsfähigkeit durch freies Spiel fördern.

An dieser Stelle sollen noch einmal die Wirksamkeitsstudien eine Erwähnung finden: Für psychoanalytische Kinder- und Jugendlichentherapien sind diese vorhanden. Göttken und von Klitzing (2015, S. 36) weisen jedoch darauf hin, dass ein Mangel an wissenschaftlichen Nachweisen für die Wirksamkeit von psychodynamischen Psychotherapien (vor allem im Vergleich zur kognitiv-behavioralen Psychotherapie) besteht. Auch hier sollen exemplarisch Studien angeführt werden, in denen explizit oder implizit von der Idee der therapeutischen Veränderung bzw. deren Wirkfaktoren gesprochen wird. Es kann auch der Frage nachgegangen werden, ob Wirksamkeitsstudien eher auf „Pro-Spezifische-Wirkfaktoren" oder „Pro-Allgemeine-Wirkfaktoren" fokussieren und welche impliziten Ideen über Wirkfaktoren hier eingearbeitet sind. Dies wird nicht explizit beschrieben bzw. „outen" sich Autor*innen zu solchen Fragen nicht. Im Design lassen sich möglicherweise Hinweise finden (z. B.: bei Studiendesigns, die zwei therapeutische Schulen miteinander vergleichen).

Peter Fonagy und Mary Target publizierten 1996 die Studie „Predictors of outcome in child psychoanalysis: a retrospective study of 763 cases at the Anna Freud Centre." Es wurden die Fälle der vorangegangenen 40 Jahre untersucht, insgesamt 763 Fälle von behandelten Kindern unterschiedlichen Alters und unterschiedlicher Diagnosen. Durch die systematische Datenanalyse all dieser Falldokumentationen sollten Prädiktoren für das Outcome herausgefiltert werden. Manche Fragestellungen ergaben sich während der Studie, andere waren bereits im Vorhinein formuliert. Die Autor*innen führen in einem eigenen Kapitel psychoanalytische Theorien über Veränderung nach Anna Freud in der Behandlung von Kindern an. Entwicklungsabweichungen sind die Konsequenz von Störungen der Entwicklungslinien. Ein Konflikt bzw. die maladaptive Lösung dieses Konfliktes ist die Folge daraus. Es sollen sowohl „insight-oriented therapy" als auch „developmental help" (Fonagy & Target, 1996, S. 32) in eine Behandlung inkludiert werden. Als Technik wird die Analyse der Übertragung und Gegenübertragung genannt. Implizit wird durch diese Theorie angenommen, dass Einsicht – bedingt durch die Technik der Deutung und der Übertragungsanalyse – psychische Entwicklung und Veränderung fördert.

Eine Studie, welche zwei Therapiemethoden in Bezug auf deren Wirksamkeit miteinander vergleicht, wurde 2007 von Trowell et al. durchgeführt. Verglichen wurden die Behandlungsmethoden „individual psychodynamic psychotherapy" und „family therapy" für depressive Kinder und Jugendliche. Dies geschah in einer randomisierten Kontrollstudie mit 72 Kindern im Alter zwischen neun und 15 Jahren. Auch wenn es sich hier nicht um eine psychoanalytische Methode, sondern um eine individualpsychologische Methode handelt, sind doch beide tiefenpsychologische und psychodynamische Methoden. Daher kann von einem ähnlichen Verständnis über Wirkfaktoren ausgegangen werden. Beide Methoden in der oben genannten Studie stellten sich als effektiv in der Behandlung heraus. Die Beschreibung von „Individual psychodynamic psychotherapy" liest sich wie folgt: „… with a focus on interpersonal relationships, life stresses and dysfunctional attachments …". (Trowell et al., 2007, S. 158) Außerdem wird auf Richtlinien eines bestimmten Modells verwiesen. Die Familientherapie hingegen würde sich auf dysfunktionale Familienmuster und ungelöste innere Konflikte der frühen Kindheit richten. Die Anfangshypothese lautete, dass die Individualpsychologie effektiver sei als die Familientherapie. Ableiten aus den Ausführungen lässt sich die Annahme, dass die psychotherapeutische Beziehung sowie das Bindungsmuster ausschlaggebend für die Effektivität einer Behandlung sind.

Drei Studien, die die Wirksamkeit von psychodynamischer Kurzzeitpsychotherapie bei Kindern störungsspezifisch untersuchen, sollen noch angeführt werden. In drei Studien wurden drei Störungen untersucht: Verhaltensstörung (Winkelmann et al, 2005, S. 598ff.), Depression (Horn et al, 2005, S. 578ff.) und Angststörungen (Kronmüller et al, 2005, S. 559ff.). Alle Studien wurden mit einem Wartekontrollgruppendesign durchgeführt, und alle drei belegten die Wirksamkeit von psychodynamischer Kurzzeitpsychotherapie. Was sagen uns diese Studien allerdings über die Annahme von Wirkfaktoren? Ein Blick in das Therapiekonzept, welches allen genannten Studien zugrunde liegt, zeigt, dass ein Therapiefokus erarbeitet wurde, der die zentrale unbewusste Konfliktsituation darstellt bzw. in dem sich der zentrale Beziehungskonflikt abbildet. Die Bearbeitung dieses Fokus findet in der psychotherapeutischen Beziehung, auf einer kindlich-adäquaten Ebene und im Spiel- und Gestaltungsprozess statt.

> „Die zum Einsatz kommenden Interventionstechniken sind strukturbezogen bis hin zu expressiv deutend und am Fokus orientiert. Im Rahmen des Therapiemanuals wurden anhand der drei Behandlungsabschnitte Kennenlernen, Durcharbeiten und Abschied nehmen konkrete therapeutische Vorgehensweisen beschrieben, …". (Winkelmann et al. 2005, S. 602)

Außerdem spielt die Elternarbeit eine bedeutende Rolle. Implizit werden auch hier die psychotherapeutische Beziehung sowie das Erkennen und Herausarbeiten von unbewussten Konflikten als essenziell angesehen. Freies Spiel und Gestaltung bilden das Mittel zum Zweck, und die Einbeziehung der Eltern ist ebenfalls von Wichtigkeit. Dies heben auch Muratori et al. (2002, S. 29) in der Darlegung des verwendeten psychotherapeutischen Konzepts ihrer Wirksamkeitsstudie von psychoanalytischer Kurzzeittherapie bei Kindern hervor:

> „Our model is differentiated by both the setting and the technique, even though there is a common conceptual psychodynamic framework. The differences are to be linked to childhood specificity where symptoms often serve a dual function, expressing both individual and family dynamics. The presence in therapy of child and parents is a specific efficacy factor to the therapeutic process, allowing the therapist to act simultaneously on the parents, on the child and on their symptomatic interactions."

Grundsätzlich ist an dieser Stelle festzuhalten, dass es mehr als „nur" Wirksamkeitsforschung braucht, um allgemeine und spezifische Wirkfaktoren zu beforschen.

5.3.2 Studien zu allgemeinen und spezifischen Wirkfaktoren im Bereich der Psychoanalyse mit Erwachsenen

Vorerst ist zu sagen: Implizit behandeln theoretische Schriften über die Psychoanalyse die Annahmen über deren Wirkfaktoren mit. Sigmund Freud behandelt beispielsweise in seinem Text „Die endliche und die unendliche Analyse“ von 1937 ebenfalls Faktoren, die ausschlaggebend für den Erfolg einer psychoanalytischen Kur sind. Er nennt unter anderem den Einfluss von Traumata, die Ichveränderung und die Triebstärke.

> „Die konstitutionelle Triebstärke und die im Abwehrkampf erworbene ungünstige Veränderung des Ichs, im Sinne einer Verrenkung und Einschränkung, sind die Faktoren, die der Wirkung der Analyse ungünstig sind und ihre Dauer ins Unabschließbare verlängern können.“ (Freud, 1975 [1937], S. 361)

Dies impliziert, dass die Psychoanalyse an sich „ich-stärkend“ sein soll. Außerdem wurde immer wieder der emanzipatorische und befreiende Charakter der psychoanalytischen Behandlung unterstrichen. Die Befreiung von neurotischen Symptomen und Hemmungen durch die aufdeckende Arbeit (Zugang zum Unbewussten) beinhalte das Potenzial zur Veränderung und Heilung.

Bereits 1950 veröffentlichte Franz Alexander (1891–1964) einen Text über die „therapeutischen Faktoren“ in der psychoanalytischen Behandlung. Er hebt hervor, dass die Behandlung von Patient*innen die Quelle des Erkenntnisgewinns für therapeutische Faktoren sei.

> „In particular, there is divergence of opinion concerning 1, the relative therapeutic value of the patient's intellectual insight into the origin and nature of his neurosis; 2, the relative value of emotional discharge (abreaction); 3, the role of emotional experience during treatment as they evolve in the transference; 4, the role of the parallel experiences in life; 5, the significance of the time factor (frequency of interviews, technical interruptions, length of the treatment). The last question is practical and the answer to it depends both on clinical experience and on the clarification of the first four.“ (Alexander, 2007 [1950], S. 1065)

In seinem Text fokussiert Alexander vor allem auf die korrektiv-emotionale Erfahrung, die das affektive Wiederholen und Durcharbeiten hervorbringen würden. Durch das Aufrechterhalten einer Übertragungsbeziehung könnte die Umwelt geschaffen werden, diesen psychotherapeutischen Effekt zu erzielen. Wie bereits ausgeführt, finden sich in theoretischen Texten über die psychoanalytische Behandlung implizit Wirkfaktoren, auch wenn diese nicht immer explizit so genannt werden. Alexander schreibt, dass die Persönlichkeit und das Geschlecht des oder der Psychoanalytiker*in ebenfalls eine große Rolle spielen würden, um eine psychotherapeutische Beziehung aufzubauen. Hier sollte überlegt werden, welche*r Psychoanalytiker*in zu welchem*r Patient*in passen würde. Genauer geht Alexander nicht darauf ein, aber es zeigt sich, dass es Überlegungen zu einem guten „Matching“ zwischen Psychoanalytiker*in und Patient*in gab bzw. auch dass Therapeutenvariablen und die psychotherapeutische Beziehung eine große Rolle in einer wirksamen Behandlung spielen könnten.

Das Columbia Psychoanalytic Center Research Project (1985) untersuchte in drei Teilen eine Vielzahl an Behandlungen. Im ersten Teil wurden 700 supervidierte, psychoanalytische Behandlungen und 885 supervidierte, psychotherapeutische Behandlungen, welche zwischen 1945 und 1972 durchgeführt wurden, untersucht. Daraufhin ein weiteres Mal 295 psychoanalytische und 286 psychotherapeutische Fälle und beim letzten Durchgang 36 psychoanalytische und 41 psychotherapeutische Fälle. Der Unterschied zwischen psychoanalytischen und psychotherapeutischen Behandlungen ist folgender: Ersteres ist ein klassisches psychoanalytisches Setting und Zweiteres eine psychoanalytisch-orientierte Psychotherapie. Die Fälle wurden von einem Ratingteam aus dem genannten Institut bearbeitet. Das Forscherteam versuchte die Frage zu beantworten, welche Faktoren mit einem Outcome korrelieren würden bzw. ob diese Faktoren prädiktiv sind. Sie fanden heraus, dass Patient*innen, die für das klassische Setting ausgewählt wurden, höhere Funktionslevel aufwiesen als die andere Patientengruppe. Die meisten Patient*innen profitierten von der Behandlung, höher war der Profit, wenn die Psychotherapie im Einverständnis beendet wurde. Sowohl Prozess als auch Outcome waren nicht vorhersehbar oder prädiktiv durch das Erstgespräch und die gesammelten Informationen. Einzig die Länge der Behandlung war ein durchgängiger Faktor für die Entwicklung eines analytischen Prozesses und einen psychotherapeutischen Erfolg. Wodurch die Behandlungen wirken, wird nicht explizit untersucht, allerdings wird die Beziehung zwischen Psychoanalytiker*in und Patient*in und deren Merkmale beschrieben. Am Ende beschreiben die Autoren noch mögliche Faktoren, die Einfluss auf das therapeutische Geschehen haben könnten:

> „Additional methodological factors may have influenced the convergent finding of all of these studies. These include a lack of common definitions of psychoanalysis, the psychoanalytic process, the nature of a satisfactory analytic result, and circumstances of termination; distinctions between indications for analysis and suitability for the analytic work; assessments of factors within the analyst that may influence the course of analysis (such as countertransference), the quality and effectiveness of the analysts' intervention, and the suitability of the match in the analytic dyad; methods for independently assessing analytic processes and outcomes, especially as tailored to the clinical circumstances of each case; and consistent follow-up assessment of the cases after termination.“ (Bachrach, Weber & Solomon, 1985, S. 386 f.)

Hier vermischen sich sowohl implizite Annahmen über Wirkfaktoren in der Psychoanalyse als auch Hinweise auf Forschungslücken oder fehlende Definitionen in den 80er-Jahren.

Bräutigam, Senf & Kordy (2003 [1990], S. 189 ff.) gehen der Frage nach Wirkfaktoren in psychoanalytischen Therapien nach und ziehen das Heidelberger Katamneseprojekt dazu heran. Anfänglich stellen auch sie sich die Frage zum Verhältnis von spezifischen und allgemeinen Wirkfaktoren bzw. auch, ob Psychotherapeut*innen- oder Patient*innenvariablen entscheidender sind. In der psychoanalytischen Tradition gebe es drei Faktoren, die als wirksam bezeichnet werden: die Entwicklung und Bearbeitung einer Übertragungsbeziehung, die Einsicht des oder der Patient*in durch die Deutungsarbeit sowie die Regression und die daraus resultierende emotional-korrektive Erfahrung.

Auch bemängeln sie, dass die Frage nach wirksamen Faktoren innerhalb der Psychoanalyse meist durch Einzelfallbeschreibungen erklärt würde. Als weitere Kritik führen sie an: „Wenig bearbeitet ist das Verhältnis der Krankheitstheorie zur Behandlungstheorie, der Nosologie zur Praxeologie." (Bräutigam, Senf & Kordy, 2003 [1990], S. 190) Beim Heidelberger Katamneseprojekt wurden 210 Patienten untersucht, 182 davon katamnestisch erfasst. Die Stichprobe wurde nicht randomisiert und zeigt sich heterogen. Die Evaluation der Behandlung wurde durch den oder die Psychotherapeut*in und den oder die Patient*in multidimensional und individuumsorientiert durchgeführt. Auswertungen wurden sowohl nomothetisch-statistisch als auch kasuistisch-qualitativ (katamnestisch zwei Jahre nach der Behandlung) durchgeführt. Zusammenfassend schreiben die Autoren, dass „Psychotherapie ein vielschichtiger und komplexer Prozeß ist, dessen Ergebnis nur artifiziell auf die Wirkung einzelner Faktoren zurückgeführt werden kann. Die unterschiedlichen Therapieerfahrungen wirken zusammen." (Bräutigam, Senf & Kordy, 2003 [1990], S. 207)

Dennoch lassen sich folgende Ergebnisse im Detail berichten: Patient*innen, die ihre Psychotherapie als erfolgreich einstuften, erlebten den oder die Psychotherapeut*in nicht nur als Autorität, sondern als Partner*in auf dem Weg zur Veränderung. Beide waren aktive Teilnehmer*innen am Prozess. Besonders stark mit dem Therapieerfolg korreliert die „positive Beziehungserfahrung" (Bräutigam, Senf & Kordy, 2003 [1990], S. 206). Auch waren Patient*innen, die neue Einsichten als wichtig einschätzten, tendenziell mit dem Outcome der Therapie zufriedener. Einzig die „kindliche Regression" (Bräutigam, Senf & Kordy, 2003 [1990], S. 207) ergab keine ausgeprägte Beziehung zum Therapieerfolg, was laut Autoren auch an der Operationalisierung bzw. an der Unbekanntheit dieses Konzeptes bei Patient*innen liegen könnte.

Johannes Cremerius (2003 [1990], S. 15 ff.) geht in seinem Text „Wodurch wirkt Psychotherapie?" ebenso auf die Frage ein, welchen Stellenwert der oder die Psychotherapeut*in oder die Psychotherapie an sich hat (die Rolle des oder der Patient*in wird hier nicht behandelt), bzw. auch auf die Ursache-Wirkung-Beziehung, der man nachgehen müsse, um die Frage in der Überschrift des Textes zu beantworten. Manchmal würden Symptome verschwinden, die gar nicht explizit behandelt oder ausgesprochen wurden. Dies ist meiner klinischen

Erfahrung nach in der Behandlung mit Kindern häufig der Fall. Bzw. kommt es ebenso vor, dass Patient*innen ganz andere Lösungswege gefunden haben, mit denen sie sehr zufrieden sind, die aber nicht im Sinne des oder der Psychotherapeut*in waren.

> „Der praktizierende Psychoanalytiker kontrolliert die Wirkung seiner Arbeit nicht am Ausgang der Therapie, weil derselbe in unserem Fach nicht von seiner Arbeit allein abhängt: Eine intervenierende Erkrankung, äußere Lebensereignisse wie Veränderungen seiner beruflichen, sozialen oder intimen Situation können negativ oder positiv auf ihn einwirken." (Cremerius, 2003 [1990], S. 23)

Hier zeigt sich erneut die Komplexität der Psychotherapieforschung, es soll aber nicht ein falsch verstandener Hinweis darauf sein, dass Prozess-Outcome-Forschung nicht sinnvoll wäre. Einzig und allein alle Faktoren zu erfassen, wird unmöglich sein. Am Ende seines Artikels führt Cremerius noch aus, wie sich Veränderung innerhalb einer psychoanalytischen Behandlung zeigen kann, wenn ein Abwehrmechanismus bearbeitet wurde:

I. „... Der Abwehrmechanismus verschwindet;
II. Er wird durch einen anderen ersetzt, die Richtung der Veränderung auf tiefere oder höhere Ebenen der Ich-Organisation charakterisieren seine Natur;
III. Der Patient berichtet neues Material;
IV. Die Übertragungsbeziehung verändert sich;
V. Die Angst verändert sich qualitativ und quantitativ;
VI. Umformungen in der Es-Ich-Überich-Relation treten ein;
VII. Ein Symptom verschwindet, verstärkt sich, bildet sich um, ein neues Symptom tritt auf." (Cremerius, 2003 [1990], S. 23)

Es zeigt sich deutlich, wie komplex sich eine Veränderung äußern kann, die zweite und meines Erachtens entscheidende Frage stellt sich Cremerius in dem Artikel gar nicht: Wie erlebt der oder die Patient*in diese Veränderungen?

Brockmann (1995, S. 348 ff.) untersuchte die Wirkfaktoren psychoanalytisch-orientierter Psychotherapie und fragt – umgekehrt –, was die empirische Psychotherapieforschung für relevante Ergebnisse für die praktische Arbeit der Psychoanalytiker*innen liefern kann. Seine Arbeit stützt sich auf, damals erschienene, Übersichtsarbeiten der angloamerikanischen empirischen Psychotherapieforschung. Folgende Wirkfaktoren ließen sich demnach erkennen: „Erstens die therapeutische Beziehung (Übertragung und Arbeitsbeziehung); zweitens die Interpretation (Deutung); drittens die Rahmenbedingungen (z. B.: Therapielänge); viertens die Aufnahmebereitschaft des Patienten." (Brockmann, 1995, S. 348).

Weiters führt Brockmann aus, dass die Wirkfaktoren meist implizit angenommen wurden, eine explizite Ausarbeitung über Wirkfaktoren in der psychoanalytischen Behandlung fehle allerdings weitgehend. Ausgehend von zwei wissenschaftlichen Arbeiten beschreibt der Autor in seinem Text zwei Wirkfaktoren: die psychotherapeutische Beziehung und Interpretationen sowie die Rahmenbedingungen und die Aufnahmebereitschaft des oder der Patient*in. Der meistuntersuchte Wirkfaktor – die psychotherapeutische Beziehung – wird aus psychoanalytischer Sicht in das Phänomen der Übertragung und der Arbeitsbeziehung unterteilt. Hier scheiden sich die Geister, ob eine Trennung oder Verbindung der beiden Begriffe bestehen sollte, wobei es tendenziell in Richtung Verbindung geht. Mit dem Konzept der Übertragung sind einige implizite Annahmen verknüpft, wie unbewusste Anteile oder die Wiederholung von Beziehungserfahrungen, die über eine schulenübergreifende Idee von der therapeutischen Beziehung hinausgehen. Brockmann kommt zu folgendem Schluss: „Die Entwicklung der therapeutischen Beziehung über die Zeit kann nach den empirischen Befunden als relativ stabil angesehen werden." (Brockmann, 1995, S. 354) Empirische Uneindeutigkeit besteht noch in der Verknüpfung von Übertragung und Arbeitsbeziehung. Zum Wirkfaktor der Deutungen sagt der Autor, dass auch hier viele empirische Ergebnisse vorliegen, jedoch nicht immer zugeschnitten auf das Verständnis, welches Psychoanalytiker*innen von der Deutung haben. Grundsätzlich zeigt sich, dass Deutungen ein potenter Wirkfaktor sind. Auch Rahmenbedingungen zu klären und den oder die Patient*in auf die Behandlung vorzubereiten, erweist sich als potenter Wirkfaktor, der auch aus psychoanalytischer Sicht erklärbar ist. Eine gute Vorbereitung führt zu einer erhöhten Aufnahmefähigkeit des oder der Patient*in. Sowohl die „Geeignetheit des Patienten für die Behandlung" als auch die „Länge einer Behandlung" (Brockmann, 1995, S. 358) sind als potente Wirkfaktoren anzusehen, wenn es um die eine psychoanalytische, hochfrequente Langzeittherapie geht. Brockmann kommt zu dem Schluss, dass Ergebnisse aus der empirischen Psychotherapieforschung auch für den oder die Kliniker*in eine wesentliche Bedeutung haben. Folgende Beschränkungen hebt er hervor (Brockmann, 1995, S. 362): Die Begrifflichkeiten und deren Bedeutung innerhalb der psychoanalytischen Theorie gehen oft über die verwendeten Begrifflichkeiten in den empirischen Studien hinaus. Außerdem werden psychodynamische und intrapsychische Vorgänge zu wenig untersucht – „Die empirischen Forschungsergebnisse bleiben im Statistischen gefangen." (Brockmann, 1995, S. 362). Dies führt zum dritten Punkt, dass einfache Begriffsdefinitionen zu einfachen statistischen Ergebnissen führen. Weiters werden vor allem Kurzzeittherapien empirisch erforscht, es fehlt an Forschung für Langzeitbehandlungen.

Am Ende dieses Kapitels soll noch ein Hinweis zu den Wirksamkeitsstudien der psychoanalytischen Behandlungen gegeben werden: Wie mehrfach betont, liegt in Wirksamkeitsstudien meist auch implizit die Idee davon, was, wie und warum hilfreich in einem psychotherapeutischen Prozess ist. Yakeley (2018, S. 1 ff.) beschreibt in ihrem äußerst lesenswerten Artikel, wie psychoanalytisches Wissen in der modernen Psychiatrie angewandt werden kann. Sie geht auf das Vorurteil ein, es gäbe zu wenige empirische Beweise für die Effektivität von psychodynamisch-psychoanalytischen Methoden. Als Gründe führt sie folgende an:

> „… the poor methodology of many existing studies, such as unclearly defined patient samples or treatment methods, absence of adequate controls, and insufficient monitoring of adherence to the treatment model and inter-rater reliability; resistance within the psychoanalytic community to research methods such as the manualisation of treatments, randomization of patients, recording of therapy sessions, studying of narrowly defined research samples that are not representative of clinical practice, and skepticism within the community as to whether unconscious conflicts, defenses, and fantasies can be measured; and, finally, difficulties in investigating longer-term treatments and outcomes." (Yakeley, 2018, S. 4)

Mittlerweile gibt es eine Reihe an manualisierten Behandlungen (beispielsweise „Transference-Focused-Psychotherapy" für Borderlinestörungen von Otto F. Kernberg), die gut empirisch untersucht sind – grundsätzlich kann man davon ausgehen, dass die Effektivität von psychoanalytischen Konzepten weitgehend gut untersucht ist. Yakeley spricht sich dafür aus, psychoanalytische Modelle in den psychiatrischen Kliniken weiterhin zu integrieren, und sieht sie als Chance, bedeutsamen, psychotherapeutischen Kontakt zu Patient*innen herzustellen.

Dies führt zu einer vorsichtigen Formulierung, was spezifische Wirkfaktoren aus psychoanalytischer Sicht sein könnten (siehe Tabelle 4):

Intervention/Technik	**führt zu klinischem Prozess**
Deutung	Einsicht, emotional korrektive Erfahrung, neues Narrativ
Etablierung von Übertragungsprozessen	Wiederholen, (Tiefen-)Regression, emotional korrektive Erfahrung
Freies Assoziieren	Erinnern, Wiederholen, Durcharbeiten
Gleichschwebende Aufmerksamkeit	Rêverie
Psychoanalytische Haltung (Abstinenz, Neutralität)	Etablierung eines sicheren Beziehungsrahmens und einer Übertragungsbeziehung
Verbalisieren, Siegeln	Einsicht, neues Narrativ
Analyse von Fehlleistungen, Versprechern usw.	Einsicht, neues Narrativ

Tabelle 4: Mögliche Interventionen & klinische Prozesse. Quelle: eigene Darstellung

Als allgemeiner Wirkfaktor, der auch in der Psychoanalyse unumstritten ist, kann eindeutig die psychotherapeutische Beziehung/Allianz angenommen werden sowie die Berücksichtigung von kulturellen Variablen. Auch Patient*innenvariablen – beispielsweise die Frage, welche Patient*innen sich für ein klassisches, psychoanalytisches Setting eignen würden – wurden immer wieder diskutiert. Therapeut*innenvariablen bzw. therapeutische Fähigkeiten – beispielsweise, welche Fähigkeiten notwendig sind, um eine therapeutische Beziehung zu gestalten – sind ebenfalls immer wieder Teil der wissenschaftlichen Auseinandersetzung. Das psychoanalytische Verständnis von Veränderung (siehe Kapitel 4.5) ist ebenfalls konzeptuell verankert und gibt Hinweise darauf, welche impliziten Vorstellungen über die Wirkfaktoren vorhanden sind. Empirische Untersuchen einzelner Wirkfaktoren innerhalb der Psychoanalyse gibt es, wenngleich doch noch recht rar.

5.3.3 Allgemeine und spezifische Wirkfaktoren im Bereich der Psychotherapie und Psychoanalyse mit Kindern und Jugendlichen

Lange Zeit wurde die Beforschung von Kinder- und Jugendlichenpsychotherapie vernachlässigt, mittlerweile wurde sie zu einem sehr aktiven Forschungsfeld. Kazdin (2002, S. 53) schreibt, dass es mittlerweile eine enorme Anzahl an kontrollierten Outcomestudien gibt, zudem verbessere sich nach und nach die Qualität dieser Studien. Auch die Reviews der Studien zeigen, dass Kinder- und Jugendlichenpsychotherapie effektiv ist. Außerdem sind immer mehr störungsspezifische Behandlungen entwickelt und auf deren Outcome gut untersucht worden. In der Konklusion seines Textes schreibt Kazdin einen für die vorliegende Arbeit interessanten Kommentar:

> „Despite the progress, fundamental questions remain about therapy and its effects. As prominent examples, we do not know why or how therapies achieve change, how to optimize therapeutic change, and for whom a particular treatment is well suited … Because we do not understand why or how most treatments work, we do not know what facts of treatment are particularly important to extend to clinical practice." (Kazdin, 2002, S. 58)

Mit der Effektivität von bestimmten Psychotherapiemethoden oder -manualen beschäftigte man sich weitgehend, aber es fehlt die empirische Unterfütterung, *warum* oder *wie* diese Behandlungen wirken, was uns wiederum zur Wirkfaktorenforschung führt.

Wirkfaktorenforschung in der Kinder- und Jugendlichenpsychotherapie und im Speziellen in der Psychoanalyse mit Kindern und Jugendlichen wurde bisher vernachlässigt bzw. befindet sich noch in den Anfängen. Sprenkle, Davis & Lebow (2013, S. 10) schreiben, dass die Einführung von allgemeinen Wirkfaktoren in der Paar- und Familientherapie erst in 1990er-Jahren Einzug hielt. Auch in der Familienpsychotherapie waren historisch gesehen die spezifischen Wirkfaktoren in der ersten Generation von Kliniker*innen relevant.

> „It is important to note that this dominant discourse about differences among theories and strategies for change among these family therapies obscured other commonalities that we can now see, with the passage of time, underlay these debates. Foremost, all these theories and approaches in family therapy centered in one shared vision, that of invoking social support and utilizing the family as a pathway to change.“ (Sprenkle, Davis & Lebow, 2013, S. 17)

Es lasse sich jedoch erkennen, dass sowohl die Beziehung zu den Familienmitgliedern untereinander als auch die persönliche, individuelle Entwicklung der einzelnen Mitglieder als wichtig von den meisten Entwickler*innen von familientherapeutischen Theorien angesehen wurde.

Eine Studie von 1973 sticht allerdings, was die Wirkfaktorenforschung betrifft, heraus: Truax et al. (S. 313 ff.) untersuchten sechzehn psychoanalytische Psychotherapien mit Kindern im Durchschnittsalter von ca. 9 Jahren und 3 Monaten. Vor allem die Wirkfaktoren akkurate Empathie („accurate empathy“), unaufdringliche Wärme („non-possessive warmth“) und Authentizität („genuineness“) wurden untersucht, da es sich um Faktoren handle, die große Signifikanz für die psychotherapeutische Veränderung hätten. Es wurden Fragebögen vor und nach der Behandlung sowohl von Psychoanalytiker*innen als auch von den Eltern ausgefüllt sowie jeweils drei fünfminütige Videoausschnitte aus den Sitzungen bewertet. Dies sei dem Umstand geschuldet, dass psychotherapeutische Behandlungen mit Kindern mehr auf nonverbaler Ebene ablaufen als eine Gesprächstherapie mit einem*r erwachsenen Patient*in.

> „Findings indicated that evaluations by those who knew the child best, both the therapist and the parent, noted significantly more improvement for children receiving relatively high conditions than for those receiving relatively low conditions. Moreover, there was some evidence from the parent's evaluations to suggest actual deterioration in children seen by therapists providing low levels of accurate empathy, non-possessive warmth, and genuineness.“ (Truax et al., 1973, S. 317)

Danach fehlt es fast zwanzig Jahre an Forschung über Wirkfaktoren in der Behandlung von Kindern und Jugendlichen.

Kazdin, Siegel & Bass (1990, S. 189 ff.) führten eine Befragung an 1162 Psycholog*innen, Psychotherapeut*innen und Psychiater*innen durch, um zu erfahren, welche spezifischen Faktoren bei Kindern, Eltern und Behandler*innen sie als wichtig einschätzen würden, um zu einer therapeutischen Veränderung zu gelangen. Es herrschte allgemeine Übereinkunft darüber, dass auf der Ebene der Kinder folgende Faktoren relevant sind: die Diagnose und deren Schweregrad, die Dauer der Beeinträchtigung, die Motivation für Veränderung, der Leidensdruck der Kinder selbst und die Präsenz von multiplen Symptomen. Die Faktoren auf der Ebene der Eltern/der Familie waren hingehen: die elterliche Kooperation, die elterliche Involviertheit, ein stabiles Zuhause und die Abwesenheit von elterlichen klinisch-bedeutsamen Dysfunktionen. Die psychotherapeutische Beziehung, die Menge an Erfahrung und die Ausbildung des oder der Behandler*in wurden als relevant auf der Ebene des oder der Psychotherapeut*in eingeschätzt. Spezielle Techniken hingegen wurden von den Befragten als eher nicht relevant eingestuft. Die Autor*innengruppe schließt ihr Paper mit der Bemerkung, viele Felder identifiziert zu haben, in denen weitere Forschung sinnvoll wäre.

Auch Hayes (2017, S. 141) schließt sich der Beobachtung an, dass es noch weitere Forschung im Bereich der Kinder- und Jugendlichenpsychotherapie und deren Wirkfaktoren geben muss: „The research into common factors in youth therapy is still in his infancy, with some areas embryonic or maybe even just a twinkle in the eye of a therapy researcher." (Hayes, 2017, S. 141) In diesem Text, aus dem das Zitat stammt, fasst die Autorin die Forschungsarbeiten im Bereich der allgemeinen Wirkfaktoren in der Kinder- und Jugendlichenpsychotherapie zusammen. Dabei handelt es sich vor allem um Studien, die die Effektstärke eines allgemeinen Wirkfaktors zu einem positiven Outcome in Verbindung setzten. Die Forschungen gehen der Frage nach, ob ein definierter, allgemeiner Wirkfaktor mit einem besseren Therapieresultat in Zusammenhang zu bringen ist. Die genannten allgemeinen Wirkfaktoren sind die psychotherapeutische Beziehung und die psychotherapeutische Allianz. Als Merkmale der Kinder werden folgende genannt: die Erwartungen der Kinder an die Behandlung, deren Bereitschaft zur Veränderung, deren Beteiligung innerhalb der Psychotherapie, das Alter, die ethnische Zugehörigkeit, das Geschlecht, Bindungsstile und die Akzeptanz von Emotionen sowie komorbide Diagnose und das soziale Umfeld. Auf der Seite der Eltern bzw. Pflegepersonen werden Faktoren wie die Psychotherapeut*innen-Eltern-Allianz, die elterliche Beteiligung in der Therapie, die elterlichen Erwartungen und die Erziehungsstile genannt. Außerdem werden die Vorstellungen der Eltern vom Schweregrad der Störung der Kinder diskutiert sowie separat die Psychotherapeut*innen-Familien-Allianz. Auch auf Psychotherapeut*innenmerkmale wie interpersonelle Fähigkeiten und das Beteiligtsein des oder der Psychotherapeut*in oder die Struktur und das Setting der Psychotherapie wird eingegangen. Es fehlt an einer Beantwortung der Frage, wieso und wie diese Faktoren innerhalb einer Psychotherapie wirken.

Zwei Punkte aus Hayes' Text möchte ich hervorheben: Die beschriebenen Forschungen gibt es vor allem im Bereich der Verhaltenstherapie, die die psychotherapeutische Beziehung und die psychotherapeutische Allianz betreffen. Diese Forschungen sind aber auch für alle anderen Therapieschulen hilfreich. Hayes (2017, S. 123) fasst drei Studien zu starker und schwacher Allianz zusammen. Faktoren, die mit einer schwachen Allianz assoziiert sind: das Versagen, auf kindliche Gefühlsausdrücke einzugehen, das Kind zwingen zu sprechen, einen Schwerpunkt auf das Besprechen von Problemen zu legen, mit dem Kind in einer sehr formalen Sprache sowie „zu vertraut" zu sprechen oder nicht authentische Aussagen zu treffen. Faktoren, die allerdings mit einer starken Allianz in Zusammenhang stehen, sind: die Geschwindigkeit vom Kind bestimmen zu lassen, die Therapieziele durch das Kind definieren zu lassen, der oder die Psychotherapeut*in präsentiert die Psychotherapie als gemeinsame Anstrengung sowie die Achtsamkeit des oder der Psychotherapeut*in auf das kindliche Maß, in dem emotional schwierige Themen besprochen werden können.

Außerdem nennt sie eine Studie von Sagen, Hummelsund und Binder (2013, abstract), die Jugendliche über die relationalen Faktoren befragen, die es ihnen leichter machten, sich in der psychotherapeutischen Behandlung auszudrücken. Hier wurden fünf Themen genannt: der Erhalt von voller und authentischer Aufmerksamkeit, akzeptiert und wertgeschätzt zu werden, dass der oder die Psychotherapeut*in auch in emotional schmerzhaften Momenten mit dem oder der Jugendlichen bleibt, keine Verantwortung für das Wohlbefinden des oder der Psychotherapeut*in übernehmen zu müssen sowie dass der oder die Psychotherapeut*in Offenheit durch das Teilen von Erfahrung forciert. Manchen Jugendlichen erleichterten diese Selbstoffenbarungen, sich auch zu öffnen, andere erlebten das als „zu viel" und hatten das Gefühl, Verantwortung für den oder die Psychotherapeut*in übernehmen zu müssen.

Die wichtigsten Ergebnisse aus Hayes' (2017, S. 142) Zusammenfassung sind folgende: Die Qualität der psychotherapeutischen Beziehung korreliert mittelmäßig mit dem Outcome. Die Stärke der psychotherapeutischen Allianz ist mit dem Nutzen der Psychotherapie in Verbindung zu bringen. Eine starke Allianz mit den Eltern/Pflegepersonen stellt die Kontinuität der psychotherapeutischen Behandlung sicher, durch diese wiederum können die Kinder und Jugendlichen mehr profitieren. Viele Kinder und Jugendliche wissen nicht, was sie in der Psychotherapie erwartet. Kinder und Jugendliche, die mehr in die Behandlung involviert sind oder Autonomie zeigen, profitieren mehr. Die Höhe der sozialen Unterstützung ist mit dem Potenzial der Veränderung der Kinder verwandt. Davon, wie Psychotherapeuten ihre Beziehung zu den Kindern gestalten, hängt das Outcome ab. Besonders wichtig sind „empathy, warmth, genuineness, flexibility, involvement, guidance and instruction." (Hayes, 2017, S. 142) Psychotherapeut*innen, die sowohl zu den Kindern als auch zu den Pflegepersonen eine Beziehung aufbauen, sind erfolgreicher. Die Erwartungen der Pflegepersonen und die zu überwindenden Barrieren für eine Behandlung (z. B.: Finanzierbarkeit, Erreichbarkeit etc.) haben einen Einfluss auf das Outcome der Psychotherapie. Die gesamte Belastung der Familie hat ebenfalls Einfluss darauf, wie sehr Kinder und Jugendliche von einer Psychotherapie profitieren können. Möglicherweise gibt es einen kleinen, aber nutzbringenden Effekt, die Eltern oder Pflegepersonen in die Sitzungen miteinzubeziehen. Dies wird nicht für alle Psychotherapieformen gelten.

Hayes und Brunst (2017, S. 148ff.) fassten Studien zusammen, die untersuchten, welche Techniken oder Praktiken welche Effektivität besitzen. Dazu wurden bestimmte Techniken bestimmten theoretischen Ausrichtungen zugeordnet. Techniken, die als typisch für die kognitive Verhaltenstherapie angesehen wurden, waren: stufenweise Exposition, kognitive Restrukturierung, Verhaltensaktivierung, Lernen am Modell, Training der Durchsetzungsfähigkeit, Stressinokulation, Problemlöse- und Soziale-Fertigkeiten-Training sowie Psychoedukation. Der humanistischen Richtung wurden Empathie, Kongruenz und bedingungslose positive Wertschätzung zugeschrieben. Deutungen, Übertragungsdeutungen und Traumdeutungen sowie Spiegeln und Gegenübertragung hingegen den psychodynamisch-orientierten Psychotherapien. Spiel, Musik, Schauspielen und kreatives Gestalten wurden keiner bestimmten Therapieschule zugeordnet. Kulturelles Erzählen hingegen der Gesprächspsychotherapie. Allen gemein sind laut den Autorinnen folgende Techniken/Praktiken: Ratschläge geben und Vorschläge machen, Ziele, Manuale, Achtsamkeit, Entspannung, Selbsthypnose, Feedback von Sitzung zu Sitzung, Berührung, Arbeiten mit den Stärken. Zu allen diesen Techniken werden empirische Befunde genannt bzw. explizit auf die – vielen – Forschungslücken aufmerksam gemacht. An dieser Stelle sei gesagt, dass die Autorinnen darauf hinweisen, dass nicht alle Leser*innen mit der Aufteilung der Techniken einverstanden sein werden. So geht es mir auch: Ist Psychoedukation doch etwas, was mir in der Arbeit mit den Bezugssystemen von Kindern und Jugendlichen wichtig erscheint. Berührungen oder Selbsthypnose sind allerdings nicht in meiner täglichen Arbeit zu finden. An anderer Stelle dieser Arbeit werde ich noch genauer auf die Zusammenfassungen von Hayes und Brunst (2017) eingehen.

Ideen über spezielle Wirkfaktoren in der Kinder- und Jugendlichenpsychotherapie kommen von den bereits oben genannten Autoren Sprenkle, Davis & Lebow – sie sind systemische und relationale Therapeuten, die genannten Wirkfaktoren lassen sich gut in ein psychodynamisches-psychoanalytisches Theoriegebäude integrieren. Sprenkle, Davis & Lebow (2013, S. 34) beschreiben vier allgemeine Wirkfaktoren, welche in der Paar- und Familientherapie unverwechselbar sind: (1) Schwierigkeiten und Probleme relational zu konzeptualisieren („conceptualizing difficulties in relational terms"), (2) die Unterbrechung dysfunktionaler Beziehungsmuster („disrupting dysfunctional relational patterns"), (3) Erweitern des direkten Behandler*innensystems („expanding the direct treatment system") und (4) Erweiterung der psychotherapeutischen Allianz („expanding the therapeutic alliance"). Weiters führen die Autoren aus, dass alles, was über allgemeine Wirkfaktoren für die Einzelpsychotherapie gilt, auch für die Paar- und Familientherapie gilt. Im Kapitel 7.4 wird genauer auf diese vier Wirkfaktoren eingegangen.

Karver et al. (2005, S. 35 ff.) versuchten ein theoretisches Modell zu allgemeinen „Prozessfaktoren" in der Jugend- und Familientherapie zu entwickeln. Sie beklagen, dass der Wirkfaktor der psychotherapeutischen Allianz zwar auch in der Jugendlichen- und Familientherapie der bestuntersuchte sei, es jedoch

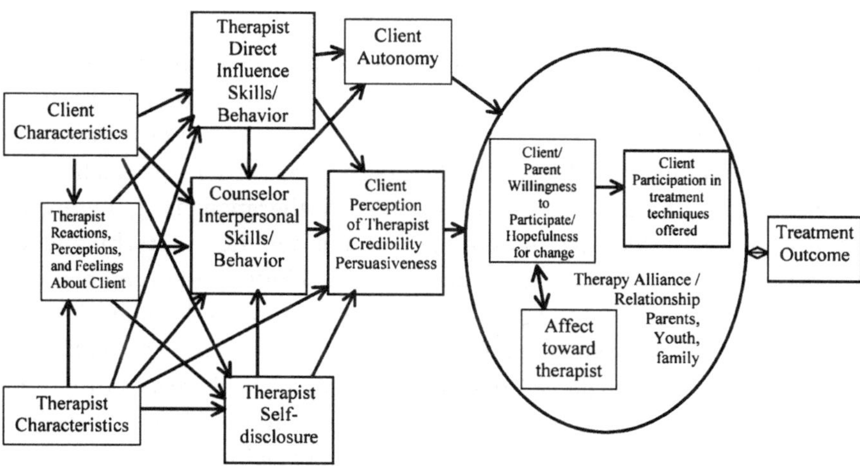

Abbildung 2: Psychotherapeutische Beziehungskonstrukte und Behandlungsprozessmodell. Quelle: Karver et al., 2005, S. 37

kein konsistentes Modell einer therapeutischen Beziehung gäbe. Sie entwickeln ein Modell, welches sie mit Studien aus verschiedenen psychotherapeutischen Schulen untermauern, um zu zeigen, dass die angeführten Komponenten sich positiv auf das psychotherapeutische Outcome auswirken (siehe Abbildung 2).

Folgende Komponenten schließt das Modell ein:

(1) die Charakteristiken des oder der Patient*in vor der Behandlung („client pretreatment characteristics") – hierzu gehört die Art, wie der/die junge Patient*in Probleme darstellt, das Alter, der Entwicklungsstand, die interpersonalen Funktionen des Kindes bzw. des oder der Jugendlichen und der Eltern, die elterliche mentale Gesundheit, die elterliche Intelligenz, das Familienumfeld, die Erwartung von Kind/Jugendliche*r und den Eltern der Psychotherapie gegenüber bzw. die Akzeptanz und der Glaube an die Wirksamkeit von Psychotherapie.

(2) die Charakteristiken des oder der Psychotherapeut*in vor der Behandlung („therapist pretreatment characteristics") – die theoretische Orientierung, das persönliche Stressniveau, interpersonale Fähigkeiten, Charakterzüge genauso wie die kognitive Vielschichtigkeit oder die Offenheit für konfliktbehaftete Gefühlslagen zählen dazu.

(3) die Reaktionen, die Wahrnehmung und die Gefühle des oder der Psychotherapeut*in über den oder die Patient*in („therapist reactions, perceptions and feelings about the client") – diese Kategorie stellt die Verbindung zwischen (1) und (2) dar. Die Autor*innen beschreiben sowohl Prozesse, die sich als soziale Informationsprozesse bezeichnen (verhaltenstherapeutisch-orientiert), als auch als Gegenübertragung. Studien zu dieser Verbin-

dung in der psychotherapeutischen Behandlung von Kindern und Jugendlichen lassen sich keine finden.

(4) die interpersonalen Fähigkeiten des oder der Psychotherapeut*in („counselor interpersonal skills") – hierunter fallen die therapeutischen Bedingungen, gepaart mit Empathie, Wärme, Authentizität, Vertrauen, positiver Wertschätzung und die Wichtigkeit der therapeutischen Beziehung.

(5) Selbstoffenbarungen des oder der Psychotherapeut*in („therapist self-disclosure") – hier diskutieren die Autor*innen die unterschiedliche Auffassung in verschiedenen therapeutischen Schulen. Während manche Kliniker*innen der Meinung sind, Selbstoffenbarungen des oder der Psychotherapeut*in würden es den Patient*innen erleichtern, sich zu öffnen, meinen andere, es würde den psychotherapeutischen Prozess stören und den Fokus weg vom Patienten lenken. Die Autor*innen können nur eine verhaltenstherapeutisch-orientierte Studie über Selbstoffenbarungen in der Kinder- und Jugendlichenpsychotherapie nennen. In den psychodynamischen Ansätzen werden Selbstoffenbarungen vonseiten des oder der Psychotherapeut*in eher abgelehnt, da sie den Übertragungsprozess stören und eventuell auch zur Ersatzbefriedigung von unbewussten Wünschen an den oder die Psychotherapeut*in dienen. Dies würde dem Grundsatz der Abstinenz nicht gerecht werden.

(6) die Fähigkeiten des oder der Psychotherapeut*in, direkten Einfluss zu nehmen („therapist direct influence skills") – miteingeschlossen werden die Fähigkeit des oder der Psychotherapeut*in, klar zu sein, eine verständliche Begründung bereitzustellen, die direkte Führung des oder der Patient*in sowie das Strukturieren der Behandlung und die direkte Unterstützung. Diese Komponenten der psychotherapeutischen Beziehung werden innerhalb der Psychoanalyse anders gesehen. Eine verständliche Begründung für den oder die Patient*in bereitzustellen sowie eine Behandlungsstruktur entsprechen ebenso der psychoanalytischen / psychodynamischen Ausrichtung. Eine direktive Haltung bzw. Führung des oder der Patient*in muss differenzierter betrachtet werden: Je höher das Strukturniveau des oder der Patientin*in ist, desto non-direktiver ist die Arbeitshaltung. Menschen, die aufgrund einer strukturellen Störung, des Entwicklungsstandes oder einer aktuellen Krise instabil sind, benötigen mehr unterstützende Interventionen sowie teilweise auch direkte Führung.

(7) die Glaubwürdigkeit und Überzeugungskraft des oder der Psychotherapeut*in („therapist credibility/persuasiveness") – die Glaubwürdigkeit motiviert den oder die potenzielle Patient*in zur psychotherapeutischen Arbeit. Es geht ebenso um die kompetente und vertrauensvolle Ausstrahlung des oder der Psychotherapeut*in. Auch das bezeichnet die Autor*innengruppe bereits als Einflussnahme gegenüber dem oder der Patient*in, da dieser Wirkfaktor Hoffnung und Vertrauen im oder in der

Patient*in auslöst. Auch in diesem Bereich gibt es empirische Studien über diesen Wirkfaktor in der Behandlung mit Erwachsenen, jedoch wenige mit Kindern oder Jugendlichen.

(8) Autonomie („autonomy") – hier bezieht sich die Autor*innengruppe auf eine Studie aus den Achtzigerjahren des 20. Jahrhunderts, die impliziert, dass Autonomie des oder der Patient*in ein wichtiger Wirkfaktor sei, um in keiner Abhängigkeit zum*r Behandler*in zu stehen. So könne der oder die Patient*in eine gewisse Unabhängigkeit erlangen, die sich positiv auf die psychotherapeutische Beziehungsgestaltung auswirkt. Dieser Gedanke entspricht insofern der psychoanalytischen Tradition, als der emanzipatorische Charakter der Psychoanalyse bereits von Sigmund Freud in den Vordergrund gestellt wurde.

(9) Affekt gegenüber dem oder der Psychotherapeut*in („affect toward the therapist") – dieser Aspekt wurde in einer einzigen Studie mit Jugendlichen beleuchtet, was daran liegen mag, dass dieser Aspekt eindeutig der therapeutischen Beziehung zuzuordnen ist und meist nicht als einzelner Aspekt gewertet wird.

(10) der Wille an der Teilnahme der Behandlung („willingness to participate in treatment") – auch dieses Thema ist empirisch unterrepräsentiert, möglicherweise aus demselben Grund wie (9). Oft wird dieser Aspekt unter der psychotherapeutischen Allianz subsumiert. Es ist anzunehmen, dass kindliche und jugendliche Patient*innen, die an der Psychotherapie teilnehmen wollen, ein besseres Outcome erzielen und es weniger wahrscheinlich ist, dass die Therapie abgebrochen wird.

(11) der elterliche Wille, an der Behandlung teilzunehmen („parental willingness to participate in treatment") – hier geht es nicht nur um Aspekte, die sich positiv auf die therapeutische Beziehung auswirken, sondern auch um den Willen, aktiv teilzunehmen, bzw. um die Akzeptanz der Behandlung.

(12) die Teilnahme des oder der Patient*in in der Behandlung („client participation in treatment") – hier inkludiert sind das Bemühen, die Zusammenarbeit, die Involviertheit, die Kooperation, der Einsatz für die Behandlung, das aufgabenbezogene Verhalten und die Vervollständigung von Hausaufgaben durch den oder die Patient*in.

(13) die elterliche Teilnahme in der Behandlung („parental participation in treatment") – hier geht es nicht nur um die Teilnahme an sich, was das Minimum darstellen würde, sondern auch um die Bereitschaft der Eltern, aktiv, affektiv und emotional an einer Behandlung teilzunehmen.

(14) die psychotherapeutische Beziehung mit dem*r jungen Patient*in („therapeutic relationship with the young client") – seit Sigmund und Anna Freud gilt die Ausbildung einer tragfähigen, psychotherapeutischen Beziehung als Voraussetzung für jede psychotherapeutische Behandlung.

(15) die therapeutische Allianz mit dem*r jungen Patient*in („therapeutic alliance with the young client") – im Gegensatz zur psychotherapeutischen Beziehung wird die psychotherapeutische Allianz als reifere Beziehungsform angesehen.
(16) die psychotherapeutische Beziehung mit den Eltern/einem Elternteil („therapeutic relationship with the parent(s)") – die Definitionen sind ähnlich wie jene der Kind-Psychotherapeut*in- oder Patient*in-Psychotherapeut*in-Beziehung (siehe auch Kapitel 7.4).
(17) psychotherapeutische Allianz mit der Familie („therapeutic alliance with the family") – auch hier sind die Definitionen ähnlich wie bei der psychotherapeutischen Allianz mit einzelnen Personen.

Empirische und klinische Forschungen zu einzelnen (allgemeinen und spezifischen) Wirkfaktoren werden ausführlich in Kapiteln 6. und 7. in vorliegender Arbeit behandelt.

Sowohl in Prozess-, Outcome- als auch in Wirksamkeitsstudien lassen sich implizit allgemeine oder spezifische Wirkfaktoren – je nach theoretischer Ausrichtung der Autor*innen – ablesen, auch wenn diese nicht explizit genannt werden. Midgley (2007, S. 9) schreibt in seiner Publikation über die Prozessforschung in der psychoanalytischen Kinderpsychotherapie:

> „Process research – the empirical study of what actually takes place in a psychotherapy treatment – is the means by which we explore why and how change takes place as the consequence of a therapeutic intervention … and has potential to help identify the ‚active ingrediencies' or change mechanisms that form the basis for a successful clinical intervention."

Wenn Midgley von diesen aktiven Bestandteilen spricht, meint er auch allgemeine und spezifische Wirkfaktoren, auch wenn die verwendete Metapher an die „drug metaphor" aus dem medizinischen Metamodell erinnert. Außerdem sei die Psychoanalyse und deren Theoriegebäude immer besonders stark darin gewesen, Theorien und Konzepte über therapeutische Veränderungsmechanismen zu entwickeln. Es sei nicht immer einfach, all jene Theorien im Blick zu haben, neben den klassischen Konzepten über Einsicht durch Deutung gebe es auch andere Konzepte, wie das Container-Contained-Modell, das Hilfs-Ich oder eine haltende Umgebung zu schaffen. Die meisten Studien seien Fallbeschreibungen („exploratory studies"). Prozess-Outcome-Studien („hypothesis testing") oder Studien, die die Verbindung zwischen Prozess und Theorie über therapeutische Veränderung vergleichen („theory development"), sind hingegen seltener. Es gibt eine Reihe von Studien innerhalb der psychoanalytischen Forschung, die sich mit einem Aspekt der Behandlung beschäftigen und diesen untersuchen (siehe auch Kapitel 6 und 7). Wichtig wären auch Studien, die den ganzen Prozess in seiner Komplexität einfangen können. Durch das Durcharbeiten, Konzeptualisieren und Operationalisieren von psychoanalytischer Literatur würden nach und nach Manuale entwickelt werden, die dann auch empirisch gut überprüfbar sind. Ein alternativer Zugang wäre es zu beschreiben, was in der psychoanalytischen Therapie passiert, und dann ein Modell über die Prozesse in der Kinderpsychoanalyse zu entwickeln.

6. „Specific factors“ und spezifische psychotherapeutische Elemente aus der Sicht der Kinder- und Jugendlichenpsychoanalyse

6.1 Spezifische Faktoren: Interventionen

Die spezifischen Faktoren kontrastieren die allgemeinen Wirkfaktoren. Es sind Variablen, die einzigartig für eine bestimmte psychotherapeutische Schule sind – in diesem Fall die psychodynamische und psychoanalytische Schule. Spezifische Wirkfaktoren haben immer stark mit der Identität und dem Menschenbild bzw. der Vorstellung über Veränderungsmechanismen der jeweiligen psychotherapeutischen Schule zu tun. Es handelt sich allerdings nicht ausschließlich um Techniken im engeren Sinne, sondern auch um die Prozesse, die durch bestimmte Techniken evoziert werden sollen. Genauer gesagt: Die klinisch-erwünschten Prozesse aufseiten der Patient*innen sind die Konsequenz von technischen Manövern oder Interventionen des oder der Psychoanalytiker*in. Wie diese klinischen Prozesse aussehen, ist dem oder der Patient*in nicht bewusst bzw. es muss davon keine konkrete Vorstellung geben. Durch behandlungstechnische Manöver versucht der oder die Psychotherapeut*in, solche Prozesse in Gang zu setzen und diese weiterhin mit dem oder der Patient*in zu reflektieren. In diesem Kapitel handelt es sich folgerichtig um klinisch erwünschte Prozesse und die Interventionen, durch die diese Prozesse in Gang gesetzt werden.

> „These common nonspecific mechanisms of change exist (sometimes unrecognized) in the various treatment models even though the models have different theoretical assumptions and employ techniques that look different and have different names and use different language. Despite these differences, the mechanisms achieve similar results.“ (Sprenkle, Davis & Lebow, 2013, S. 54f.)

Folgender Unterschied muss deutlich gemacht werden: Dadurch, dass es keine einheitliche Verwendung der Begriffe der allgemeinen, spezifischen oder einzigartigen Wirkfaktoren gibt, kommt es hier auch manchmal zu Verwirrung. So gibt es spezifische Wirkfaktoren, die deshalb spezifisch sind, weil sie einer bestimmten psychotherapeutischen Schule bzw. Strömung zugeordnet werden. Andererseits ist in der Literatur auch von spezifischen Faktoren die Rede, wenn es sich um Kinderpsychotherapie (unabhängig von Methode oder Schule) handelt. Kinderpsychotherapie weist einige Spezifika im Gegensatz zur psychotherapeutischen Behandlung von Erwachsenen auf. Zum Beispiel sind Kinder von ihrem familiären oder pflegerischen Umfeld abhängig oder es gibt gewisse entwicklungspsychologische Besonderheiten. Gorin (1993, S. 152ff.) führte eine Studie mit dem Titel „The prediction of child psychotherapy outcome: factors specific to treatment“ durch, um das Outcome von Kinderpsychotherapie zu untersuchen. Durch Ratings mehrerer Psychotherapeut*innen wurde an verschiedenen Zeitpunkten (Aufnahme und Entlassung bzw. Prozess) bewertet. Auch das elterliche Verhalten wurde einem solchen Rating unterzogen. Als Outcome galt die Veränderung der Beeinträchtigung sowie die Veränderung des Schweregrades der Störung. Die Ergebnisse der Studie sind vor allem zwei: Zum einen ist der stärkste Prädiktor für die allgemeine Veränderung die Psychotherapiedauer, zum anderen die Involviertheit des oder der Patient*in in die Psychotherapie. Der stärkste Prädiktor für die Veränderung des Schweregrades der Beeinträchtigung ist die Frequenz von elterlicher, psychologischer Bestrafung. Diese Ergebnisse sind spezifisch für die Behandlung von Kindern, allerdings nicht schulen- oder methodenspezifisch.

Spezifische Wirkfaktoren führen – wie allgemeine Wirkfaktoren – zu psychotherapeutischer Veränderung. Daher wäre auch der Begriff der Veränderungsfaktoren zulässig. Mit psychotherapeutischer Veränderung in der psychoanalytischen Behandlung von Kindern hat sich die Boston Change Process Study Group (2002) auseinandergesetzt. Daraus resultiert eine Untersuchung von Alexandra M. Harrison (2003, S. 221ff.). Ein zwölfminütiges Video einer Therapiesitzung mit einem siebenjährigen Mädchen wurde nach zwei Gesichtspunkten transkribiert. Zum einen wurde das verbale Material verschriftlicht, zum anderen eine Beschreibung des nonverbalen Materials zum jeweiligen Zeitpunkt. Ziel war es, sowohl die Hauptpunkte der psychotherapeutischen Veränderung innerhalb dieser Sitzung zu identifizieren als auch zu evaluieren, wie sich die Interaktionen auf lokaler Ebene zwischen den Hauptveränderungspunkten darstellen. Die Autorin nennt die Veränderung von „A nach B“ auch von „fear … to freedom“ (Harrison, 2003, S. 221). In der besprochenen Szene geht es um die Verlustängste nach einer abgesagten Therapiestunde. Es werden Micro-Veränderungen oder auch Veränderungen von Moment zu Moment beschrieben.

Wie auch im Kapitel der Wirksamkeitsstudien (siehe Kapitel 5.3.1) kann man hier davon ausgehen, dass implizit einige Wirkfaktoren beschrieben werden, auch wenn diese nicht explizit ausgesprochen werden oder explizit Untersuchungsgegenstand sind. Als die Autorin die „Dreh- und Angelpunkte“ (2015, S. 230) der Veränderung beschreibt, zeigt sich viel über die impliziten, theoretischen Annahmen, was zu Veränderung führen kann. So wird die Vorbereitung auf das gemeinsame Spiel beschrieben, in einer Phase, in der es noch keine definierten Rollen oder ein erkennbares Narrativ gibt, allerdings die Entwicklung eines imaginativen Spiels erkennbar ist. Die Beziehung entsteht hier durch die Interaktion miteinander. Dann folgt eine Verbalisierung der Autorin (und gleichzeitig auch der behandelnden Analytikerin) mit folgender Intention: „The verbalizations seem to follow a corresponding pattern of looking for a fit in our activity and intentions.“ (Harrison, 2003, S. 230) Die Analytikerin spricht in einer Spieldeutung den erlebten Verlust durch die ausgefallene Stunde an, was sie mit relationalen Motiven aus den letzten Stunden für sich theoretisch untermauert. Dadurch wird es für beide (sowohl die Patientin als auch die Analytikerin) möglich, mit negativen Affekten und starker psychischer Erregung umzugehen. Es folgt die Übertragungsreaktion des Mädchens sowie die Gegenübertragungsreaktion der Psychoanalytikerin. „All of these things constitute the implicit relational knowing that forms the specific background for the present interactivity of the analytic dyad.“ (Harrison, 2003, S. 230) Spiel, Verbalisierung, Deutung, relationale Aspekte oder im weitesten Sinne eine psychotherapeutische Beziehung, das Durcharbeiten von Affekten, der Umgang mit psychischer Erregung sowie die Ausbildung und Bearbeitung der Übertragungsbeziehung und der Gegenübertragungsreaktionen werden implizit als veränderungsstiftende Faktoren angenommen und sollen in den folgenden Kapiteln weiter untersucht werden. Die Autorin schließt ihren Text mit folgender Bemerkung: „The change process is complex and multifaceted, and clearly there is not one explanation. This paper reveals the ambiguity of these complex concepts and the importance of the context of the interactions to their meaning and consequences.“ (Harrison, 2003, S. 254)

Um noch einmal den Gegensatz zu kontrastieren: Im generischen Modell nach Orlinsky (2009, S. 319ff.) wird ebenfalls von psychotherapeutischer Veränderung gesprochen. Hier bedient sich Orlinsky des Modells über psychotherapeutische Veränderung von Prochaska & Velicer (1997, S. 38ff.), siehe auch in Kapitel 5.3. Veränderung wird zum einen in verschiedenen Stufen beschrieben, zum anderen zu verschiedenen Zeitpunkten. Außerdem wird ein Unterschied zwischen Mikro-Veränderungen innerhalb der psychotherapeutischen Sitzung und Makro-Veränderungen über die Dauer der psychotherapeutischen Behandlung gemacht. Zu den Micro-Veränderungen sagen die Autoren Folgendes:

> „Finally, I would also note a feedback effect by which in-session impacts influence other process aspects. Positive in-session impacts tend to strengthen the therapeutic bond by enhancing a patient's personal investment and increasing trust, respect, and liking for the therapist. In therapy as elsewhere, ‚nothing succeeds like success.‘ By contrast, negative or ‚psychonoxious‘ in-session impacts normally have the opposite effect. Patients who feel shamed, demeaned, or criticized by their therapists are likely to become defensive or withdraw from the bond.“ (Orlinsky, 2009, S. 331)

Es wird deutlich, dass vom (allgemeinen) Wirkfaktor der tragfähigen, psychotherapeutischen Beziehung ausgegangen wird, welche durch gegenseitiges Vertrauen, Respekt und Sympathie gespeist wird. Wohingegen negative Erfahrungen des Kritisiertwerdens, Schamerlebens oder des Erniedrigens die psychotherapeutische Beziehung nicht stärken. Die Formulierungen sind so getroffen, dass sie schulenübergreifend angenommen werden können. Vom psychoanalytischen Standpunkt würde man die Übertragungsbeziehung (schwach-positive Übertragung als angenommener spezifischer Wirkfaktor) beschreiben, sowie das Durcharbeiten von Affekten, wie z.B. des Schamerlebens.

Es handelt sich beim generischen Modell um ein transtheoretisches (also kein schulenspezifisches) Modell, daher lassen sich auch nicht so deutlich implizite Wirkfaktoren erkennen, wie bei Harrison (2003). Die erkennbaren Wirkfaktoren sind hingegen so formuliert, dass sie Gültigkeit für alle Psychotherapieschulen beinhalten.

Nicht nur Wirkfaktoren beeinflussen die therapeutische Veränderung, sondern auch Merkmale des oder der Patient*in oder des oder der Psychotherapeut*in sowie kulturelle Begebenheiten haben einen Einfluss auf das therapeutische Geschehen. Diese Faktoren werden im Kapitel 7. besprochen und von der Autorin der vorliegenden Arbeit als „allgemeine Wirkfaktoren“ beschrieben, da sie nicht schulenspezifisch sind. In welchem Verhältnis allgemeine und spezifische Wirkfaktoren stehen, wird innerhalb der wissenschaftlichen Gemeinschaft weiterhin stark diskutiert und soll am Ende der Arbeit aufgegriffen werden.

> „Really what we are speaking of when we talk about any evidence in therapy is the probability, or the likelihood, that some feature of a client, attribute of a therapist or therapeutic process, will lead to more therapeutic change, as based on a measure that approximates therapeutic change.“ (Hayes, 2017, S. 120)

Die vorliegenden Kapitel stellen den Versuch dar, spezifische Wirkfaktoren für Kinder- und Jugendlichenpsychoanalyse theoretisch zu beschreiben sowie deren Forschung mit empirischen und klinisch-theoretischen zu untermauern. Unterteilt sind die spezifischen Faktoren in „Interventionen“ und „klinische Prozesse“. Die Trennlinie ist aus den eingangs in diesem Kapitel genannten Gründen nicht immer scharf, sondern oft ineinanderfließend, genauso wie eine Intervention innerhalb eines psychoanalytischen Prozesses einen klinischen Prozess in Gang setzt und deren Übergänge auch nicht zur Gänze fassbar sind.

6.1.1 Intervention: Psychoanalytische Grundregeln (Rahmen, Abstinenz, freies Assoziieren – freies Spiel)

Die psychoanalytische Grundhaltung kann insofern als behandlungstechnisches Manöver verstanden werden, als sie die Grundlage dafür bietet, eine Übertragungsbeziehung entstehen zu lassen bzw. den psychoanalytischen Raum für den oder die Patient*in zu eröffnen und dessen Grenzen zu wahren.

Dieser psychoanalytische Raum muss umrissen werden und braucht einen **Rahmen,** der eine haltende Funktion in sich birgt. Gemeint ist, dass seitens des oder der Psychoanalytiker*in Informationen über Dauer, Termine, Ort, Frequenz, (Ausfalls-)Honorar, Abwesenheiten und die Verschwiegenheitspflicht sowie deren Grenzen gegeben werden und dass sich alle Beteiligten daran halten. Damit sind der oder die Psychoanalytiker*in selbst, das Kind bzw. der oder die Jugendliche, die Eltern oder Bezugspersonen oder ggf. eine Institution gemeint. Kinder sollen altersgemäß in diese Absprachen miteinbezogen werden. Die Akzeptanz des räumlichen und zeitlichen Rahmens fällt Kindern und deren Bezugspersonen unterschiedlich leicht. Zum Rahmen gehört beispielsweise auch, dass kein Spielzeug aus dem Therapieraum mitgenommen werden darf oder dass der Therapieraum vor dem Ende der Stunde gemeinsam aufgeräumt wird. Diesen Rahmen wahren zu können, ist eine notwendige Fähigkeit für Psychoanalytiker*innen. Die Wichtigkeit und Beschreibung dieses psychoanalytischen Rahmens findet immer wieder Niederschlag in der psychoanalytischen Literatur. Auch in Manualen bzw. Richtlinien wird der psychoanalytische Rahmen meistens genannt und als essenziell für das Gelingen einer psychoanalytischen Therapie angesehen. „Für seine Maßgaben [die des Rahmens, Anmerkung der Autorin] ist die Metapsychologie ein unverzichtbarer Kompass. Die behandlungstechnische Aufgabe dieses Rahmens besteht darin, die Übertragung und die Regression zu fördern …“ (Döser, 2014, S. 295).

Der Rahmen bringt Sicherheit und stellt einen Raum her, der zu gewünschten psychotherapeutischen klinischen Prozessen führt. Es gibt sicherlich in jeder psychotherapeutischen Methode Ideen zum Rahmen, die sich stark ähneln werden. Es gibt eine Reihe an Einzelfallbeschreibungen und die damit verbundenen Probleme, den Rahmen aufrecht zu halten, allerdings keine empirischen Forschungsarbeiten, was daran liegen mag, dass die Wahrung eines Rahmens zum „common sense“ innerhalb der psychotherapeutischen Schulen gehört.

Trempler (1998, S. 387 ff.) untersuchte die Wechselwirkung des haltenden Rahmens und des Inhalts der Therapie bei dissozialen Kindern und Jugendlichen. Er beschreibt rahmenfördernde Interventionen sowie rahmenverletzendes Verhalten, welches mit der Störung der Kinder und Jugendlichen in Verbindung zu bringen ist. Dies zeigt er anhand von Fällen aus der stationären Behandlung. Bei dissozialen Jugendlichen ist der Weg, einen Rahmen schaffen zu können, bereits als psychotherapeutischer Fortschritt zu betrachten. „Betrachten wir Entwicklung und Reifung unter dem Aspekt von Verinnerlichungsprozessen, dann geht es nicht mehr nur um die Anpassung an einen äußeren Rahmen, sondern um die Internalisierung eines psychischen Raums.“ (Trempler, 1998, S. 402)

Neben dem Rahmen spielen die **Abstinenz** und **Neutralität** (siehe Kapitel 4.3) eine wesentliche Rolle in der Psychoanalyse, um eine förderliche psychotherapeutische Beziehung entstehen zu lassen. Die Abstinenz sichert, dass Psychoanalytiker*innen ihre Patient*innen nicht für die Befriedigung eigener Wünsche benutzen, und steht nicht im Gegensatz zu einer offenen, warmen und wertschätzenden Haltung. Hingegen soll der oder die Patient*in auch durch den oder die Psychoanalytiker*in möglichst wenig Ersatzbefriedigung für seine oder ihre Symptome erfahren. „Neutralität bedeutet, dass wir den Kindern nicht unsere Wertemaßstäbe aufdrücken, denn dann würden sie sich uns anpassen oder auch gegen uns rebellieren, anstatt ihr eigenes wahres Selbst (Winnicott, 1974) zu entdecken.“ (Wittenberger, 2016, S. 80)

Oftmals kommt es zu Diskussionen über Abstinenz und Neutralität, da diese Begriffe fälschlicherweise so verstanden werden, als wäre der oder die Psychoanalytiker*in unnahbar und kalt. Dies ist damit ausdrücklich nicht gemeint. Über die abstinente und neutrale Haltung in der psychoanalytischen Behandlung von Kindern und Jugendlichen gibt es keine empirischen Studien. Klinisch-theoretische Einzelfallbeschreibungen beschäftigen sich mit diesen Grundprinzipien, insbesondere wenn es im Fallverlauf zu Problemen damit kommt.

In der psychoanalytischen Behandlung mit Erwachsenen werden die Patient*innen dazu angehalten alles auszusprechen, was ihnen in den Sinn kommt – möglichst ohne etwas auszusparen, also auch peinliche, unangenehme oder als unwichtig empfundene Gedanken zu äußern. Der technische Begriff dafür ist **„freie Assoziation“**. Als Gegenstück kann die **„gleichschwebende Aufmerksamkeit“** des oder der Psychoanalytiker*in genannt werden. Ohne Auswahl oder Zensur versucht der oder die Psychoanalytiker*in zuzuhören.

> „Er [der oder die Psychoanalytiker*in, Anmerkung der Verfasserin] lässt dessen Ideen [die des oder der Patient*in, Anmerkung der Verfasserin] und Phantasien vollen Spielraum. Vor allem: Er lässt sich nicht von seinem abstrakten, theoretischen Wissen leiten, sondern sieht jeden Patienten in seiner Einzigartigkeit und Unvergleichbarkeit und ist neugierig, etwas Neues zu hören und zu erfahren … Die gleichschwebende Aufmerksamkeit soll den Analytiker daran erinnern, dass jeder Fall anders sein kann als die allgemeine und stets vorläufige Theorie und der beschränkte, persönliche Erfahrungsschatz erwarten lassen.“ (Thomä & Kächele, 2006a, S. 252)

Nachdem Kinder nicht ausschließlich verbal kommunizieren, sondern die Sprache der Kinder das Spiel ist, wurde in den Anfängen der Psychoanalyse diskutiert, wie man mit dem Nicht-Vorhandensein der freien Assoziation umgehen soll (siehe auch Kapitel 4.1). Spätestens für Melanie Klein war klar, dass das freie Spiel die freie Assoziation ersetzt und dies als gleichwertig zu erachten ist. Äquivalent zur freien Assoziation in der Behandlung von Erwachsenen gibt es das freie Spiel in der Behandlung von Kindern. Da dies einen so großen Pfeiler in der Behandlungstechnik einnimmt, wird auf das Spiel noch in anderen Kapiteln genauer eingegangen, siehe Kapitel 6.1.8 und Kapitel 7.6

Sind die psychoanalytischen Grundregeln (Rahmen, Abstinenz, Neutralität, freies Assoziieren – freies Spiel) spezifische Wirkfaktoren innerhalb der Kinder- und Jugendlichenpsychoanalyse?

Die Grundregeln sind insofern spezifisch, als sie eindeutig psychoanalytischen und psychodynamischen Therapieschulen zuzuordnen sind. Isoliert stellen sie keine Wirkfaktoren dar, sondern umspannen einen äußeren Rahmen sowie eine Haltung des oder der Psychoanalytiker*in. Durch deren Einhaltung werden weitere klinische Prozesse angestoßen, die reflektiert werden. Es handelt sich also um technische Grundprinzipien, um durch weitere Interventionen Veränderungsprozesse in Gang zu bringen. Es handelt sich also um Voraussetzungen für einen psychoanalytisch-therapeutischen Prozess.

In den folgenden Kapiteln (6.1.2 bis Kapitel 6.2.5) wird immer auch die Frage gestellt, warum und wie dieser Wirkfaktor wirkt. Dies ist hier nicht relevant, da es sich um Grundprinzipien handelt, die psychotherapeutische Veränderung herbeiführen sollen, aber nicht um Wirkfaktoren an sich.

6.1.2 Intervention: Deutungen

Deutungen („Interpretation“) sind als psychoanalytische Intervention in der Behandlungstechnik stark verwurzelt und haben einen hohen Stellenwert. Der oder die Psychotherapeut*in verbalisiert Auffälligkeiten in der Kommunikation, innere Bilder, neue Zusammenhänge oder psychische Anteile des oder der Patient*in, die ihm oder ihr aktuell nicht bewusst zugänglich sind. Unbewusstes soll durch Deutungen bewusst gemacht werden – für den oder die Patient*in kann so ein neues Narrativ entstehen. Die Tradition der psychoanalytischen Deutung hängt eng mit der Traumdeutung zusammen, ist aber nicht nur darauf beschränkt. Diese Technik kann auch auf andere Abkömmlinge des Unbewussten angewandt werden, wie Fehlleistungen, Symptombildungen oder Abwehrmechanismen. „Die Deutung erhellt Modalitäten des Abwehrkonfliktes und zielt letztlich auf den Wunsch ab, der sich in jeder Bildung des Unbewussten ausdrückt … die dem Subjekt gemachte Mitteilung, um ihm zu dieser latenten Bedeutung Zugang zu verschaffen“. (Laplanche & Pontalis, 1973, S. 117)

Nicht jeder verbalisierte Ausdruck des oder der Psychoanalytiker*in ist eine Deutung. Ermutigung, positive Bestärkung, Erklären (eines Symbols, psychischen Prozesses oder Abwehrmechanismus) oder freie Assoziation sind keine Deutungen im behandlungstechnischen Sinne. Diskussionen innerhalb der psychoanalytischen Gemeinschaft über „Kriterien, Form und Formulierung, Zweckmäßigkeit, „Tiefe“, Reihenfolge etc.“ (Laplanche & Pontalis, 1973, S. 117) gab es immer wieder. In den Anfängen der Psychoanalyse wurden Deutungen vor allem verwendet, um den Widerstand des/der Patienten*in zu deuten.

In der psychoanalytischen Psychotherapie mit Kindern gab es auch über die Technik des Deutens Kontroversen. Melanie Klein erkannte das freie Spielen der Kinder als eine Art Traumproduktion an. Unter dem manifesten Spiel liegt ein latenter Inhalt, den es zu deuten gilt. Anna Freud widersprach dieser Ansicht (siehe auch Kapitel 4.1 Historischer Abriss) und fokussierte ihre Behandlungen vor allem auf die Abwehrmechanismen. Hans Zulliger (1952, S. 581 ff.) hingegen war der Auffassung, dass Deutungen von unbewussten Inhalten nicht nötig seien, und schrieb in einem Text, dass unbewusste Inhalte „im Spiel … dramatisiert“ (Zulliger, 1952, S. 581) werden. Dies reiche aus, da die unbewusste Ebene bei Kindern durch das Spiel berührt werde. Diatkine und Simon (2001, S. 360) beschreiben, welche Kriterien ein Prozess erfüllen muss, um als psychoanalytisch gesehen zu werden: „Außerdem müssen diese Veränderungen ein gewisses Maß an Bewußtwerdung unbewußter psychischer Tätigkeit beinhalten. Es ist die Deutung, die der Psychoanalytiker dem Patienten – in welchem Lebensalter auch immer – gibt, die dieser Bewußtmachung im Wechselspiel wachsender Einsicht und wachsender Widerstände ihre spezifische Struktur verleiht.“ (Diatkine & Simon, 2001, S. 360) Sie machen darauf aufmerksam, dass die Auffassung besteht, dass Deutungen nicht das einzige Element seien, welches es in den Behandlungen zu berücksichtigen gibt. Die Frage aber, welchen Stellenwert Deutungen innerhalb des psychoanalytischen Prozesses hätten, sei bis heute nicht klar und „ungelöst“.

Das Autor*innenteam macht jedoch darauf aufmerksam, dass Deutungen Veränderungen im Spiel und in den Produktionen von kindlichen Patient*innen hervorrufen können, und zeigen dies in einem klinischen Beispiel von einem dreieinhalbjährigen Mädchen. Dabei wird beschrieben, wie Carine sich u. a. in der ersten Sitzung verhält: Sie spaziert als „Dame“ in den Schuhen der Mutter herum, schmeißt eine Puppe in den Müll etc. Das Autor*innenteam beschreibt, zu welchem Zeitpunkt der Behandlung welche Deutungen formuliert werden und wie sich dies auf den Prozess auswirkt. Dabei kommen sie an einer Stelle zu folgendem Schluss:

> „Im Laufe der Psychoanalyse von kleinen Kindern kann die Deutung mit der antizipierenden Illusion verglichen werden, mit Hilfe derer die Eltern das psychische Funktionieren des Kindes strukturieren, indem sie den Produktionen des Kindes einen zusätzlichen Sinn verleihen – hervorgegangen aus dem eigenen psychischen Prozess.“ (Diatkine & Simon, 2001, S. 375 f.)

Dass Deutungen einen Einfluss auf den psychoanalytischen Prozess haben, kann als unbestritten angenommen werden. Zeitpunkt, Formulierung, die Berücksichtigung der Übertragung-Gegenübertragungsbeziehung und innere Haltung des oder der Psychoanalytiker*in spielen eine große Rolle. Handelt es sich nun um einen Wirkfaktor, der psychotherapeutische Veränderung nach sich ziehen kann? Zwei empirische Studien haben sich mit Deutungen innerhalb von psychoanalytischen Prozessen beschäftigt:

Fonagy und Moran (1990, 684ff.) beschrieben in ihrem Artikel drei durchgeführte Studien, um die psychoanalytischen Behandlungen von Kindern und Jugendlichen mit Diabetes zu evaluieren. Bei einer Studie wurde eine Zeitstrahlanalyse, bei der zweiten wurden die Effekte von hochfrequenter, psychoanalytischer Psychotherapie mit minimaler psychologischer Intervention verglichen und die dritte wurde als experimentelles Einzelfalldesign durchgeführt. In der ersten beschriebenen Studie wurden die wöchentlichen Therapieprotokolle, die die wichtigsten Themen beinhalteten, von externen Forscher*innen bewertet, und diese identifizierten so psychoanalytische Themen bzw. intrapsychische Konflikte, die Teil der pathogenen Struktur sind und diese aufrechterhalten. Die Studie zeigte, dass das Aufdecken und Bewusstmachen von unbewussten Konflikten (durch den Einsatz von Deutungen) ein besseres Blutzuckermanagement vorhersagen konnten. „It could be argued that emotional responses associated with insight rather than insight per se were primarily responsible for changes in blood glucose control associated with analytic themes.“ (Fonagy & Moran, 1990, S. 688) Deutungen müssen also in einen psychoanalytischen Prozess eingebettet und mit einer emotionalen Reaktion beantwortet sein. Auch hier zeigt sich, dass eine Technik alleinstehend wirkungslos ist.

Eine neuere Studie von Luzzi et al. (2015, S. 72ff.) beschäftigte sich unter Zuhilfenahme des Tools MAPPP-C – einer qualitativen und quantitativen Methode, um die psychoanalytische Behandlung von Kindern zu analysieren – mit den Techniken, die therapeutische Veränderung hervorrufen können. Vor allem waren die Veränderungen von Ängsten, Abwehrmechanismen, Objektbeziehungen und unbewussten Fantasien von Interesse. Da diese Studie den theoretischen Hintergrund der Objektbeziehungstheorie nach Melanie Klein folgte, mussten Wege gefunden werden, wie auch nonverbale Äußerungen in den Prozessen gemessen und bewertet werden können.

> „This means the systematic study of clinical material must include the development and use of specific categories of analysis such as children's non-verbal manifestations – activities, gestures, onomatopoeia, playing and drawings, among others – as well as those that categorizes verbalizations. It is also necessary to classify the child psychoanalyst's specific interventions.“ (Luzzi et al., 2015, S. 73)

Um den psychoanalytischen Prozess für qualitative Zwecke codieren zu können, schlagen die Autorinnen vor, verschiedene Typen von Interventionen zu unterscheiden: Signalisieren/Erklären, Übertragungsdeutung, Außerübertragungsdeutung, direkte Intervention, spielerische Intervention, Fragen, Anleitung an den Beobachter, unterstützende Handlungen und das Setting. Auch die Reaktionen der Kinder wurden codiert in Aktivität, Spielen, Zeichnen, Verbalisieren, Ausagieren, Stille, nonverbaler Ausdruck, Beobachten und Zurückhaltung. Es handelte sich bei dieser Studie zwar nur um die Pilotstudie, allerdings lassen sich schon Hypothesen darüber ableiten, welche Effekte welche speziellen Interventionen haben.

> „While the transferential *(sic)* and the extra-transferential *(sic)* interpretations point to the description of anxieties, defensive strategies, and other unconscious aspects, they will also stimulate the symbolization capacity of children's phantasies and impulses, mainly expressed through playing. The absence or scarcity of these kinds of interventions will, in contrast, be associated with the appearance of behaviours, expressed through disruptive or unexpected actions, that interrupt the symbolic process.“ (Luzzi et al., 2015, S. 80f.)

Deutungen haben nicht nur den Effekt, unbewusste Inhalte bewusst zu machen, sondern auch die Symbolisierungsfähigkeit der Kinder zu stärken. In der modernen Psychoanalyse mit Kindern wird das Spiel gedeutet, dabei – wie auch bei der Behandlung der Erwachsenen – soll die Deutung auf das Strukturniveau des Kindes sowie auf dessen entwicklungspsychologischen Stand angepasst werden.

Konkret könnte zum Beispiel der Triebwunsch eines Kindes, allein die Eltern für sich zu haben und ohne Geschwister in der Familie zu leben, gedeutet werden, wenn sich im Spiel mit Tierfiguren das Kind als alleiniger Herrscher und König inszeniert, der kleinere und schwächere Tiere tadelt oder einsperrt. Wie auch bei den Erwachsenen gibt es die Möglichkeit zur Überprüfung, ob die Deutung zutrifft: Dies kann durch eine Reaktion im Spiel geschehen (z.B.: abrupter Abbruch oder Wechsel im Spiel) oder auch durch direkte verbale oder nonverbale Reaktionen der Kinder. Oftmals habe ich Zeichen der Erleichterung und Entspannung bemerkt und auch immer wieder Kinder, die sehr entlastet waren, als jemand endlich das Problem erkannte. Deutungen sind eine differenzierte Art der Verbalisierung, aber auch diesen Aspekt darf man nicht außer Acht lassen: Oftmals werden unbewusste, intrapsychische Konflikte das erste Mal in Worten ausgedrückt. Genau dieser Punkt lässt die Patient*innen entspannen, denn für die innere Spannung gibt es endlich Wörter! Deutungen schaffen es auch, schambesetzte Themen an die Oberfläche zu bringen, derer sich die kindlichen und erwachsenen Patient*innen oft schämen. Dies ist zum Beispiel bei Todeswünschen gegen Familienmitglieder der Fall. Meiner Erfahrung nach sind Kinder spontaner in ihrer Interaktion als Erwachsene, was den psychoanalytischen Prozess wesentlich dynamischer macht. Hinweise, ob eine Deutung zutreffend ist oder man sich auf dem Holzweg befindet, kommen von Kindern viel ungefilterter und direkter.

Terradas und Asselin (2021, S. 10ff.) schlagen folgende Unterteilungen vor: (1) Klärung dient dazu, das Kind auf eine Deutung aufmerksam zu machen. (2) Konfrontation kann ein Kind ebenso auf eine Deutung vorbereiten und gibt

Einblick in vor- oder unbewusste Inhalte, die das Kind durch das Spiel gezeigt hat. (3) Deutungen während des Spiels (in dem mitgespielt wird) sollen die Einsicht fördern und können auf den Wiederholungszwang aufmerksam machen. Hier unterscheiden die Autoren drei Modi: Der oder die Psychoanalytiker*in steigt komplett in das Spiel ein, in dem er oder sie beispielsweise einen Charakter spielt, oder er oder sie kann in der Beobachter*innenrolle bleiben und kann auf Spielinhalte referieren, die er oder sie beobachtet. Als dritte Option kann der oder die Psychoanalytiker*in im technischen Modus bleiben und sich auf Eigenschaften und Merkmale beziehen, die ihm oder ihr das Kind präsentiert. (4) Verbale Deutungen werden ebenfalls unterschieden und sollen dem Kind intrapsychische Konflikte verdeutlichen, diese können das kindliche Verhalten, die Übertragungsdynamik, andere Beziehungsdynamiken oder die Interpretation von Konflikten mit realen Personen (Eltern, Geschwister etc.) betreffen. (5) Perlaboration soll dem Kind helfen, eine Interpretation aufzunehmen und einen möglichen Widerstand zu überwinden. Dieser Prozess erlaubt es den Kindern, Zugang zum Widerstand zu bekommen, verdrängte Inhalte zu akzeptieren und aus dem Wiederholungszwang auszubrechen.

Sind Deutungen ein spezifischer Wirkfaktor innerhalb der Kinder- und Jugendlichenpsychoanalyse?

Deutungen an sich wurden äußerst selten empirisch untersucht. Meist werden sie gemeinsam mit der Übertragungsdynamik und deren Deutung genannt, oder die Studien beschäftigen sich mit Traumdeutung.

Deutungen stellen auf jeden Fall eine wichtige Interventionsmöglichkeit innerhalb der Psychoanalyse dar und haben unterschiedliche Funktionen: Zum einen können sie aufdeckend eingesetzt werden, sich auf Widerstände beziehen oder integrierend eingesetzt werden. Die Haltung des oder der Psychoanalytiker*in spielt dabei eine wichtige Rolle (siehe Kapitel 4.3 und Kapitel 6.1.1). Andernfalls könnten Deutungen sich auch negativ auf die psychotherapeutische Beziehung und Allianz auswirken. Empirische Studien sind eindeutig noch notwendig, um Deutungen als Wirkfaktor zu untermauern und zu festigen. Da Deutungen innerhalb der psychoanalytischen Tradition – trotz aller Kontroversen – fest verankert sind, kann schlussfolgernd festgehalten werden, dass aus einer theoretischen Position Deutungen implizit als Wirkfaktor angenommen werden.

Warum und wie wirkt dieser Wirkfaktor?

> „Streben wir im psychoanalytischen Prozeß beim Kind etwa nicht die Aufhebung der Übersetzung der vorbewußten Repräsentanzen an, die zu übermäßig rigiden Reaktionsbildungen, zu Hemmungen, die das Feld der psychischen Aktivität stark einengen, oder zu sehr eingeschränkten Wiederholungsprozessen führt?“ (Diatkine & Simon, 2001, S. 378)

Diese Fragen stellen sich Diatkine und Simon in ihrem Artikel über die Deutungen in der Kinderpsychoanalyse. Um dieses Ziel zu erreichen, braucht es zweifellos auch Deutungen. Zu psychischer Veränderung können Deutungen führen, indem sie vorbewusstes Material bewusst machen. Sich auch einer Sprache zu bedienen, die den kindlichen Patient*innen verstehbar ist, ist dabei unerlässlich. In ihrem Fallbeispiel wird einmal die Aktion des Kindes, eine Puppe in den Mülleimer zu werfen, mit der Angst gedeutet, die Mutter könnte das Mädchen in den Mülleimer werfen. Dies mag für Personen ohne psychoanalytische Erfahrung Unverständnis hervorrufen – welches Kind hat denn schon Angst, von der eigenen Mutter in einen Mülleimer geworfen zu werden? Es handelt sich nicht konkret um diese Angst, sondern auch um den symbolischen Gehalt und die sprachlichen, symbolischen und spielerischen Möglichkeiten des Kindes, sich auszudrücken. Eingebettet wird diese Deutung in entwicklungspsychologische Spezifika: Beispielsweise wissen Psychoanalytiker*innen um die Konkurrenz mit der Mutter im Ödipuskomplex oder mit Identifizierungen mit den Eltern Bescheid. Man bedient sich der Sprache der Kinder (die Aktion) und der Abkömmlinge des Unbewussten. Diese Ebene miteinzubeziehen, bildet den Kern des Verständnisses von Veränderung im psychoanalytischen Prozess. Mit den Worten von Diatkine und Simon (2001) ausgedrückt:

> „Unter all den Elementen, die für den Psychoanalytiker verstehbar werden, eine mit den Worten des Patienten ausgedrückte Deutung zu wählen und zugleich mit anderen Worten die Inszenierung des Verdrängungsprinzips deutlich zu machen, ermöglicht eine Annäherung zwischen der Erinnerung der Deutung und den vorbewußten Repräsentanzen der unbewußten Phantasien.“ (S. 376)

6.1.3 Intervention: Deutung von Übertragung und Gegenübertragung

Die Psychoanalyse beschäftigt sich mit Beziehungen. Menschen neigen dazu, ihre Beziehungserfahrungen zu wiederholen, dies gilt auch für die psychoanalytische Behandlung. Wie sich die Beziehung zwischen Patient*in und Psychoanalytiker*in konstituiert und zeigt, gibt wesentliche Hinweise darauf, was der oder die Patient*in für Beziehungserfahrungen gemacht hat. „Es handelt sich dabei um die Wiederholung infantiler Vorbilder, die mit einem besonderen Gefühl von Aktualität erlebt werden.“ (Laplanche & Pontalis, 1973, S. 550) Internalisierte Bilder schlagen sich in der aktuellen Beziehung nieder und reaktivieren innere Überzeugungen und Glaubenssätze jedes Mal aufs Neue. Der Antagonist zur Übertragung ist die Gegenübertragung. Diese meint alle inneren Reaktionen des oder der Psychoanalytiker*in auf das Geschehen.

> „Der analytische Raum erlaubt es dem Patienten, innere Objekte auf den Analytiker zu projizieren, sich in der Übertragungsbeziehung zum Analytiker so zu fühlen wie in der Beziehung zu bedeutsamen internalisierten Objekten. Zu den

> wichtigsten Aufgaben des Analytikers gehört es, die Projektionen des Patienten zu akzeptieren und zu realisieren, wer er für den Patienten gerade ist.“ (Wittenberger, 2016, S. 118)

Von Sigmund Freud anfänglich als störend bezeichnet wurde die Analyse der Gegenübertragung zu einem wichtigen Werkzeug für Psychoanalytiker*innen, da sie die relationale Perspektive der Beziehung zwischen Patient*in und Psychoanalytiker*in widerspiegelt. Um diese gut einsetzen zu können, ist die lange Lehranalyse notwendig. Der oder die Psychoanalytiker*in soll die Gefühle oder Impulse, die die Gegenübertragung in ihm oder ihr auslösen, allerdings nicht ausagieren, sondern in sich aufnehmen („containen“) und dem oder der Patient*in deuten können. Deutungen, die sich auf das Übertragungsgeschehen beziehen, werden Übertragungsdeutungen genannt. Übertragung ist ein universelles Phänomen, das sich in allen menschlichen Beziehungen zeigt. Daher spielt das Übertragungs- und Gegenübertragungsgeschehen auch in der Behandlung von Kindern und Jugendlichen eine wesentliche Rolle. Dies war nicht immer die allgemein akzeptierte Meinung, so vertrat Anna Freud anfänglich die Meinung, Kinder könnten keine Übertragungsneurose ausbilden (siehe Kapitel 4.1 Historischer Abriss). Dies sei darauf zurückzuführen, dass die Kinder noch abhängig von ihren Eltern seien. Melanie Klein stellte dann die Deutung der Übertragung in den Vordergrund ihrer Behandlungen. Umgekehrt kann man auch gegen diese These argumentieren, da auch erwachsene Patient*innen teilweise sehr abhängig von ihren Elternimagines sind.

> „Es scheint mir, daß die negative oder positive Übertragung des neurotischen Kindes auf den Analytiker sich nicht so sehr von der des erwachsenen Neurotikers unterscheidet, wie man es gerne behaupten wollte. Hingegen müßte man die Besonderheiten der Gegenübertragung näher untersuchen: Ein Kind zu behandeln weckt in der Regel mehr tiefe Ängste …“. (Geissmann, 1995, S. 147)

Worauf Geissmann diese Erfahrung stützt, ist beim Lesen dieser Lektüre nicht ersichtlich, allerdings hat der Gedanke durchaus seine Berechtigung. Da der oder die Kinderpsychoanalytiker*in mit kindlichen Lebenswelten und Wahrnehmungen arbeitet, stoßen diese Themen auch eigene infantile Konflikterfahrungen an, und diese werden möglicherweise durch eine psychotherapeutische Sitzung reaktiviert. Daraus ergibt sich ebenso die Notwendigkeit einer profunden Lehranalyse während der Ausbildung zum oder zur Kinderpsychoanalytiker*in.

> „Gegenübertragung kann in unterschiedlichen Formen auftreten und folgende Elemente enthalten: Affekte, Vorstellungsrepräsentanzen (Bilder, Phantasien, Einfälle), Verhaltensreaktionen (auch Fehlleistungen), Körperphänomene, Träume.“ (Wittenberger, 1993, S. 88)

Die Analyse der Gegenübertragung bringt sowohl diagnostische Hinweise, ist aber auch hilfreich, um tieferliegende Affekte zu erkennen und zu verstehen. Da in einer Behandlung von Kindern auch die Eltern oder Bezugspersonen mit eingeschlossen sind, ist auch die Übertragungs- und Gegenübertragungsdynamik auf dieser Ebene mitzudenken (siehe Kapitel 7.4). Der Unterschied der Übertragungsdeutungen in der Behandlung von Kindern und Erwachsenen liegt in der Art der Kommunikation. Während Erwachsenen eine Deutung verbal mitgeteilt wird, kann Kindern diese auch in der Beantwortung eines Spieles gegeben werden oder in einer Kombination aus verbalen und nonverbalen Ausdrücken. Die Interventionen befinden sich auf einer spielerischen Ebene und nicht unbedingt auf einer verbalen. Alle Spielhandlungen sowie das szenische Verstehen sind Hinweise: was ein Kind wie spielt, wie es das Spielzeug verwendet, ob es dem oder der Psychoanalytiker*in eine Rolle zuteilt, wie es das Therapiezimmer exploriert etc. Daraus ergibt sich ein Übertragungsgeschehen, welches in eine Gegenübertragungsreaktion des oder der Psychoanalytiker*in mündet.

In diesem Kapitel sollen ausschließlich Untersuchungen angeführt werden, die sich mit Übertragungs-/Gegenübertragungsdeutungen beschäftigen, nicht mit der Übertragungsbeziehung an sich oder dem Management von Gegenübertragung. Laut Hayes und Brunst (2017, S. 156) sind Übertragungsdeutungen die am besten untersuchten Deutungsformen innerhalb der psychoanalytischen Behandlungen von Kindern und Jugendlichen. Demgegenüber stehen einige Forscher*innen, die sich für das „vergessene Konzept“ der Übertragungs- und Gegenübertragungsdeutungen stark machen. Rasic (2010) nennt drei Gründe dafür, dass das Konzept innerhalb der Kinderpsychiatrie mehr und mehr verloren ging: Es gäbe eine Zunahme der „evidence-based“-Kinderpsychiatrie und Gegenübertragung sowie Gegenübertragungsreaktionen können nicht genau gemessen werden. Außerdem handle es sich um ein Konzept, in dem viel Unbehagen auszuhalten sei und eine hohe Bereitschaft der Selbstreflexion herrsche. Da es ein psychoanalytisches Konzept sei, würde es von vielen Fachrichtungen möglicherweise gleich im Vorhinein ausgeschlossen. Trotzdem hebt Rasic die Wichtigkeit, die die Bearbeitung der Gegenübertragung in der Arbeit mit Kindern, Jugendlichen und Familien hat, noch einmal mit dieser Begründung hervor: „But the de-emphasis of the concept of CT has not taken away the reality of the often intense and challenging feelings aroused in clinicians by their encounters with children, adolescents and families.“ (Rasic, 2010)

Zu welchen Themen Psychoanalytiker*innen Übertragungsdeutungen machen, explorierte Della Rosa 2016 in ihrer unveröffentlichten Dissertation anhand der Behandlung von vier depressiven Jugendlichen. Sie teilte diese Themen in vier Kategorien ein:

I. „Negative or conflicting feelings towards the therapist
II. Issues of dependency relating to resistance or attachment to the therapist
III. The wish for more sessions and fears of rejection
IV. Difficulty in expressing feelings towards the therapist“ (Della Rosa, 2016, zitiert nach Hayes & Brunst, 2017, S. 157).

Ob oder inwieweit diese Übertragungsdeutungen zu therapeutischer Veränderung führen, wird nicht untersucht. Interessant zu wissen wäre ebenfalls, ob diese Thematiken vom Alter oder der Diagnose abhängig sind.

Die Studie von Luzzi et al. (2015) fand bereits in Kapitel 6.1.2 Erwähnung. Die Definiton einer Übertragungsdeutung lautet in dieser Pilotstudie wie folgt: „A therapist's verbal intervention regarding latent content in the patient's manifestations. It refers to the revision of initial object relations with the therapist at the time of the session. It includes types of object relation, anxieties, defense mechanisms and phantasies.“ (Luzzi et al., 2015, S. 76)

Deutungen allgemein und Deutungen auf die Übertragungsbeziehung bezogen, betrafen vor allem Ängste, Abwehrmechanismen und unbewusste Aspekte. Außerdem wurde dadurch die Symbolisierungsfähigkeit gefördert sowie Fantasien durch Spiel sichtbar.

An dieser Stelle möchte ich auch ein Beispiel aus der Praxis geben: Ein neunjähriger Junge möchte immer wieder „Krieg“ spielen. Dabei baut er aus Möbeln, Seilen und Schaumstoffelementen eine Burg für sich und die „starken Kuscheltiere“. Ich bekomme nur ein dünnes Tuch zum Schutz und alle „schwachen Kuscheltiere“. In der Gegenübertragung fühle ich mich macht- und hilflos, muss die Attacken der starken Tiere ohne Möglichkeit mich zu verteidigen über mich ergehen lassen und bei jedem neuen Krieg wissentlich ins Verderben laufen. Dies kann auf verschiedene Art und Weise gedeutet werden. Ich könnte meine Gefühle zum Ausdruck bringen und die Aussichtslosigkeit der Lage betonen und mich gleichzeitig fragen, ob sich mein Patient in der Schule wohl auch so fühlen würde, wo er ständig Misserfolge und Tadel erlebt. Meiner Erfahrung nach ist es hilfreich, Übertragungsdeutungen nicht direkt an die Kinder zu adressieren, sondern in einer Art Monolog den Kindern mitzuteilen (z. B.: „Immer muss ich verlieren. Ich mag gar nicht mehr zu spielen beginnen, weil ich jetzt schon weiß, dass ich verlieren werde. Ich frage mich, ob es sich in der Schule auch manchmal so anfühlt, als könnte man sich nicht vor diesen vielen Angriffen wehren.“)

Ist die Deutung von Übertragung und Gegenübertragung ein spezifischer Wirkfaktor innerhalb der Kinder- und Jugendlichenpsychoanalyse?

In jedem Fall ist die Deutung von Übertragung und Gegenübertragung ein spezifisches Element in der psychoanalytischen bzw. psychodynamischen

Psychotherapie. Obwohl empirische Beweise in der Kinder- und Jugendlichenpsychoanalyse nur teilweise (vor allem in Prozessstudien, weniger in Prozess-Outcome-Studien) bzw. wenig ausreichend erbracht sind, erscheint mir aufgrund der Literaturrecherche die Hypothese als zulässig, dass (Gegen-/Übertragungs-)Deutungen die Einsicht der Patient*innen fördern und durch ein neues Erleben und ein neues Narrativ psychotherapeutische Veränderung erreicht werden kann. Daher ist die Deutung der Übertragungsbeziehung und die Reflexion der Gegenübertragungsreaktionen als spezifischer Wirkfaktor, meines Erachtens, zulässig. Weiters kann argumentiert werden, dass es sich um einen speziellen Aspekt der psychotherapeutischen Beziehung handelt. In der Psychoanalyse (sowohl mit Kindern, Jugendlichen als auch Erwachsenen) wird die psychotherapeutische Beziehung auch unter dem Blickwinkel der Übertragung für den psychotherapeutischen Prozess genutzt.

Warum und wie wirkt dieser Wirkfaktor?

Aus psychoanalytischer Sicht neigen alle Menschen dazu, ihre Beziehungserfahrungen zu wiederholen. Passiert dies in einem sicheren, psychotherapeutischen Rahmen, können die Beziehungserfahrungen (welche ja letztendlich ausschlaggebend für die psychische Entwicklung und Struktur sind/waren) bearbeitet werden und ebnen so den Weg für therapeutische Veränderung. Allerdings zeigen sich kindliche Übertragungsbeziehungen etwas anders als in der Behandlung von Erwachsenen.

> „Das Kind reinszeniert seine negativen und positiven Einstellungen zu den Eltern nicht auf die gleiche Weise, wie der Erwachsene es in der Übertragung tut. Seine realen Beziehungen zu den primären Objekten sind noch vorhanden und die neurotischen Symptome zeigen sich im häuslichen Umfeld und weniger in der Situation der Analyse, wohingegen der Erwachsene in der analytischen Situation ähnliche Symptome produziert wie bei seinen realen Eltern.“ (Göttken & von Klitzing, 2015, S. 111)

Während der oder die Psychoanalytiker*in bei der Behandlung eines Erwachsenen versucht, eher Projektionsfläche zu bleiben, ist er oder sie in der Behandlung von Kindern wesentlich aktiver. In beiden Fällen muss sich der oder die Psychoanalytiker*in in das Übertragungsangebot des oder der Patient*in verstricken lassen, um Konflikte sichtbar zu machen und den Weg für eine emotional-korrektive Erfahrung zu ebnen.

Die Analyse von Übertragung und Gegenübertragung wirkt also durch das Sichtbarmachen, Nachempfinden und Verstehenkönnen von Konflikten. Diese intrapsychischen oder interpersonellen Konflikte können so als psychotherapeutisches Material bearbeitet werden und führen im besten Fall zu einer emotional-korrektiven Erfahrung oder einer strukturellen Integration.

6.1.4 Intervention: Traumdeutung

Die von Sigmund Freud 1900 publizierte „Traumdeutung“ stellt immer noch den Kern der Tradition der Beschäftigung mit Träumen innerhalb der Psychoanalyse dar. „Der Traum ist ein vollwichtiger, psychischer Akt“ (Freud, 2010 [1900], 557) schrieb Freud und nicht nur das – der Traum sei der Königsweg zum Unbewussten und stelle einen deutbaren Abkömmling des Unbewussten dar. Traumdeutung und die Entwicklung von neurotischen oder psychotischen Symptomen folgen denselben tiefenpsychologischen Mechanismen. „... dreams and symptoms often said that same thing, and the processes that led to symptom formation were in the part identical with those that formed dreams.“ (Lewin, 1952, S. 295).

Die Traumdeutung in der Kinderpsychoanalyse kann aber wesentlich mehr als unbewusstes Material zutage zu bringen. Der Trauminhalt gibt dem oder der Psychoanalytiker*in auch wichtige diagnostische Hinweise über den Entwicklungsstand des Kindes, z. B. die Symbolisierungsfähigkeit, die Entwicklung des Über-Ichs, die Ichstärken und -schwächen etc. betreffend. Dies ist von außerordentlicher Bedeutung, da es hilft, Interventionen an den Entwicklungsstand anzupassen und Hypothesen über pathogene Entwicklungen zu formulieren.

In der psychoanalytischen Behandlung von Kindern und Jugendlichen scheint es einen Rückgang der Verwendung dieser Technik gegeben zu haben. Allerdings zeigt sich in den letzten Jahren, auch durch die deutschsprachigen Publikationen von Hans Hopf, wieder mehr Interesse am Thema der Traumdeutung.

Studien zu Träumen und deren Inhaltsanalyse gibt es für verschiedene Altersgruppen. Mit der Frage, ob die Traumdeutung als Intervention für psychotherapeutische Veränderung verantwortlich ist, haben sich wenige Studien beschäftigt.

Einzelfalldarstellungen mit entsprechender Beschreibung von Traumerzählungen und deren Interpretation haben in den psychoanalytischen Veröffentlichungen hingegen eine lange Tradition: Freud (1969 [1918], S. 129 ff.) beschäftigt sich in seiner berühmten Falldarstellung des „Wolfmannes“ (eigentlich Sergej Pankejeff) mit einem Traum Pankejeffs, den er als Kind geträumt hat und als Erwachsener erinnern konnte. Freud deutet den kindlichen Traum nach denselben Kriterien wie Traumerzählungen von Erwachsenen, wenngleich die sekundäre Bearbeitung – bemerkbar durch die detailreichere Erzählweise eines Erwachsenen im Gegensatz zu einem Kind im Kindergartenalter – eindeutig vorangeschritten ist. In der Psychoanalyse wird therapeutisches Material, welches aus der Kindheit stammt bzw. infantil organisiert ist (wie ein Traum), verwendet, um zu neuen Einsichten zu gelangen. Dies ist gängig in der Behandlung von Erwachsenen.

Ablon und Mack (1980, S. 179 ff.) stimmen in ihrem Paper „Children's dreams reconsidered“ ein Loblied auf die Traumdeutung in der Behandlung von Kindern an. Sie gehen auf das Wesen kindlicher Träume ein sowie auf die Potenziale, die Traumerzählungen beinhalten. Traumerzählungen bieten nicht nur die Möglichkeit, innerpsychische Vorgänge zu verstehen, sondern geben auch diagnostische Hinweise.

> „Children's dreams reflect the mutual interaction of drive and ego development. They depict the most pressing concerns and tasks for children at different phases of development. At the same time dreams highlight the development of ego functions such as verbalization, language development, competence in handling affect, and cognition.“ (Ablon & Mack, 1980, S. 184).

Weiters verbinden die Autoren Ergebnisse aus der Schlafforschung mit denen der Traumforschungen, sie beschreiben Fallvignetten aus der Literatur sowie eigene Fälle. Für die Autoren ist es eindeutig, dass Traumdeutung weiterhin der Königsweg zum Unbewussten ist und die Beschäftigung damit zu therapeutischer Veränderung führt.

Gillman (1987, S. 263 ff.) beschreibt die Fallvignette eines achtjährigen Mädchens mit Zwangssymptomatik und ausgeprägter Geschwisterrivalität. Träume erzählte das Mädchen anfänglich nur ihrer Mutter, später auch dem behandelnden Psychoanalytiker. Gillman gibt einen Einblick in die Arbeit der Traumdeutung mit Kindern. Wie bereits beschrieben ist ein Traum nur zu entschlüsseln, wenn man nach den Assoziationen des oder der Träumer*in fragt. Kinder assoziieren durch Spielhandlungen, kreatives Gestalten, Malen, Zeichnen usw. Gillman bezieht sich auch in folgenden Therapiesitzungen immer wieder auf bestimmte Träume des Mädchens, zieht Rückschlüsse oder weist sie wieder auf einen Traum hin.

> „What customarily takes place with latency children's dreams is that the analyst bases his interventions not on the direct verbal associations but in his understanding of the play material during that session, the current stage of analysis including defense and transference, parental information about the child's life, and the analyst's translation of the likely latent significance of the manifest content.“ (Gillman, 1987, S. 271).

Gillman schließt mit der Bemerkung ab, dass Traumdeutung in der Kinderpsychoanalyse ein kaum beachtetes Feld ist, welches jedoch Potenzial für psychotherapeutische Veränderung bietet. Es gäbe noch eine Reihe an Einzelfallstudien, die in der Literatur beschrieben werden. Gillman soll exemplarisch angeführt werden und ist für die vorliegende Arbeit ausreichend.

Hill et al. (1993, S. 269 ff.) untersuchten, welche Effekte Traumdeutung im Vergleich zu der Deutung eines fremden Traumes oder der Deutung eines eigenen Vorkommnisses hat. Vor allem lag das Interesse daran, was sich an der

„Tiefe“, der Einsicht bzw. an der Emotionalität verändern würde. Diese Studie wurde mit Erwachsenen zwischen 18 und 32 Jahren durchgeführt, von denen jeder zwölf psychotherapeutische Sitzungen in Anspruch nahm. Folgende Aufträge gab es in den jeweiligen Gruppen: Die Proband*innen der ersten Gruppe wurden gebeten, einen eigenen Traum zu erzählen, den sie nicht verstanden hatten. In der zweiten Gruppe sollten die Proband*innen einen ihnen erzählten Traum so deuten, als wäre es der eigene, und die dritte Gruppe sollte von einem Ereignis erzählen, das sie problematisch fanden oder sie verwirrt hatte. Die Traumdeutung in der ersten Gruppe folgte dem „HCD model“ (Hill et al., 1993, S. 274), dessen Schritte so aussehen: „(a) retelling the dream, (b) associating to the images in the dream and linking the dream to relevant events from the past few days, (c) working with conflicts in the dream, (d) interpreting the dream and, (e) taking action based on the dream.“ (Hill et al., 1993, S. 274)

Die Ergebnisse zeigten, dass die Deutung des eigenen Traumes den anderen beiden Versuchsgruppen überlegen war, was die Bewertung der Tiefe/Einsicht der Sitzungen betraf. Dies lässt darauf schließen, dass das Deuten und Interpretieren an sich nicht die Veränderung nach sich ziehen, sondern dass der Deutungsprozess mit eigenem psychischen Material wesentlich intensiver ist und zu einer tieferen, therapeutischen Erfahrung führt. „Dreams often enable persons to think about themselves in ways that they would not be able to otherwise.“ (Hill et al., 1993, S. 277). Als Limitation ist hier anzuführen, dass es sich nicht um Patient*innen in Krisen handelte, sondern um Personen, die an der Studie teilnehmen wollten. Hill et al. vermuten, dass „richtige“ Patient*innen eine höhere Motivation mitgebracht hätten und dass sich die Erfahrung dadurch verstärkt hätte. Studien zu Kinderträumen bzw. Traumdeutung als Intervention in der Behandlung mit Kindern gibt es wenige.

Lempen und Midgley (2006, S. 228ff.) versuchten die Rolle der Traumdeutung für die psychoanalytische Praxis zu erforschen. Die Studie bestand aus zwei Teilen. Der erste Teil setzte sich aus einem Literaturvergleich von Texten zwischen 1950 und 1990 zusammen, im zweiten Teil hingegen wurden Psychoanalytiker*innen interviewt, die zum Zeitpunkt der Studie am Anna Freud Centre beschäftigt waren und mit Kindern psychoanalytisch arbeiteten. Die Ergebnisse der Literaturarbeit unterteilten Lempen und Midgley in vier Hauptschlussfolgerungen:

I. Traumdeutung ist nicht mehr die einzige Möglichkeit, das Unbewusste zu erforschen.
II. Psychoanalytische Behandlungen verfolgen mehr das Ziel der Ich-Stärkung, anstatt unbewusste Impulse oder Wünsche aufzudecken.
III. Nachdem sich der Schwerpunkt auf das Ich verlagert hatte, bekam auch die Objektbeziehungstheorie mehr Aufmerksamkeit, was zur Folge hatte, dass die Übertragung mehr in den Fokus gerückt wurde als die Traumdeutung.

IV. Das Interesse an der psychoanalytischen Beziehung führte dazu, dass der manifeste Trauminhalt mehr Bedeutung bekam, was auf Kosten des latenten Trauminhaltes ging.
(Lempen & Midgley, 2006, S. 229; vgl. Schreckenthaler, 2015, S. 52)

In der ersten Phase der Befragung wurden Fragebögen an die Psychoanalytiker*innen versendet. Die folgenden Ergebnisse beruhen auf 17 komplett ausgefüllten Fragebögen:

I. Der Großteil der Psychoanalytiker*innen antwortete, dass Traumarbeit in einigen ihrer Fälle wichtig sei, aber nicht in allen.
II. Kinder würden „manchmal“ spontan Träume erzählen. Kinder im Latenzalter und Jugendliche sprachen mehr über Träume als Kinder unter fünf Jahren.
III. Der Großteil der Psychoanalytiker*innen regte bei dem Kind nicht an, über seine Träume sprechen zu können, weder am Anfang noch während der Therapie.
IV. Erzählte Träume waren eher Albträume als angenehme Träume.
V. Psychoanalytiker*innen, die länger als fünf Jahre Erfahrung hatten, legten mehr Wert auf die Träume der Kinder als weniger erfahrene Kolleg*innen.
VI. Weniger erfahrene Psychoanalytiker*innen waren eher geneigt, die Kinder am Anfang der Therapie darauf hinzuweisen, Träume in die Behandlung einbringen zu können oder sie auch während der Behandlung nach ihren Träumen zu fragen.
(Lempen & Midgley, 2006, S. 236; vgl. Schreckenthaler, 2015, S. 53)

Auf die Befragung hin waren neun Psychoanalytiker*innen zu einem weiteren Interview bereit, dessen Teile folgende Überschriften hatte: „‚Where is the royal road?‘, ‚The developmental meaning of dreams‘ and ‚working with dreams in here and now‘“. (Lempen, Midgley, 2006, S. 239ff.) Die Interviewpartner*innen waren sich einig, dass Kinder eher Träume mit in die Behandlung bringen, wenn eine starke psychotherapeutische Allianz vorherrscht und dass die Bedeutung des Traums für die Übertragung entscheidend ist. Alle Interviewpartner*innen stimmten überein, dass der Traum auch in Bezug auf das „Hier und Jetzt“ gedeutet werden muss. Warum wird ein Traum in dieser Phase der Behandlung erzählt? Was sagt der Traum über die Übertragung aus? Es wurde auch der Frage nachgegangen, wieso jüngere Kinder weniger Träume erzählen würden. „The analysts we interviewed suggested that those children who have difficulty in distinguishing fantasy from reality are more likely to report their dreams because the anxiety of believing the dreams might be real heightens their need to seek help.“ (Lempen & Midgley, 2006, S. 242)

Einigkeit herrschte auch darüber, dass die nachfolgende Spielassoziation wichtiges, unbewusstes Material zutage bringen würde und unbedingt in einen

Deutungsprozess miteinbezogen werden muss. Dies ist ein Merkmal, welches sich eindeutig von der Traumdeutungsarbeit mit Erwachsenen abhebt. Kinder agieren ihre Assoziationen im Spiel aus und das kann auch im Spiel beantwortet werden. „When using interpretation techniques with children and adolescents, therapists should pay particular attention to their elaboration via play or metaphor.“ (Hayes & Brunst, 2017, S. 157) Dieser Merksatz lässt sich, wie die beiden Autorinnen hervorheben, auf jede Art der Deutung anwenden.

Erwähnenswert ist die Publikation von Claudio Colace (2010): „Children's Dreams – From Freud's Observations to Modern Dream Research“. Colace beschreibt darin sowohl Freuds theoretischen Zugang zu kindlichen Träumen als auch die Möglichkeiten und Schwierigkeiten, diese empirisch zu beforschen. Zwischen 1989 und 1999 führte Colace vier groß angelegte Studien zum Kindertraum durch, um Freuds Theorien über Kinderträume empirisch zu überprüfen.

> „In the end, these studies have allowed us to contact 748 children aged between two years, nine months old and nine years, four months old, and to collect 537 dream reports. Many variables regarding the various aspects of dreaming (i.e., dream recall, understanding of dream concept, etc.), the development of the superego functions, and cognitive abilities were also considered.“ (Colace, 2010, S. 88)

Mit Traumdeutung als Wirkfaktor bzw. Traumdeutung innerhalb der psychotherapeutischen Behandlung beschäftigen sich diese Studien allerdings nicht. Sie zeigen, mit welcher Kreativität Wissenschaftler*innen aufwarten, um an Traumerzählungen zu kommen.

In der psychoanalytischen Tradition ist es üblich, erwachsene Patient*innen nicht direkt nach Träumen zu fragen. Der Initialtraum, den der oder die Patient*in – ohne Nachfrage durch den oder die Psychoanalytiker*in – von selbst in die Behandlung bringt, ist angereichert mit unbewusstem Material, ähnlich dem Erstgespräch. Dies ist von unschätzbarem Wert in der Behandlung. Bei den Träumen in der Behandlung von Kindern ist dies ein wenig anders: In der Literatur werden immer wieder behandlungstechnische Fragen zum Kindertraum diskutiert. In meiner Praxis zeigt sich ein ähnliches Bild. Ich neige ebenfalls dazu, jüngere Kinder direkt nach Träumen zu fragen, da oft gar nicht sichergestellt werden kann, dass die Kinder den Träumen eine Bedeutung beimessen. In vielen Familien spielen Träume – außer Albträumen – überhaupt keine Rolle und es wird nicht darüber gesprochen. Kinder werden nach Albträumen mit Sprichwörtern wie „Träume sind Schäume“ getröstet und dann geraten die Träume in Vergessenheit. Traumdeutung eröffnet einen psychischen Raum, dem davor oft noch keine Bedeutung gegeben wurde. Wenn eine Traumdeutung gelingt, zeigt sich oft, dass die Kinder von selbst neue Träume mitbringen. Dies sollte innerhalb der Übertragungsbeziehung reflektiert werden. Auch entwicklungspsychologische Aspekte, die die Traumarbeit mit Kindern erschweren bzw. vor spezielle Herausforderungen stellen, werden in der Literatur immer wieder diskutiert.

Jugendliche hingegen sind, meiner Erfahrung nach, tendenziell leicht für die Arbeit an ihren Träumen zu begeistern. Hier zeigt sich ein Unterschied zwischen jugendlichen Mädchen und jugendlichen Burschen. Erstere zeigen mehr Interesse für die Arbeit mit Träumen.

Ist die Traumdeutung ein spezifischer Wirkfaktor innerhalb der Kinder- und Jugendlichenpsychoanalyse?

Einigkeit herrscht in der wissenschaftlichen Community darüber, wie wichtig die Arbeit mit Kinderträumen ist und wie viel wertvolles psychotherapeutisches Material dadurch zustande kommt. Aus dem gewonnenen Material kann sich ein weiterer psychotherapeutischer Prozess entspinnen, der zu psychotherapeutischer Veränderung führt. Da die Technik der Traumdeutung eindeutig der psychodynamischen/psychoanalytischen/tiefenpsychologischen Tradition zugeordnet werden kann und diese Technik zu psychotherapeutischer Veränderung führen soll, kann von einem spezifischen Wirkfaktor gesprochen werden. Studien, die sich mit der Frage beschäftigen, welche Rolle der Wirkfaktor „Traumdeutung“ im psychotherapeutischen Gefüge der Behandlung von Kindern und Jugendlichen innehat, gibt es wenige.

Warum und wie wirkt dieser Wirkfaktor?

Gemäß psychoanalytischer Tradition sind Traumerzählungen der Königsweg zum Unbewussten, das Erzählen, Besprechen, Assoziieren bzw. auch alleine den Fokus auf Träume zu legen, hilft dem oder der kindlichen, jugendlichen und erwachsenen Patient*in, um Neues über sich zu erfahren. So kann sowohl ein neues, heilsames Narrativ entwickelt werden als auch un- oder vorbewusste Motivationen aufgedeckt werden. Laienhaft ausgedrückt hilft die Traumdeutung die eigene psychische Innenwelt zu entdecken und zu verstehen. Die Beschäftigung mit Träumen ist eine Technik, um diesem Ziel näher zu kommen. Manche Kinder sind erstaunt, dass Erwachsene sich für ihre Träume interessieren. Dies beinhaltet eine neue Dimension der Beziehungserfahrung innerhalb eines Prozesses zwischen zwei Menschen.

6.1.5 Intervention: Verbalisieren und Ausbildung neuer Narrative

Wie bereits in den vorangegangenen Kapiteln soll hier über die Intervention des Verbalisierens bzw. über die Ausbildung von neuen Narrativen aus rein psychoanalytischer Sicht gesprochen werden. In allen verwendeten Quellen handelt es sich eindeutig um psychoanalytische Elemente. Dies ist hier vor allem noch einmal erwähnenswert, da Verbalisierung nicht nur eine rein psychoanalytische Technik ist, sondern auch in anderen psychotherapeutischen Schulen verbreitet ist.

Die Technik des Verbalisierens ist insofern von Deutungen abzugrenzen, als es sich auf die Beschreibung von Verhaltensweisen, ausagierendem Verhalten oder Affekten beschränkt und keine „Bedeutung“ hinzufügt. Anna Freud (2018 [1965], S. 40) sagt dazu:

> „Was in solchen Fällen technisch eine Rolle spielt, ist weniger eine Deutung der unbewußten Strebungen im eigentlichen Sinn des Terminus und mehre ihre Umsetzung in Wortvorstellungen als erster Schritt auf dem Weg zum Bewußtsein, zur Ichzugehörigkeit und zur Bewältigung im Sekundärvorgang ... Bei näherer Überlegung finden wir, daß die Rolle des Wortes in der menschlichen Entwicklung schon in den Anfängen der Psychoanalyse ihre Anerkennung gefunden hat.“

Freud bezieht sich dabei vor allem auf jüngere Kinder, deren Entwicklung noch nicht so weit vorangeschritten ist. Durch Verbalisieren sollen die Sprach- und Denkentwicklung sowie die Ichorganisation entwickelt werden. Einen Konflikt zu benennen bzw. eine Wortbedeutung für kindliche und jugendliche Patient*innen herzustellen, ist von großer Wichtigkeit.

Katan (1961, S. 184ff.) schrieb einen Aufsatz ausschließlich über die Bedeutung von Verbalisierung bzw. der Verbalisierung von kindlichem Spiel in der frühen Kindheit. Katan bemerkte, dass Kindern oft sprachliche Fähigkeiten fehlten, um überhaupt psychoanalytisch behandelt zu werden. Diese Aufgabe hätten auch Psychoanalytiker*innen übernehmen können, sie unterstreicht allerdings auch die Wichtigkeit von Eltern oder Lehrer*innen bei dieser Aufgabe. Katan kommt zu drei Schlüssen, was Verbalisierung betrifft:

> „1. Verbalization of perceptions of the outer world precedes verbalization of feelings. 2. Verbalization leads to an increase of the controlling function of the ego over affects and drives. 3. Verbalization increases for the ego the possibility of distinguishing between wishes and fantasies on the one hand, and reality on the other. In short, verbalization leads to the integrating process, which in turn results in reality testing and thus helps to establish the secondary process.“ (Katan, 1961, S. 185)

Kommunikation verläuft in einem frühen Stadium nonverbal – durch Körpersprache, Gesichtsmimik, Gestik etc. Die Kinder versuchen sich so auszudrücken und die Erwachsenen geben diesem Verhalten Wörter. Balkányi (1974) beschreibt die Entwicklung vom Körpergefühl zur Sprache wie folgt:

> „Der Mensch nimmt sich selbst und sein Verhältnis zur Wirklichkeit auf zwei Ebenen wahr. Auf der ersten Ebene gibt es Vorstellungen von direkten, sinnlichen Kontakten zwischen ihm und den Dingen. Der Säugling sieht die Brust der Mutter und ihre Augen mit seinen Augen, er fühlt ihre Haut mit der Haut seines

> Gesichtes, er atmet und riecht ihren Duft, er hört Geräusche, er schmeckt die Milch und spürt den warmen, sich rhythmisch bewegenden Leib, der ihn hält. Solche Dingvorstellungen werden erinnert und auch halluziniert. Allmählich heben sich aus der Geräuschmasse, die das Kind umgibt, die Namen der Dinge und die Namen von Beziehungen ab. Diese Namen sind die ersten Wortvorstellungen. Sie bilden die zweite Ebene unserer Beziehungen zur Welt und bezeichnen indirekte Verbindungen zwischen dem Subjekt und seinen Objekten. Die Wortvorstellungen, das System der Sprache bilden eine Vermittlung zwischen den Sachvorstellungen und unserem bewußten Denken. Ohne Sprache können wir unsere Gedanken nicht denken oder doch nur in sehr rudimentärer Form. Verfügten wir nicht über das Wort ‚Ich‘, so könnten wir unser einheitliches Selbst eigentlich auch nicht denken. Solange das Kind nicht ‚Ich‘ sagt, sich selbst in keiner Weise nennt, fühltes sich selbst wahrscheinlich nur als einen Bedürftigen: In principio erat verbum.“ (S. 786 f.)

Die Sprache und die Bedeutung der Sprache an sich haben in der psychoanalytischen Tradition immer eine wichtige Rolle gespielt, dieser Aspekt wurde vor allem in der französischen Schule der Psychoanalyse mit Jacques Lacan (1901–1981) hervorgekehrt.

Zusammenfassend kann gesagt werden: Verbalisierung von Affekten und Verhaltensweisen können die Ichfunktionen stärken und ausbilden, lassen die Selbstbeobachtungsgabe und das Reflexionsvermögen steigen und geben inneren Vorgängen Wortbedeutungen. Es gibt äußerst wenige empirische Untersuchungen zur Technik der Verbalisierung mit Kindern und Jugendlichen. Ein Teil der Studie von Moran & Fonagy (1987) über psychoanalytische Behandlungen und Diabeteserkrankungen bei Kindern (siehe auch Kapitel 6.1.2) nennt Verbalisierung immer wieder als wichtigen Faktor in der Behandlung. In der Einzelfallbeschreibung (Moran & Fonagy, 1987, S. 357 ff.) zeigen sie den drei Jahre dauernden psychoanalytischen Prozess eines Teenagers, welcher fünf Mal die Woche behandelt wurde. Dabei wurde methodologisch ein nichtexperimentelles Einzelfalldesign eingesetzt. Bestimmte Themen wurden wöchentlich operationalisiert und bewertet, genauso wie die diabetische Balance. Untersucht werden sollte die Beziehung zwischen den Themen innerhalb der Behandlung und dem Blutzuckerspiegel. „In the long term the verbalization of conflict was strongly associated with improved diabetic control.“ (Moran & Fonagy, 1987, S. 357 ff.) Für die Konflikte wurde jeweils errechnet, wie diese mit diabetischer (Dis-)Balance zusammenhängen. Auffallend in diesem Fall war, dass die Verbalisierung des ödipalen Konfliktes mit verbesserter, diabetischer Kontrolle korrelierte.

Ein Narrativ, eine sinnstiftende Erzählung geht über eine Verbalisierung hinaus und bedeutet, dass sich beispielsweise Symptome, die durch eine neurotische Verarbeitung aus dem Sinnzusammenhang gerissen wurden, wieder in eine sinnvolle Erzählung eingebettet werden können. In der Behandlung von Kindern spielt nicht nur das verbale Narrativ, sondern auch das gespielte Narrativ eine Rolle. Auf das Spiel wird genauer in Kapitel 6.1.8 eingegangen.

(Spiel-)Narrative von Kindern wurden empirisch untersucht. In diesem Kapitel sollen Beispiele genannt werden, in denen dezidiert von einem „(Spiel-)Narrativ“ die Rede ist. Buchsbaum & Emde untersuchten (1990, S. 129ff.) die Spiel-Narrative von dreijährigen Kindern auf deren moralische Entwicklung und Familienbeziehungen. An dieser Studie nahmen 26 Kinder (davon 16 weiblich) teil. Kurz nach dem dritten Geburtstag besuchten die Untersucher die Kinder in ihrem Zuhause, ca. zehn Tage später kamen die Kinder in das Spielzimmer der Untersucher*innen. Die narrative Technik zeichnete sich dadurch aus, dass bestimmte Erzählstämme von den Untersucher*innen mit Puppen gespielt wurden und die Kinder ermutigt wurden, diese Erzählung weiterzuführen. Die verbalen und nonverbalen Äußerungen der Kinder wurden nur insofern von den Untersucher*innen aufgenommen, als sie wiederholt oder geklärt wurden. Es gab einen „Warm-Up“-Geschichten-Anfang sowie Anfänge für die moralische Entwicklung und für die familiären Beziehungen. Die Narrative der Kinder wurden anschließend codiert und nach Häufigkeiten ausgewertet. Deutlich wurde durch diese Studie, dass Dreijährige eindeutig in der Lage sind, narrative Repräsentationen von emotionalen Themen zu bilden. „We found evidence of common themes as well as rich individual variation in the domain of empathy, prosocial behavior, adherence to rules, reciprocity, and aspects of family relationships.“ (Buchsbaum & Emde, 1990, S. 150)

Die Technik, den Stamm einer Geschichte (englisch: „story stem“) vorzugeben, hat in der empirischen, psychoanalytischen Forschung durchaus Tradition und fand Eingang in einige projektive Tests. So untersuchte die Folgestudie Buchsbaum et al. (1992, S. 603ff.) mittels „story stem technique“ misshandelte und vernachlässigte Kinder. Fast 100 vier- bis fünfjährige Kinder wurden für diese Studie untersucht, alle stammten aus niedrigen sozioökonomischen Familien und haben verschiedene Formen der Vernachlässigung und des Missbrauches erlebt. Das Setting war ähnlich der vorangegangenen Studie, es wurden nur zwei Erzählstämme hinzugefügt. Neben anderen Ergebnissen ist für diese Arbeit vor allem folgendes Ergebnis interessant: „The same child who answered ‚fine‘ when queried about his relationship with his maltreating mother during a clinical interview session, elaborated on themes of maternal neglect, rejection, and punitiveness throughout the course of the narrative techniques.“ (Buchsbaum et al, 1992, S. 617)

Die Möglichkeit, Narrative mit Spiel zu verbinden, stellt eine andere Art der Kommunikation für die Kinder dar, die auch in der psychoanalytischen Psychotherapie verwendet wird. Zu einem ähnlichen Ergebnis kommen Hodges et al. (2009, S. 201): „Individual children's narratives give a vivid picture of individual differences in expectations of parents and interactions, and efforts at defence and emotional regulation …“ Mittels „Story Stem Assessment Profile (SSAP)“

wurden die Bindungsstile von vernachlässigten Kindern untersucht. Die Spielnarrative der Kinder spiegeln nicht nur ihre Erfahrungen wider, sondern gehen darüber hinaus:

> „Representations displayed in children's narratives may reflect imagined possibilities, as well as other defensive and emotional aspects; although structured by the child's earlier experiences, they do not simple mirror them. However, they are all available as part of the child's possible repertoire of internal representation.“ (Hodges et al., 2009, S. 204)

Oftmals werden solche Techniken in entwicklungspsychologischen Studien herangezogen bzw. finden sich wieder in klinisch-psychologischen Testungen.

Sind Verbalisierung und die Ausbildung neuer Narrative ein spezifischer Wirkfaktor innerhalb der Kinder- und Jugendlichenpsychoanalyse?

Es handelt sich bei der Verbalisierung um eine Intervention, die sich dadurch spezifisch zeigt, dass sie Konflikte benennen soll und „Unausprechliches“ mit Wortbedeutungen versehen kann. Dies lässt sich innerhalb der psychoanalytischen Theorie verorten und schließt die Ebenen des Un-, Vor- und Bewussten ein. Empirisch gibt es wenige Untersuchungen, wobei davon auszugehen ist, dass Verbalisierungen implizit oft Teil von Wirksamkeitsstudien sind, nicht aber konkret darauf verwiesen wird.

Narrative bzw. Spiel-Narrative bilden einen wichtigen Bestandteil der psychoanalytischen Behandlung und wurden durch verschiedene „story-stem-techniques“ auch untersucht, allerdings nicht auf deren Wirksamkeit. Die Studien beschäftigen sich mehr mit der Frage, was durch die Spiel-Narrative der Kinder sichtbar wird, welche Schlüsse also in Bezug auf die Psychodynamik, den Bindungsstil oder intrapsychische Konflikte zulässig wären.

Wie und warum wirken diese Wirkfaktoren?

Verbalisierung kann den kindlichen oder jugendlichen Patient*innen Erleichterung verschaffen, da für einen innerseelischen Spannungszustand Wortbedeutungen gefunden werden. Ein Symptom kann durch das gemeinsame Verstehen und die gemeinsame Bildung eines neuen Narratives in einen Sinnzusammenhang gestellt werden (aus welchem es vorher gerissen wurde) und so zur Linderung eines Symptoms führen.

Narrative sind vor allem bei jüngeren Kindern nicht nur über verbale Äußerungen zu verstehen, sondern auch über das Spiel. Fantasien, (Tag-)Träume, Spiel oder gestalterische Betätigung sind als Narrativ im engeren Sinne zu verstehen. Ein neues Narrativ kann die Korrektur einer pathogenen Überzeugung bedeuten, die nach und nach in die innerpsychische Struktur integriert werden kann.

6.1.6 Intervention: Abwehrmechanismen analysieren

Die Analyse von Abwehrmechanismen ist untrennbar mit Sigmund Freuds Tochter, Anna, verbunden. In ihrem Buch „Das Ich und die Abwehrmechanismen“ (2009 [1936]) beschreibt Anna Freud ausführlich Abwehrmechanismen und ihre Relation zur Ichentwicklung. Bei vielen Fallvignetten handelt es sich um Kinder und Jugendliche. Anfänglich soll ausgeführt werden, welche Abwehrmechanismen es gibt:

> „Zu diesen neun in der Analysepraxis und -theorie gut bekannten und ausführlich beschriebenen Methoden (Verdrängung, Regression, Reaktionsbildung, Isolierung, Ungeschehenmachen, Projektion, Introjektion, Wendung gegen die eigene Person, Verkehrung ins Gegenteil) kommt dann noch eine zehnte, die mehr dem Studium der Normalität als dem der Neurose angehört, nämlich die Sublimierung oder die Verschiebung des Triebziels.“ (Freud, 2009 [1963], S. 51)

Holder (1998) fügt in seinem Artikel hinzu:

> „Die Aktualität dieser Abwehrmechanismen ist unbestritten. In späteren Kapiteln beschreibt sie dann zwei weitere Mechanismen, nämlich zum einen die Identifizierung mit dem Angreifer, zum anderen die altruistische Abtretung. Ich denke, daß sie hier zwei Formen der Abwehr beschreibt, denen wir in unserer klinischen Arbeit mit Kindern, Jugendlichen und Erwachsenen immer wieder begegnen, die also heute noch so aktuell sind wie vor 60 Jahren. Dasselbe gilt für die beiden Abwehrmechanismen, die für Jugendliche charakteristisch sind, nämlich die Askese und die Intellektualisierung.“ (S. 111)

Der Abwehrmechanismen der Identifizierung mit dem Aggressor lässt Ähnlichkeit zur von Melanie Klein beschriebenen „projektiven Identifizierung“ erkennen. Die Deutung und Analyse von Abwehrmechanismen gehört zum Repertoire der psychoanalytischen Behandlung und hat die Funktion, Umwandlungen von Affekten, die Ichwiderständen dienen, zu verstehen. Holder (1998, S. 124) schließt mit der Bemerkung, dass es keine bessere Art und Weise gäbe, um intrapsychische Konflikte und den Umgang der Kinder damit sowie die Ichfunktionen und die Ichstärke zu erkennen und damit zu arbeiten.

Zur empirischen Beforschung von Abwehrmechanismen lassen sich folgende Studien anführen: Truax & Wittmer (1973, S. 201 ff.) beschäftigten sich mit der Frage, welchen Nutzen die Konfrontation des oder der Psychoanalytiker*in mit den jeweiligen Abwehrmechanismen des oder der Patient*in hat. Es wurden insgesamt acht Gruppen mit jeweils zehn delinquenten Jugendlichen im Alter von 14–18 Jahren untersucht. Zwei Psychotherapeut*innen sahen jeweils zwei Gruppen zweimal wöchentlich für 24 Einheiten. Allerdings waren die Psychotherapeut*innen aus unterschiedlichen Fachrichtungen: Es handelte sich um zwei Klienten-zentrierte, einen psychoanalytisch-orientierten und drei eklektische Psychotherapeut*innen. Anfänglich beschreiben die

Autoren die Unterschiede in der Verwendung von Abwehrmechanismen in den unterschiedlichen Schulen (aufdeckend-deutend in der Psychoanalyse, neue Verhaltensmuster lernen in der Verhaltenstherapie und die Tendenz, eine Diskussion über Abwehrmechanismen zu vermeiden und sich auf die Selbstaktualisierung bei Patient*innen zu verlassen, bei den Klienten-zentrierten Psychotherapeut*innen). Die Autoren kommen zu folgendem Schluss: „In virtually all measures of outcome, those patients who were confronted with defense mechanisms showed the greatest therapeutic gain.“ (Truax & Wittmer, 1973, S. 203) Es ist statistisch signifikant, dass die Jugendlichen, welche eine Behandlung erhalten hatten, die den Fokus auf die jeweiligen Abwehrmechanismen legte, zum Endzeitpunkt der Behandlung sowie nach einem Jahr Follow-Up bessere Werte erzielten. Diese Ergebnisse stützen, laut Truax und Wittmer, die psychoanalytische sowie die lerntheoretische Ausrichtung.

Prout et al. (2019) untersuchten den Zusammenhang von Resilienz, Abwehrmechanismen und impliziter emotionaler Regulation. Die psychodynamischen Theorien über Abwehrmechanismen würden eine beobacht- und messbare Manifestation von impliziten emotionalen Regulationsprozessen darstellen, die Konfrontation und das Aussprechen dieser Abwehrmechanismen würden eine Veränderung in der Emotionsregulation evozieren, was weiterhin zur Resilienz führen kann. Es wurde die manualisierte, psychodynamische Methode der „Regulation Focused Psychotherapy for Children (RFP-C)“ (Prout et al., 2019, abstract) verwendet.

> „In sessions with the child, the clinician systematically targets a child's defense mechanisms and focuses on how disruptive behavior helps the child avoid painful emotions. By consistently addressing the defenses a child utilizes against painful affect during the sessions, the child is able to gain greater mastery of emotions and over time increase implicit emotion regulation capacities. This growth is often seen in the child's increased ability to express feelings verbally, rather than through aggressive means.“ (Prout et al., 2019, chapter „Systematically Addressing Defense Mechanisms in Play Therapy“, paragraph 9).

Hier zeigt sich die Annahme, dass das Erkennen von Abwehrmechanismen und der Akt des Verbalisierens zu einer Symptomreduktion und so zu einer Verbesserung führen kann. Die Autor*innengruppe präsentiert in diesem Paper eine Fallvignette, die Effektivität von RFP-C wird parallel in randomisierten Kontrollstudien getestet. Diese Fallvignette allein stellt keinen Beweis dar, dass die Analyse von Abwehrmechanismen zu besserer Emotionsregulation und erhöhter Resilienz führt, dies würde sich in den Wirksamkeitsstudien erst zeigen. Sollte sich RFP-C als wirksam herausstellen, wäre die Annahme gerechtfertigt, dass sich psychotherapeutische Veränderung durch die Analyse von Abwehrmechanismen ergeben kann.

Mit dem RFP-C wurden weitere Studien durchgeführt, unter anderem eine Studie von Di Giuseppe et al. (2020, S. 1 ff.), die sich mit den Abwehrmechanismen der Eltern von Kindern mit emotionalen Problemen beschäftigte. Da Kinder abhängig von den Eltern sind, gehen die Autor*innen hier davon aus, dass anhand der elterlichen Abwehrmechanismen auch Schlüsse auf das externalisierende Verhalten gezogen werden können bzw. ein besseres Verständnis darüber entsteht, wie Eltern und Kinder sich in psychisch belasteten Situationen verhalten. Folgende Resultate ergibt die Studie (Di Giuseppe et al., 2020):

> „Adaptive, obsessional, and neurotic defenses were most prevalent, with 10 to 30 defense mechanisms accounting for more than 5% of the overall defensive functioning score. Significantly higher use of affiliation, humor, suppression, and devaluation of other's image were found among parents of children with oppositional defiant disorder as compared to community controls. Defensive Profile Narratives added a qualitative understanding of the strength and limitations of the caregivers' emotion regulation.“ (S. 1)

Die Rolle der Eltern und Erziehungsberechtigten wird im Kapitel 7.4 noch einmal beleuchtet. Dennoch ist es interessant zu bemerken, dass Studien sich mit bestimmten psychologischen Eigenschaften von Eltern beschäftigen, um besseres Verständnis für die Psychodynamik zu erhalten. Implizit wird auch hier angenommen, dass die Analyse von Abwehrmechanismen (auch die der Eltern) wirksam ist und somit zu psychotherapeutischer Veränderung führen kann.

Auch in der bereits erwähnten, manualisierten psychoanalyischen Kurzzeittherapie mit Kindern (PaKT) von Göttken und von Klitzing (2015) spielt die Analyse von Abwehrmechanismen in der theoretischen Konzeption des Manuals eine Rolle. „Dies bedeutet für PaKT dass das Ziel der Behandlung nicht in erster Linie die Symptombeseitigung ist, sondern die Rückführung der Libidoorientierung und der Abwehrmechanismen auf die Bahn der normalen Entwicklung.“ (Göttken & von Klitzing, 2015, S. 49) Wie in anderen psychoanalytischen, manualisierten Behandlungsformen sind oftmals implizit Ideen von Wirkfaktoren in die theoretische Konzeption miteingeflossen, ohne dass diese explizit und alleinstehend untersucht wurden.

Eine Schwierigkeit, empirische Studien zu finden, die sich mit Abwehrmechanismen im psychoanalytischen Sinne beschäftigen, ist, dass der Begriff Abwehrmechanismus auch in der klinischen Psychologie oder in der Verhaltenstherapie verwendet wird. In den ersten Momenten der Recherche mag man glauben, eine Menge Studien zu Abwehrmechanismen gefunden zu haben, um dann den Großteil auszusortieren, da es sich nicht um psychoanalytische/psychodynamische Studien handelt.

Ist die Analyse von Abwehrmechanismen ein spezifischer Wirkfaktor?

Bei der Analyse von Abwehrmechanismen handelt es sich um einen spezifischen Wirkfaktor, welcher sich auf technischer Ebene einordnen lässt. Abwehrmechanismus ist ein Begriff, der auch in anderen psychotherapeutischen Schulen oder in der klinischen Psychologie verwendet wird. So wie ihn die Psychoanalyse gebraucht, kann er allerdings als spezifisch angesehen werden. Im Unterschied zu verhaltenstherapeutischen Ausrichtungen wird in der Psychoanalyse auch der unbewusste Anteil miteinbezogen und die Abwehr nicht nur auf einer Verhaltensebene eingesetzt.

Warum und wie wirkt dieser Wirkfaktor?

In Kombination mit der Intervention des Verbalisierens wird angenommen, dass die Analyse von Abwehrmechanismen zu psychotherapeutischer Veränderung führt. Abwehrmechanismen halten das Angstniveau niedrig bzw. schaffen einen pathogenen Kompromiss für das Ich. Die Auflösung und das gemeinsame Verstehen dieses Mechanismus durch Deutung (der Übertragungsbeziehung, von (Tag-)Träumen, Fantasien oder Spiel, Verbalisieren und direktes Adressieren) soll den kindlichen und jugendlichen Patient*innen helfen.

6.1.7 Intervention: Spiegeln

Theorien über die entwicklungspsychologische Funktion des Spiegelns sind in der Psychoanalyse unter anderem mit Donald W. Winnicott und Jacques Lacan verbunden. Lacan beschreibt die Bedeutung des Erkennens der eigenen Person im Spiegel in einem Alter zwischen sechs und achtzehn Monaten, genannt die Spiegelstufe. Bis dahin erlebte sich das Kind noch nicht als ganzes Wesen, sondern in Teilen. Das Erkennen, begleitet von einer jubilatorischen Gestik und Mimik, markiert den Punkt der Ichwerdung. Außen- und Innenwelt können voneinander unterschieden werden.

> „Dieser Akt [gemeint ist das Erkennen der eigenen Person im Spiegel, Anmerkung der Verfasserin], … schlägt sich beim Kind sogleich in einer Reihe von Gesten nieder, in denen es spielerisch die Beziehung der auf sich genommenen Bewegungen des Bildes zu seiner widergespiegelten Umgebung und dieses virtuellen Komplexes zu der Realität, die er verdoppelt, sprich: zu seinem eigenen Körper und zu den Personen, ja zu den Objekten, die sich beiderseits von ihm befinden, erprobt.“ (Lacan, 2016 [1949], S. 109f.)

Winnicott hingegen sprach in seiner Theorie über das interaktionale Spiegeln im Gesicht der Mutter. Auch in seiner Theorie geht es um das Gewahrwerden der eigenen Person und der Abtrennung der Umwelt. Die Trennung könne nur durch die Mutter geschehen. Die Mutter und die Umwelt müssen ausreichend

Geborgenheit und Zuwendung zur Verfügung stellen sowie ein Objektangebot darstellen. Durch den explorierenden Blick des Kindes wird es auch in das Gesicht der Mutter blicken.

> „Was erblickt das Kind, das der Mutter ins Gesicht schaut? Ich vermute, im allgemeinen das, was es in sich selbst erblickt. Mit anderen Worten: Die Mutter schaut das Kind an, und wie sie schaut, hängt davon ab, was sie selbst erblickt.“ (Winnicott, 2010 [1971], S. 129)

Wenn die Mutter das Kind nicht spiegeln kann – z.B. psychisch abwesend oder depressiv ist, kann das Kind nicht eigene und fremde Anteile erkennen und wird in seiner Entwicklung gehemmt, Identifizierungs- und Differenzierungsprozesse werden gestört. Die elterliche Erreichbarkeit und Responsivität wird innerhalb der psychoanalytischen Theorie als wichtiger Faktor für eine gesunde psychische Entwicklung angenommen. Dieses Spiegeln ist aber nicht nur für die Beziehung von Säugling und Mutter relevant – sondern auch die Psychotherapie „hat im weitesten Sinne die Funktion des Gesichts, das widerspiegelt, was sichtbar ist.“ (Winnicott, 2010 [1971], S. 135). So können Patient*innen zu sich selbst finden und sich als echt und authentisch erleben. Auch Betty Joseph (2008) versteht dies als Grundprinzip der psychoanalytischen Behandlung von Kindern und Erwachsenen:

> „Die Ziele und Grundprinzipien der Psychoanalyse sind immer dieselben, unabhängig davon, welche Altersgruppe behandelt wird. Grob gesprochen, könnte man sagen, dass das Ziel der Psychoanalyse darin besteht herauszufinden, was im Inneren des Patienten vor sich geht, und ihm dieses zu spiegeln. So soll dem Patienten dabei geholfen werden, Verdrängtes zu integrieren, die innere und äußere Welt realitätsgerechter wahrzunehmen und dadurch besser mit ihr zurechtzukommen.“ (S. 70)

Psychoanalytiker*innen übernehmen diese spiegelnde Funktion innerhalb der Behandlung. Es ist anzunehmen, dass ein Kind, dessen Mutter diese Funktion nicht übernehmen konnte, im psychoanalytischen Prozess eine Beziehung szenisch gestaltet, in der der oder die Psychoanalytiker*in diese Funktion übernehmen wird. Dies kann sowohl nach Nachreifung als auch als emotional-korrektive Erfahrung betrachtet werden.

Schact (1981, S. 79ff.) beschreibt den Fall des fast vierjährigen Buben, Jasper, und die Wichtigkeit der Aspekte des Gespiegeltwerdens in dieser Fallvignette. Jasper verwendet anfangs die glatte, sich spiegelnde Oberfläche eines Handtaschenverschlusses und schließlich einen gewöhnlichen Spiegel. Immer wieder fragt er die Psychoanalytikerin, ob sie ihn sieht bzw. was sie sieht. Die Kreativität des Jungen, welchen Gegenstand er anfänglich auswählt, zeugt vom großen Bedürfnis, gespiegelt und gesehen zu werden bzw. sich selbst zu erkennen. Die Autorin fügt auch den Aspekt der Gegenübertragung mit ein: „The analyst who becomes aware of his own counter-transference in this way enters a new dimension of reflective thought: He does not only experience himself as object of his patients but is also constantly aware of his own, ever-changing being.“ (Schact, 1981, S. 85) Durch die ständige Reflexionstätigkeit und das Wahrnehmen der eigenen Gegenübertragungsgefühle erfährt das Spiegeln auch einen immer wiederkehrenden Wandel, der für die Beziehung notwendig ist. So kann der oder die andere nicht nur als Spiegel, sondern langsam auch als andere Person – mit eigenem psychischem Erleben – erkannt werden. Es fördert also die Fertigkeit des Mentalisierens. An diesem Beispiel ist deutlich, wie verzahnt und komplex bestimmte Interventionen mit klinischen Prozessen und Entwicklung verbunden sind: Spiegeln, Einsetzen von Gegenübertragungsdeutungen, Mentalisieren.

Manna und Boursier (2018, S. 1 ff.) untersuchten in einer kleinen Pilotstudie Effekte des Spiegelns mittels Videofeedback. Dabei wurden 30 Mütter rekrutiert, die nach der Geburt ihres Kindes ihre Arbeit gekündigt hatten, obwohl es in Italien ein entsprechendes Gesetzt gibt, das Mütter vor Kündigungen schützt. Insofern hatten alle Mütter großen Stress mit der Balance von Familie und Arbeit erlebt. Insgesamt gab es vier klinisch relevante Termine bei den Familien zu Hause, die mit Video aufgezeichnet wurden. Nach bestimmten Gesichtspunkten wurde das Videomaterial qualitativ und quantitativ ausgewertet. Diese Videofeedbacks aktivierten drei Funktionen: eine Spiegelfunktion für die Mutter, die Möglichkeit, das Videomaterial aus einer distanzierten Perspektive zu betrachten, und eine reparierende Funktion. „The application of three psychoanalytic principles to the video feedback intervention (clinical gaze, interpretation, and verbalization) solicited, in parallel, the activation of the mentioned psychic functions in mothers (reflecting, resignifying and repairing).“ (Manna & Boursier, 2018, S. 15) Auch hier zeigt sich, wie wichtig das Einbeziehen der Eltern in einen kindlichen Entwicklungsprozess ist und dass Wissen aus der Psychoanalyse durchaus präventiv in der Schulung von Eltern eingesetzt werden kann. Solche Videofeedback-Interventionen könnten eventuell in der klinischen Arbeit mit Eltern ebenfalls eingesetzt werden.

Empirische, psychoanalytisch-orientierte Studien zur Intervention des Spiegelns zu finden, ist ebenso eine Herausforderung, wie Studien zu anderen isolierten Interventionen zu finden. Wie schon mehrmals betont, wird meist implizit von Wirkfaktoren ausgegangen, und diese werden, aufgrund der Komplexität der Zusammenhänge, nicht einzeln studiert.

Eine Studie von Trowell et al. (2003, S. 147 ff.) soll dennoch hier angeführt werden, auch wenn es sich bei der Methode um Individualpsychologie handelt. Es kann eine ausreichende theoretische und behandlungstechnische Nähe angenommen werden, um Ergebnisse dieser Studie auch vorsichtig auf die Wirkfaktoren innerhalb der psychoanalytischen Behandlung von Kindern und Jugendlichen umzulegen. Depressive Kinder und Jugendliche wurden in dreißig Stunden mittels manualisierter, individualpsychologischer Psychotherapie behandelt. Parallel dazu wurden die Eltern in geringerer Frequenz und für 15 Einheiten behandelt. Mittels verschiedener Instrumente wurden die Stunden gemessen und geratet. Unter anderem gab es Kategorien für die Interventionen des oder der Psychotherapeut*in. Spiegeln wurde in verschiedenen Codes geratet.

> „Mirroring – an intervention which reflects the young person's experience, Mirroring (Behaviour) – an intervention which describes/reflects aspects of the young person's behavior. For example, ‚You're sitting on a chair in a way that means I can't see your face.‘ Mirroring (Displacement) – mirroring in which the child's supposed feelings are attributed to someone else, for example a toy or a character in a story., Mirroring (Feeling) – reflection of the child's feeling. For example, ‚It really hurts.‘, Mirroring (Feeling-) – the mirroring of a negative feeling. Mirroring (Feeling+) – the mirroring of a positive feeling.“ (Trowell et al., 2003, S. 163)

In einem exemplarisch hervorgehobenen Fallbeispiel wird deutlich, dass Spiegelinterventionen vor allem anfänglich in der Behandlung eine Rolle spielten, aber trotzdem unterlegen den Übertragungsinterventionen waren. Trowell et al. (2009, S. 129 ff.) veröffentlichten – offensichtlich auf der Basis der vorher genannten Studie – eine Evaluation des Outcomes und der klinischen Effektivität von Individualpsychologie. Die Studie bestätigt die Wichtigkeit, in der Behandlung von Depression auch die aggressiven Anteile hervorzuheben und zu behandeln. Außerdem seien die Themen der (sexuellen) Identität, was altersentsprechend ist, vorherrschend gewesen. „It would also fit with the predominance of mirroring interpretations, which may have allowed the young people to feel seen and recognized relatively quickly.“ (Trowell et al., 2009, S. 141)

Terradas & Asselin (2021, S. 11) beschreiben verschiedene Ziele des Spiegelns in ihrer Arbeit über das Spiel von Kindern mit frühen Beziehungstraumata (siehe auch Kapitel 6.1.8): Spiegeln würde den Kindern zeigen, dass der oder die Psychoanalytiker*in interessiert daran ist, was die Kinder denken und fühlen. Außerdem kann gespiegelt werden, wie sich der psychotherapeutische Prozess entwickelt und das Vokabular der Kinder sich erweitert, um Emotionen oder innere Zustände zu benennen. Es soll Kinder motivieren, über sich zu sprechen, und soll ein Ausagieren bremsen können – „Words replace action“ (Terradas & Asselin, 2021, S. 9). Außerdem kann es die Hypothesen des oder der Psychoanalytiker*in bestätigen, nachdem man die Reaktion des Kindes auf das Spiegeln beobachten kann. Spiegeln bereitet manchmal das Kind auf eine Deutung vor – es soll immer darauf ausgerichtet sein, dem Kind Erleichterung zu verschaffen. Die Grenzen zwischen Spiegeln und Verbalisieren sind hier fließend.

Ist Spiegeln ein spezifischer Wirkfaktor innerhalb der Kinder- und Jugendlichenpsychoanalyse?

Die Wichtigkeit des Spiegelns für die kindliche Entwicklung ist fest in der psychoanalytischen Theorie verankert und wird auch innerhalb der Literatur nicht kontrovers diskutiert. Man kann davon ausgehen, dass hier ein Konsens über die Funktion des Spiegelns in der Theorie herrscht. Dies zeigt sich auch in angrenzenden Wissenschaftsbereichen, wie der Pädagogik, der klinischen Psychologie, der Säuglingsforschung oder den Neurowissenschaften. Spiegeln als Intervention in der Kinder- und Jugendlichenpsychoanalyse ist kaum empirisch untersucht worden, wird aber als Intervention in theoretischen und fallspezifischen Texten häufig beschrieben.

Zur Diskussion zu stellen wäre noch folgender Gedanke: Der Prozess des Spiegelns hat in vielen psychotherapeutischen Schulen, manchmal unter einem anderen Namen, Eingang gefunden. So wird beispielsweise von interpersoneller oder nonverbaler Synchronisierung gesprochen. Gestützt werden diese Vorgänge von den Neurowissenschaften durch die Beschreibung von Spiegelneuronen. Es wird im breiten wissenschaftlichen Konsens davon ausgegangen, dass Spiegelprozesse wichtig für die Entwicklung eines jeden Menschen sind. Daher würde sich „Spiegeln“ möglicherweise sogar als allgemeiner Wirkfaktor für Psychotherapie eignen.

Warum und wie wirkt dieser Wirkfaktor?

Davon ausgehend, dass die psychoanalytische Behandlung von Kindern und Jugendlichen auch eine „Nachreifung“ beinhalten kann (dies schließt sich in der Behandlung von Erwachsenen nicht aus!), können spiegelnde Interventionen die Ichreifung fördern sowie das authentische Selbsterleben. Dieser Vorgang kann ebenso eine emotional-korrektive Erfahrung darstellen und so zu einer psychotherapeutischen Veränderung führen. Gerade bei strukturschwachen Patient*innen, deren Abgrenzung von Innen- und Außenwelt gestört ist, sind spiegelnde Interventionen sinnvoll. In verschiedenen Altersstufen spielt die Intervention des Spiegelns eine wichtige Rolle, beispielsweise könne man in der Pubertät davon ausgehen, dass spiegelnde Interventionen identitätsstärkend wirken können.

> „In view of this central importance of the sense of identity, it is interesting that the overwhelming majority of therapists' interventions consisted of mirroring in various kinds: in which the child's statements, experiences, feelings or behavior was reflected back on them … This emphasis in mirroring was something that all the therapists arrived at intuitively, but it makes sense in terms of the children's problems concerning identity.“ (Trowell et al., 2009, S. 140)

6.1.8 Intervention: Freies Spiel und kreativer Ausdruck

> „Spielen, da ist man sich einig, gilt als zentrale Tätigkeitsform des kindlichen Lebens, ist darüber hinaus aber auch für alle Menschen maßgebend, die das Spielerische in sich bewahrt haben. Dabei können Spiele verschiedenartigste Gestalt annehmen und Unterschiedlichstes bedeuten.“ (Lehmhaus & Reiffen-Züger, 2018, S. 14)

Das Kulturphänomen des Spielens begleitet die Menschen ein Leben lang und endet bei Weitem nicht in der Kindheit. Es handelt sich vielmehr um ein äußerst komplexes Phänomen, das sowohl die Funktion des Einübens und Nachahmens hat, aber auch einen kreativen Lern- und Entwicklungsraum bietet. Aus dem Spielen entsteht später die Arbeitshaltung oder -moral sowie Hobbys oder Interessen. Kinder verwenden sehr viel Zeit und große Affektbeträge auf ihr Spiel und die spielerische Tätigkeit. Je nach wissenschaftlicher Orientierung gibt es eine Vielzahl an Definitionen des Spiels. Vor allem die Pädagogik, die Soziologie und die Kulturwissenschaften haben sich neben der Psychologie und den Psychotherapiewissenschaften mit dem Spiel beschäftigt. In diesem Kapitel soll vor allem der psychoanalytische Blick auf das Spiel beschrieben bzw. Elemente hervorgehoben werden, die die psychoanalytische Betrachtungsweise des Spiels aus- und kennzeichnen.

> „Die liebste und intensivste Beschäftigung des Kindes ist das Spiel. Vielleicht dürfen wir sagen: Jedes spielende Kind benimmt sich wie ein Dichter, indem es sich eine eigene Welt erschafft oder, richtiger gesagt, die Dinge seiner Welt in eine neue, ihm gefällige Ordnung versetzt. Es wäre dann unrecht zu meinen, es nähme diese Welt nicht ernst; im Gegenteile, es nimmt sein Spiel sehr ernst, es verwendet große Affektbeträge darauf. Der Gegensatz zu Spiel ist nicht Ernst, sondern – Wirklichkeit.“ (Freud, 2010 [1908]), S. 101f.)

Sigmund Freud beschrieb in seinen Werken häufig Beobachtungen an Kindern und betonte in seinen Schriften immer wieder, dass er ohne diese Beobachtungen nie etwas über Erwachsene gelernt habe. So befasste auch er sich mit dem Phänomen des Spielens und beschrieb die Tätigkeit des Spielens als Wunscherfüllung, welches sowohl lustvoll erlebt werden kann als auch Unlustvolles durch Wiederholung versucht zu integrieren. Melanie Klein und Anna Freud waren unterschiedlicher Meinung, was die Bedeutung des Spiels und der behandlungstechnische Umgang damit seien (siehe Kapitel 4.1.1). Als Begründerin der „Spieltechnik“ in der psychoanalytischen Behandlung von Kindern gilt Melanie Klein. Für Klein war das Spiel ein Ersatz der freien Assoziation, um aus dem Spiel der Kinder reichhaltiges, therapeutisches Material zu gewinnen: „Dieser Fall bestärkte meine wachsende Überzeugung, daß es eine Voraussetzung für die Analyse eines Kindes ist, Phantasien, Gefühle, Ängste und Erlebnisse, die im Spiele ausgedrückt werden oder die im Falle einer Spielhemmung

Ursache der Hemmung sind, zu deuten.“ (Klein, 2011 [1962]), S. 15) So beschrieb Melanie Klein auch die Ausstattung eines psychoanalytischen Spielzimmers: Sie riet zu Figuren, die keine besonderen Tätigkeiten oder Attribute aufweisen würden, Schüsseln, Becher und Wasser, Mal- und Bastelutensilien, Autos etc., betonte aber, dass es gar nicht per se auf die Ausstattung ankommen würde. Kinder könnten ganz selbstverständlich spielen, wenn ein Kind hingegen eine Spielhemmung aufweist, deutet dies auf eine ernstere Problematik hin.

Spielen ist die Sprache und Ausdrucksmöglichkeit des Kindes innerhalb einer psychoanalytischen Psychotherapie. Das Spiel verknüpft bewusste und unbewusste Fantasien miteinander. Affekte, Wünsche und Konflikte können so einen Ausdruck finden und in eine neue (gefälligere) Ordnung gebracht werden. Aggressive Anteile können „gespielt“ werden, ohne reale Konsequenzen zu fürchten. „Aber das ist jetzt nur im Spiel so!“, ist eine Sache, die Kinder gerne betonen. Projektionsmechanismen und die Symbolisierungsfähigkeit der Kinder werden im Spiel sichtbar, so wie das szenische Verstehen und die Inszenierung wichtige Faktoren sind. Das manifeste Spiel wird vom latenten Spielgedanken gespeist – ähnlich einer (Tag-)Traumproduktion oder Fantasie, die es zu deuten gilt. Natürlich schlägt sich im Spiel auch die Übertragungsbeziehung nieder, wenn wir von der Kommunikationsform der Kinder sprechen.

In der Psychoanalyse herrscht ein non-direktiver und non-utilitaristischer Ansatz. Die Kinder dürfen aussuchen, was gespielt wird. Der oder die Psychoanalytiker*in stellt sich, den Raum und die Spielmaterialien zur Verfügung und begrenzt, wo Spiel entgleisen oder gefährlich sein könnte. Die Haltung ist im Kapitel 4.3 beschrieben. Das Spiel ist zweckfrei, hat also keine durch den oder die Psychoanalytiker*in vorgegebenes Ziel oder folgt einer Anleitung. Auch die Qualität des Spiels ist in der Behandlung wichtig: Wie zeigt sich das Spiel? Ist es langweilig? Schnell wechselnd? Statisch? Innovativ? Dabei kann es zum sogenannten „Flow“ kommen:

> „Gemeint sind Spielphasen, in denen das Kind, aber auch der Psychotherapeut, über ein Sich-Vertiefen, Versinken oder gar Sich-Im-Spiel-Verlieren restlos in der Tätigkeit aufgehen, und Zeit und Raum entrücken. Es ist ein selbstvergessener und gleichzeitig hochkonzentrierter Zustand innerer Absorption, in dem das rationale Bewusstsein, das Sekundärprozesshafte ebenso wie das wertende Ich heruntergedimmt sind zugunsten eines eher völlig intuitiven Vertieft-Seins.“ (Lehmhaus & Reiffen-Züger, 2018, S. 25)

Dieser Zustand kann nicht durch Anleitung hergestellt oder nachgebaut werden, sondern entfaltet sich durch die Bereitstellung von Zeit und Raum. Einzelfallbeschreibungen mit Schwerpunkt auf den behandlungstechnischen Aspekten des Spiels gibt es innerhalb der psychoanalytischen Theorie viele, es würde den Rahmen vorliegender Arbeit sprengen, einige davon zu beschreiben. Exemplarisch soll der Text von Paulina F. Kernberg (2006, S. 366 ff.) hervorgehoben werden. Kernberg beschreibt die allgemeinen Charakteristika von Spiel bei Vorliegen verschiedener Diagnosen (z.B.: Autismus, Depression, ADHS etc.) und weist umgekehrt auf den diagnostischen Gehalt hin, den Spielbeobachtungen mit sich bringen können. „Normales Spiel ist eine Aktivität, die altersgerecht und geschlechtsadäquat ist und spontan begonnen, entfaltet und zu einem sanften Abschluss geführt wird." (Kernberg, 2006, S. 368) Eindrucksvoll beschreibt Kernberg die Behandlung eines Jungen im Kindergartenalter, welcher unter Trennungsangst leidet. Spielszenen und Sequenzen werden genau beschrieben und anhand derer die innerpsychische Dynamik sowie Verbesserungen auf der Symptomebene beschrieben. Symbolisches Spiel wird häufiger und differenzierter sowie alters- und geschlechtsadäquat, außerdem verbesserten sich die sprachlichen Fähigkeiten sowie die Impulskontrolle.

An die Einzelfallbeschreibungen schließen sich ebenso einige empirische Untersuchungen zum Spiel in der psychoanalytischen Psychotherapie von Kindern an. Ich wage die vorsichtige Behauptung, dass das Spiel eine der bestuntersuchten Techniken bzw. der bestuntersuchte spezifische Wirkfaktor ist.

Cohen et al. (1987, S. 59ff.) untersuchten das Spiel aus psychoanalytischen Gesichtspunkten, dazu wurden 20 Kinder (im Alter zwischen vier und sechs Jahren) rekrutiert und in jeweils drei Sitzungen à 45 Minuten von einem oder einer Psychoanalytiker*in behandelt. Die Psychoanalytiker*innen wussten nichts über die Vorgeschichte der Kinder, damit gewährleistet werden konnte, dass die Kinder ihr Spiel möglichst frei gestalten können und die Behandler*innen die Kinder nicht unbewusst in eine Richtung drängen würden. Die Sitzungen wurden gefilmt und anschließend transkribiert. Die Videos und Transkripte wurden aus verschiedenen Gesichtspunkten betrachtet, u. a.: die Themen des Spiels und dessen Variationen, Diskussionen, Aktionen, verbale und non-verbale Kommunikation, Änderungen in der Stimme, die Beziehung zum oder zur Behandler*in oder die Verwendung der Behandler*in. Außerdem waren die Veränderungspunkte, Assoziationen oder Unterbrechungen im Spiel von Bedeutung. Dieses Studiendesign gibt keine psychoanalytische Behandlung in dem Sinne wieder, sondern untersucht Kinder in einer Spielsituation aus psychoanalytischer Perspektive. Die Autor*innen legten den Fokus auf die ödipalen Themen in den Sitzungen, so ist der Studie der Gedanke inhärent, dass das Spiel und das mögliche begleitende Spiel die Kommunikationsform der Kinder darstellt. Wer sie deuten kann, versteht auch etwas über die inneren Erlebniswelten der Kinder. Das unterscheidet auch eine Untersuchung mit erwachsenen Proband*innen:

> „To a degree that is not possible in the analysis of adults, where action is constrained and language conventionalized, the fantasies in child analysis are presented with an openness and freedom of association and a vitality in presen-

> tation. Here, the oedipal fantasy can be studied before it is adulterated.“ (Cohen et al., 1987, S. 81)

Leudar et al. (2007, S. 152ff.) untersuchten mittels ethnomethodologischer Fallstudie vier aufeinanderfolgende, psychoanalytische Gruppensitzungen von Kindern. Es wurden sowohl die audiovisuellen Aufnahmen ausgewertet als auch die schriftlichen Protokolle der Psychoanalytiker*innen nach der Stunde. Unter anderem gingen die Autor*innen in dieser Studie der Frage nach, wie das Spiel als therapeutisches Material verwendet wird.

> „Children can express themselves through play, but the therapists try to convert the play into therapeutic interaction. Our concern is with how they do this – how their therapeutic orientation is made consequential, making the interactions recognizably psychoanalytically psychotherapeutic, for participants and observers.“ (Leudar et al., 2007, S. 157)

Als Konklusion führen die Autor*innen an, dass durch das sprachliche Einrahmen – das Verbalisieren – von Themen, die durch das Spiel und die Interaktion sichtbar werden, ein therapeutischer Prozess entsteht. Außerdem gaben die Psychotherapeut*innen dem Spiel eine Bedeutung und hoben es dadurch hervor. „Significantly, children's activities were professionally redescribed most often when they were carried out with therapeutically relevant emotions – then both were likely to be represented in language specific to the therapeutic orientation.“ (Leudar et al., 2007, S. 172) Hier referenzieren die Autor*innen noch einmal auf die psychoanalytische Methode und die Wichtigkeit, die die Sprache, die Technik des Deutens und das Verbalisieren mit sich bringen. Diese Studie könnte auch in den Kapiteln 6.1.2 oder 6.1.5 angeführt werden. Es verdeutlicht erneut, wie eng verwoben die Interventionen und daraus resultierende klinische Prozesse sind und dass Abgrenzungen mitunter unmöglich sind.

Carlberg (2009, S. 100ff.) untersuchte den Veränderungsprozess in der psychodynamischen Kinderpsychotherapie. Es wurden sowohl qualitative als auch quantitative Methoden eingesetzt, um die Daten aus 19 Behandlungen von Kindern zwischen fünf und zehn Jahren zu untersuchen. Alle Behandler*innen hatten eine psychodynamische Ausrichtung. Generell kam der Studienautor zu dem Schluss, dass bei dem Großteil der Kinder signifikante Veränderungen gemessen wurden. Daraus ergab sich die Frage, wie die Kinderpsychoanalytiker*innen diese Veränderungsprozesse beschreiben würden. Dazu wurden Befragungen durchgeführt, die dann nach drei Gesichtspunkten ausgewertet wurden: „The nature of change … the content of change … factors underlying change.“ (Carlberg, 2009, S. 104) Unter dem Punkt des Inhaltes der Veränderungen finden sich Beschreibungen des Spiels während der Sitzungen und dessen Veränderungspotenzial: „A common denominator was the description of play in various forms. It can be that the child invented the therapist into the game or that the new theme was expressed, i.e. ‚gestalted‘ in symbolic form. The content of play could be anything from football to simpler ball games.“ (Carlberg, 2009, S. 105) Außerdem wurde eine Veränderung oft durch Verbalisierung beschrieben (siehe auch in Kapitel 6.1.5). Auch in der Zusammenfassung der Ergebnisse der Studie findet sich an erster Stelle der Hinweis, wie wichtig das Spiel innerhalb der Behandlung sei sowie die Fähigkeit des oder der Psychotherapeut*in, affektives Engagement in der Spielsituation herzustellen. Wichtig seien die Spielinteraktion sowie der Zeitpunkt und die rezeptive Aufmerksamkeit. Carlberg verweist darauf, dass noch weitere Instrumente entwickelt werden sollten, mit denen das kindliche Spiel systematisch beschrieben werden kann. Der Autor weist auf das CPTI (Children's Play Therapy Instrument) von Kernberg, Chazan & Normandin (1998) hin.

> „The CPTI adapts several established scales in order to measure play activity from a variety of perspectives. The CPTI provides a tool to describe, record, and analyze a child's play activity equivalent to a mental status formulation of a child's overall functioning following a clinical interview.“ (Kernberg, Chazan & Normandin, 1998, S. 196)

Im Folgenden ist die Tabelle 5 mit dem unterschiedlichen Level des CPTI angeführt.

Nach der Durchsicht dieser Subskalen wird deutlich, wie vielschichtig und komplex das Phänomen des Spielens beschreibbar und messbar ist. Das CPTI wurde bereits in mehreren empirischen und Einzelfallstudien verwendet.

Einige Jahre früher, als das CPTI vorgestellt wurde, entwickelten Marans et al. (1991, S. 1015ff.) das „Child Psychoanalytic Play Interview“ als Technik, um den thematischen Inhalt zu untersuchen. Klinische Beobachtungen der Interaktionen und der Sprache würden Informationen über Abwehrmechanismen und die Ursprünge von Ängsten geben.

> „The technique for studying the thematic content of a child's play was developed in three stages. The first stage involved defining the thematic categories to be rated and the second was understanding how best methodologically to apply these descriptive categories to a fifty-minute play session. In the third stage, we systematically assessed interobserver reliability among four raters viewing the same play sessions.“ (Marans et al., 1991, S. 1018)

Für diese Studie (audiovisuelle Aufnahmen wurden von Kliniker*innen nach den oben genannten Gesichtspunkten bewertet) wurden die Daten aus Behandlungen von fünf Kindern herangezogen. Dieser Studie inhärent ist die Annahme, dass Spiel eine Manifestation von mentalen Aktivitäten ist und das Spiel die Ausdrucksmöglichkeit von Kindern darstellt. Es zeigte sich, dass die fünf Kinder ähnliche Thematiken im Spiel verarbeiteten und dass die Kliniker*innen, die die Videos bewerteten, eine moderate Reliabilität zeigen. Mit

Level One: Segmentation of Child's Activity

Non-Play Activity
Pre-Play Activity
Play Activity
Interruption

Level Two: Dimensional Analysis of the Play Activity

Descriptive Analysis

* Category of Play Activity
* Script Description of Play Activity
* Sphere of Play Activity

Structural Analysis

Affective Components of Play Activity
- *Child's Affects Modulation
- *Affects Expressed by Child While in the Play
- *Therapist's Affective Tone

Cognitive Components of Play Activity
- *Role Representation
- *Stability of Representation (People & Play Object)
- *Use of Play Object
- *Style of Role Representation (People & Play Object)

Dynamic Components of Play Activity
- *Topic of the Play Activity
- *Theme of the Play Activity
- *Level of Relationship Portrayed within the Play Activity
- *Quality of Relationship within the Play Activity
- *Use of Language (Child and Therapist)

Developmental Components of Play Activity
- *Estimated Developmental Level of Play
- *Gender Identity of Play
- *Psychosexual Phase Represented in the Play
- *Separation-Individuation Phase Represented in the Play
- *Social Level of Play

Adaptive Analysis

Coping and Defensive Strategies
Cluster I —Cluster II —Cluster III —Cluster IV
*Normal *Neurotic *Borderline *Psychotic
*Awareness

Level Three: Pattern of Child Activity Over Time

Continuity and Discontinuity in Play Narrative(s)

*Subscale of the CPTI.

Tabelle 5: Überblick über das Instrument der Kinderspieltherapie (CPTI). Quelle: Kernberg, Chazan & Normandin, 1998, S. 197

weiterer Instruktion verbesserte sich die Übereinstimmung zwischen den Kliniker*innen. Interessant sind auch die thematischen Kategorien (siehe Tabelle 6), die für diese Studie entwickelt wurden:

1.	Anatomical differences	17.	Messing and breaking
2.	Bodily damage	18.	Cleaning and fixing
3.	Power, size, and capacities	19.	Fighting and attacking
4.	Bodily functions	20.	Destruction
5.	Illness	21.	Robbing and stealing
6.	Loss of object	22.	Birth and babies
7.	Comings and goings	23.	Secrets and intimacy
8.	Imitation of adult roles	24.	Setting the stage
9.	Exclusive attachments	25.	References to time
10.	Rejection	26.	References to self
11.	Partnerships	27.	Distinguishes fantasy/reality
12.	Reconciliation	28.	Ownership and possessions
13.	Death	29.	Listing and labeling
14.	Punishment	30.	Characters in play (e.g., mother, father, brother, sister)
15.	Moral judgment		
16.	Being in control		

Tabelle 6: Thematische Kategorien. Quelle: Marans, Mayes, Cicchetti, Dahl, Marans, & Cohen, 1991, S. 1021

Diese beiden Instrumente sind ebenfalls exemplarisch ausgewählt und stellen keinen Anspruch auf Vollständigkeit. Andere Instrumente wie „Play Therapy Observation Instrument PTOI“ oder das „NOVA Assessment of Psychotherapy“ sollen hier nur Erwähnung finden. Von dem kurzen Exkurs zu den beiden wissenschaftlichen Instrumenten, welche Spiel im weitesten Sinn kategorisieren und beschreiben, zurück zu den empirischen Studien über das psychoanalytische Spiel.

Halfon und Bulut (2019, S. 1 ff.) untersuchten den Zusammenhang von Mentalisieren, dem Wachstum von symbolischem Spiel und Affektregulation bei Kindern mit Verhaltensstörungen, die eine psychodynamische Psychotherapie erhielten. Dabei wurden 48 Kinder und deren Behandlung im Ausmaß von insgesamt 329 Therapieeinheiten auf das symbolische Spiel und die Affektregulation untersucht. Bei der Behandlung handelte es sich um psychodynamische Langzeitbehandlung, die mit Prinzipien von Mentalisierungsprozessen arbeiteten. Auch die Einhaltung dieser Prinzipien wurde gemessen. Es zeigte sich, dass es eine Verbindung zwischen der Einhaltung und Berücksichtigung von Mentalisierungsprozessen und der Verbesserung von symbolischem Spiel und Affektregulation gibt. Der Artikel zeigt ebenso auf, wie stark Mentalisierungsprozesse und das kindliche Spiel miteinander verwoben sind. Diese Studie wird sich auch im Kapitel 7.5 noch einmal wiederfinden.

> „Symbolic play and mentalization are closely inter-twined. Symbolic play is also related to language development, as they assume a representational capacity, where one thing is treated as something else, and both follow a parallel pattern of development, beginning at pre-symbolic levels towards combining a mental representation of several symbols …“. (Halfon & Bulut, 2019, S. 2)

Das affektive Spiegeln des Säuglings oder Kindes durch Bezugspersonen fördert die Fähigkeit des Mentalisierens. Es wird davon ausgegangen, dass Kinder mit Verhaltensstörungen auch Schwierigkeiten mit dem symbolischen Spiel haben und vor allem negative Affekte nicht aushalten können. Das Ziel muss folgerichtig sein, die Fähigkeiten des Mentalisierens zu verbessern, was zu einer Verbesserung der Impulskontrolle und Affekttoleranz führt.

Ebenfalls 2017 veröffentlichte Halfon (S. 219 ff.) eine Studie, die sich damit beschäftigte, ob es mittels CPTI (siehe vorliegendes Kapitel) möglich sei, „Spielprofile“ anzufertigen, welche etwa charakteristische Zusammensetzungen von Spielgewohnheiten zusammenfassen, die für eine bestimmte Diagnose typisch sind. Diese Spielprofile sollen eine Ergänzung zu der gängigen psychodynamischen Literatur bilden. 22 Psychotherapeut*innen behandelten insgesamt 62 Kinder im Alter zwischen vier und zehn Jahren. Das Material aus den Stunden wurde mittels CPTI bewertet, außerdem wurden Vor- und Nachuntersuchungen (u. a.: CBCL) mit Kindern und deren Eltern oder Bezugspersonen durchgeführt. Wiederum wird auch hier sowohl das komplexe Phänomen des psychotherapeutischen Spiels deutlich als auch die Schwierigkeiten, das Phänomen empirisch zu untersuchen. Außerdem zeigt sich, dass die Spielprofile mit manchen Diagnosen bzw. den spezifischen Problemen der Kinder korrelieren. Allerdings führt die Autorin auch eine fehlende Kontrollgruppe sowie eine relativ kleine Anzahl an Proband*innen an, die die Studie limitieren.

> „These preliminary results suggest that these play profile may also be used to differentiate play characteristics of children presenting for psychotherapy and to determine how play may be an appropriate mode of intervention for these children. Results indicate that children with emotional problems, such as depression and aggressive problems, show less adaptive characteristics in their play and are more inhibited and disorganized in their play. They tend to remain centered upon themselves and bring solitary representations to the play field. A treatment goal could be helping these children assume a different role other than their own, without experiencing a threat to their own identity, as well as proceed to activity in terms of reciprocal interactions. They may also benefit from expanding their social repertoire from solitary representations towards multiple roles in play.“ (Halfon, 2017, S. 230)

Die Studie stellt Grundlagenforschung für die empirischen Untersuchungen von Spiel und Rückschlüssen auf die Diagnostik dar und versucht empirische

Belege für Überlegungen zu finden, die unter anderem Paulina Kernberg (2006, S. 366 ff.) in ihrem Text beschrieben hat.

Wissenschaftler*innen um Halfon (Halfon et al., 2021, S. 1 ff.) führten eine Untersuchung über multimodale Affektanalysen während des psychodynamischen Spiels durch. Dabei wurden 53 Kinder in 148 Sitzungen untersucht, die Sitzungen wurden audiovisuell aufgezeichnet und transkribiert. Das Material wurde dann mittels CPTI untersucht. Es wurden mimische und sprachliche Affekte analysiert und beides in Zusammenhang gebracht. Es zeigten sich kleine bis mittlere Effektgrößen, was die Vorhersage von Affekten betraf, wobei Gesichts- und Sprachausdrücke sich am besten für die Vorhersage von freudigen Affekten eigneten. Vorhersagen über traurige Affekte hatten die schlechtesten Resultate. Auch hier handelt es sich um erste Forschungen, Richtlinien und Verbesserungsvorschläge werden von den Autor*innen im Paper aufgelistet. Durch die Analyse der Affekte sowie des Spielverhaltens kann Aufschluss über die Problematiken und/oder Störungen der Kinder gegeben werden. So würden Kinder mit internalisierenden Problemen selbstbezogene negative Emotionen vermeiden und Kinder mit externalisierenden Problemen dazu neigen, aggressive Affekte als Schutz gegen Traurigkeit oder Furcht zu verwenden (Halfon et al., 2021, S. 9). Der Studie innewohnend ist die Annahme, dass emotionale Erregung und Involviertheit ein wesentlicher Bestandteil für psychotherapeutische Veränderung ist. Auch in vorliegender Arbeit wurde immer wieder auf den Wirkfaktor des Erfahrens, Durchlebens und Ausdrückens von Gefühlen hingewiesen. Bei Kindern ist das in einer Spielsituation beobachtbar, was in der Behandlung von Erwachsenen eher über die sprachliche Ebene transportiert werden würde. Hier werden in weiterer Folge die klinischen Prozesse der Regression (6.2.4) und des Durcharbeitens (6.2.5) angestoßen. Auch die häufige Beschreibung des „Flow-Erlebnisses" während eines Spiels soll erwähnt werden. Hier kann man von einem heilsamen, intermediären Raum ausgehen – das, was früher in der Psychoanalyse vielleicht als „Katharsis" beschrieben wurde. Laplanche und Pontalis (1973, S. 247) beschreiben die Katharsis so: „Psychotherapeutische Methode, bei der der gesuchte psychotherapeutische Effekt in der „Reinigung" (Katharsis) besteht, einer adäquaten Abfuhr der pathogenen Affekte." Zwar ist dieses „Abreagieren" nicht unbedingt mehr Mittel der Wahl in der psychoanalytischen Behandlung, allerdings erscheint mir das Abreagieren in der Behandlung von Kindern als wichtig. Spielen befindet sich auf der Handlungsebene – hier können mögliche und unmögliche Szenarien gespielt werden. Da es auf der Handlungsebene geschieht, kommt es automatisch zu körperlicher Abfuhr. Außerdem lernen Kinder erst Affektregulation. Neurotische Erwachsene sollten Affekte besser aushalten können und nicht immer eine Abreaktion auf der Handlungsebene brauchen. Wörter und Sprache treten an die Stelle, wo früher Spiel notwendig war.

Terradas und Asselin (2021, S. 1) untersuchten das Spiel von Kindern, die ein frühes Beziehungstrauma erlitten haben. Sie entwickeln ein vierstufiges

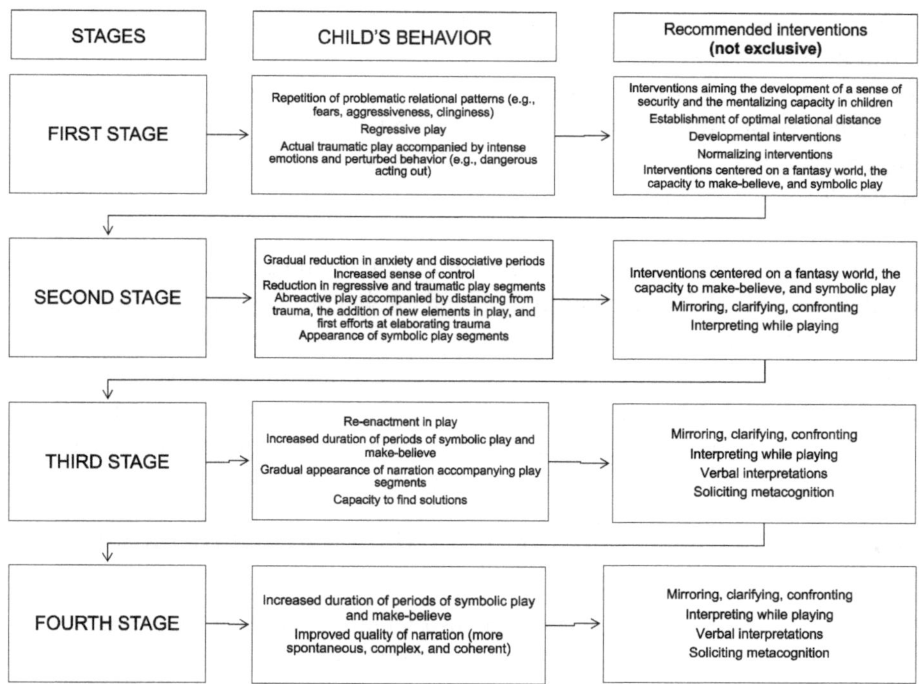

Abbildung 3: Phasen der psychodynamischen Spieltherapie zur Behandlung früher Beziehungstraumata. Quelle: Terradas & Asselin, 2021, S. 14

Modell, welches es noch empirisch zu evaluieren gilt. Theoretisch und behandlungstechnisch gehen sie dabei von psychodynamischer Spieltherapie aus und dabei erstellen sie eine äußerst interessante Grafik (siehe Abbildung 3), in der verschiedene Interventionen, deren Ziele und Beispiele beschrieben werden.

Diese Tabelle zeigt das von den Autoren ausgearbeitete Stufenmodell. In der ersten Stufe wiederholt sich das problematische Beziehungsmuster immer wieder und es kommt zum regressiven Spiel, welches von intensiven Gefühlen und drohendem Ausagieren begleitet wird. Hier soll es zu Interventionen kommen, die die Mentalisierung und Entwicklung fördern und eine gute Beziehungsebene (Ausgewogenheit zwischen Nähe und Distanz) schaffen. Was die Autoren mit „normalizing interventions“ meinen, ist einfach erklärt: Dem Kind soll durch die Behandler*in vermittelt werden, was beispielsweise eine „normale“ Eltern-Kind-Beziehung ist. Auch in dieser Stufe soll das symbolische Spiel gefördert und auf die Fantasiewelt des Kindes eingegangen werden. In der zweiten Stufe zeigt das Kind bereits weniger Angst oder dissoziative Perioden, außerdem reduzieren sich die regressiven und traumatischen Spielsegmente, es kommen neue Spielelemente dazu, vom Trauma kann eine gewisse Distanzierung erfolgen, was in Kombination mit dem abreagierenden Spiel passiert. Es kommt außerdem langsam zu symbolischem Spiel. Zu den Interventionen, die die Fantasietätigkeit des Kindes adressieren, kommen Interventionen wie Spiegeln, Klärung, Konfrontation und Deutungen während des Spiels hinzu. In der folgenden Stufe kommt es zum „Re-enactment“ („Wiederholen“) im Spiel, das symbolische Spiel nimmt weiterhin zu und es kommt allmählich zu Erzählungen während des Spiels. Auch die Fähigkeit, Lösungen zu finden, nimmt zu. Zu den vorher genannten Interventionen gesellen sich verbale Deutungen und die Förderung von Metakognition hinzu. In der vierten Phase können die Kinder sich in längeren Zeiträumen symbolischem und fantastischem Spiel zuwenden. Aufseiten der Interventionen bleibt es bei den oben genannten. Dieses Modell zeigt noch einmal deutlich, wie stark verwoben Techniken (Deutungen, Spiegeln, Verbalisieren, non-direktives, non-utilitaristisches Spiel etc.) und erwünschte klinische Prozesse (Regression, symbolisches und fantastisches Spiel, Mentalisieren etc.) sind und wie sich anhand der beobachtbaren Spielqualitäten innerpsychische Konflikte und deren Lösungen abbilden können.

Ist das freie Spiel ein spezifischer Wirkfaktor innerhalb der Kinder- und Jugendlichenpsychoanalyse?

Zusammenfassend kann noch einmal festgehalten werden: Durch den non-direktiven, non-utilitaristischen Zugang zum Spiel in der Psychoanalyse wird dem Kind ermöglicht, sich auszudrücken. Spiel ist Material, wie Fantasien, Erzählungen, Assoziationen oder (Tag-)Träume. Auch kreatives Gestalten (Ton, Zeichnen, Basteln, Gestalten, Schreiben etc.) gehört zum Spiel – generell lässt sich sagen, dem Spiel sind (fast) keine Grenzen gesetzt (Sand-, Rollen-, Puppen- oder Stofftierspiele sowie Spiele, bei denen Bewegung im Vordergrund steht, etc.). Der oder die Psychoanalytiker*in soll ein sicheres Umfeld kreieren, in dem sich das Kind spielerisch ausdrücken kann, ohne Einfluss auf das Kind zu nehmen und ohne es zu bewerten. Welche Übertragungsdynamik sich im Spiel entfaltet, ist ebenso essenziell wie Deutungen, Spiegeln oder Verbalisieren und soll zu erwünschten, klinischen Prozessen führen und in weiterer Folge psychotherapeutische Veränderung bringen. Aufgrund der großen Anzahl an klinisch-theoretischen Überlegungen, aber auch empirischen Untersuchungen kann angenommen werden, dass das Spiel – in all seinen Erscheinungsformen – ein spezifischer Wirkfaktor in der psychoanalytischen Behandlung von Kindern ist. Nicht nur die Psychotherapiewissenschaften und die Psychoanalyse beschäftigen sich damit, sondern auch die Neurowissenschaften liefern interessante Befunde. Leider muss es hier bei der Erwähnung der Neurowissenschaften bleiben, um den Rahmen der Arbeit nicht zu sprengen:

> „The enormous benefits of making the unconscious conscious have been recognized since Freud but now neuroscience is able to explain the change in the structure and function of the brain that accompanies these therapeutic breakthroughs. When children are able to, through play, make the unconscious conscious or to bring into awareness in motives, the feelings, the conflicts, the

maladaptive defenses, or the trauma experiences, that were previously outside of awareness, they can enjoy a greater sense of personal agency because they can consciously choose a course of action and make informed decisions. What an exciting time to be a play therapist!" (Crenshaw & Tillman, 2013, S. 37)

Warum und wie wirkt dieser Wirkfaktor?

Das non-direktive und non-utilitaristische Spiel verschafft Zugang zu Abkömmlingen des Unbewussten. Yanof (2013, S. 261) beschreibt noch einmal die Spieltechnik in der psychodynamischen Psychotherapie mit Kindern und deren therapeutische Wirkung:

„Imaginary play is privileged as a clinical technique in working with children, because it is often the child's best way of communicating affects, fantasies, and internal states as well as complex conceptions about the self and the world. Pretend play relies on a narrative structure and, like language, uses conceptual metaphor. It also uses nonsymbolic action components that communicate meaning. Because imaginary play is pretend, children are freer to express their forbidden and conflicted thoughts in play, removed from the constraints of reality and their conscience. Consequently, one of the best ways for the therapist to enter the child's world is to do so from within the displacement of the play process ... Rather than finding one overarching meaning of a particular piece of play, it is often the ability of the therapist to help the child to continue to elaborate different meanings that is the most useful therapeutic technique." (Yanof, 2013, S. 279f.)

Die Autorin fast Wesenszüge des Spiels zusammen: Spiel ist „So-tun-als-ob", metaphorisch, prozessual und besteht aus Wörtern und Handlungen. Zusammenfassend kann gesagt werden, dass durch das Spiel viele klinisch-erwünschte Prozesse befördert werden können und das Spiel mehr als eine Kommunikationsform oder ein Medium in der psychoanalytischen Behandlung von Kindern ist. Es ist ein schöpferischer Prozess, in dem Psychoanalytiker*in und Kind etwas über die inneren Repräsentanzen des Kindes verstehen können. Der entstandene, intermediäre Raum kann auf verschiedene Weisen genutzt werden.

6.2 Spezifische Faktoren: Klinische Prozesse

Erwünschte klinische, psychotherapeutische Prozesse sollen durch Techniken ausgelöst werden und so zu Veränderung führen. Welche Techniken welche Prozesse auslösen, ist schwierig zu kategorisieren, da es viele Überschneidungen und Verflechtungen gibt. Ein psychoanalytischer Prozess ist äußerst vielschichtig und komplex, dennoch wird auch hier der Versuch unternommen, klinische Prozesse zu beschreiben und sie mit klinisch-theoretischen und empirischen Belegen zu untermauern.

6.2.1 Klinischer Prozess: Übertragungsbeziehung entstehen lassen und Umgang mit Gegenübertragung

In Kapitel 6.1.3 wurde bereits eine Einführung in das Konzept der Übertragung und Gegenübertragung innerhalb der psychoanalytischen Theorie gegeben. Beide Kapitel haben viele Überschneidungen. Deutungen der Übertragung sind als Technik oder Intervention in der psychoanalytischen Behandlung zu sehen, das Entstehen einer Übertragungsbeziehung hingegen als klinischer Prozess. Beides hängt unmittelbar miteinander zusammen und ist dicht verflochten, dennoch soll hier der Versuch unternommen werden, empirische Studien anzuführen, die die Übertragungsbeziehung erforschen.

Bereits 1996 versuchten Luborsky et al. (S. 287 ff.) die Übertragungsbeziehungen in psychoanalytischen Behandlungen mittels „The Core Conflictual Relationship Theme (CCRT) – child version“ zu untersuchen. Vorerst gab es eine Version für Erwachsene, um die „Kernthemen“ durch die Bewertung der Übertragungsbeziehung sichtbar zu machen. Der CCRT ist ein operationalisiertes Instrument für die psychoanalytische Prozessforschung. In der Kinderversion wurden Videoaufnahmen von Psychotherapiesitzungen verwendet. Die Kinder waren zwischen drei und fünf Jahre alt, es wurde die „Doll Family Story Method“ (Midgley, 2007, S. 43) verwendet, bei denen die Kinder bestimmte Geschichten vervollständigen sollten. Diese Aufnahmen wurden nach dem CCRT bewertet, vor allem drei Dimensionen wurden unterschieden: Wunsch („wish“ (W)), Beziehung-andere („relationship-other“ (RO)), Beziehung-selbst („relationship-self“ (RS)). Die Autor*innengruppe zeigte sich nach der ersten Studie zufrieden. Die Reliabilität des Instruments ist gegeben und es zeigten sich einige Themen, die durchgängig für diese Altersgruppe erschienen.

> „The two most pervasive clusters were the wish ‚to be loved and understood‘ and the wish ‚to feel good and comfortable‘. The two most pervasive RO were ‚helpful‘ and ‚understands‘; the two most pervasive RS were ‚self-confident‘ and ‚helpful.‘ The combination of the W, RO and RS also showed high stability from age 3 to age 5.“ (Luborsky et al., 1996, S. 303)

Waldinger et al. (2002, S. 17 ff.) verwendeten den CCRT in semistrukturierten Interviews bei Jugendlichen (ca. 14,6 Jahre alt) und noch einmal im Alter von 25 Jahren (n=40). Mittels CCRT wurden Beziehungsnarrative untersucht, die Studie ist aufgrund der beiden Befragungszeitpunkte eine Langzeitstudie. Die Resultate stehen im Einklang mit dem Wissen aus der Entwicklungspsychologie von Jugendlichen und jungen Erwachsenen. Themen, die die Peer Group betreffen, waren beim ersten Befragungszeitpunkt im Vordergrund, romantische Partnerschaften beim zweiten. Die Narrative wurden mit zunehmender Zeit komplexer.

> „As predicted, the wish to be close to others was the most frequently expressed wish in relationship narratives in adolescence and in young adulthood. This finding is consistent with other CCRT findings ... It is also consistent with the large body of empirical work documenting the importance of close peer relationships in adolescence and young adulthood." (Waldinger et al., 2002, S. 26)

Beide Studien beschäftigen sich mit für die Patient*innen relevanten Themen, die sich aus der Übertragungsbeziehung ableiten lassen.

Ulberg et al. (2013, S. 347 ff.) untersuchten die Gegenübertragungsgefühle von 41 Psychoanalytiker*innen in der Behandlung von 50 Teenagern zwischen 13 und 18 Jahren mittels der Feeling Word Checklist-24 (FWC-24). Vier Faktoren kristallisierten sich am Ende heraus – selbstbewusst, unzureichend, abgetrennt, neutral –, die mit der therapeutischen Allianz in Verbindung gebracht wurden. Das Gefühl, selbstbewusst zu sein, korrelierte positiv mit der therapeutischen Allianz, unzureichend und abgetrennt sein hingegen negativ. Studien, die den Einfluss der Gegenübertragung auf Patient*innenvariablen oder die Allianz beziehen, gibt es wenige und keine, die sich mit Kinder- oder Jugendlichenpsychoanalyse auseinandersetzen.

> „In addition, the area of counselor reactions to clients appears to be grossly neglected in the youth mental health literature with several vignette studies finding youth presenting problems, psychological distress of the therapist, and therapeutic orientation of the therapist related to therapist feelings (countertransference) toward clients." (Karver et al., 2005, S. 39)

Warum dieser Bereich über den psychoanalytischen Tellerrand hinaus so vernachlässigt wird, kann am Widerstand liegen, sich wirklich mit den Gefühlen auseinanderzusetzen, die ein Kind im Behandelnden auslösen kann.

> „... for if it is difficult to examine one's feelings toward an adult patient, it is more disturbing to consider our true feelings toward children who are entrusted in our care. This is particularly the case when such feelings run counter to the benevolent or helpful persons that our image of ourselves as professionals demands." (Gabel & Bemporad, 1994, S. 112)

Dieser Punkt unterstreicht noch einmal die Wichtigkeit einer profunden Lehranalyse. In Kapitel 6.1.3 wurde bereits auf den Unterschied in der Deutung bei der Behandlung eines Kindes im Gegensatz zu einem Erwachsenen aufmerksam gemacht. Deutungen können über das Mitagieren und Spielen gegeben werden, im Unterschied zur verbalen Äußerung in der psychoanalytischen Behandlung von Erwachsenen. Aus dieser Überlegung heraus dürfte sich folgende Idee ergeben haben: Gil und Rubin (2005, S. 87 f.) machen einen interessanten Vorschlag: Um die Gegenübertragung auf eine andere Art und Weise zu erleben, ist es möglich, dass sich der oder die Psychoanalytiker*in selbst in einem Spiel oder in einer künstlerischen Tätigkeit anleitet. Dies ist eine Methode zur Reflexion vor oder nach den Therapiestunden. Dazu haben die Autor*innen Vorschläge (Sandspiel oder Zeichnungen), wie diese Selbstanleitungen konkret aussehen würden. „Countertransference play is a logical outward extension of play therapy, whereby any therapists experienced with play, can explore their responses to a client, as well as to members of the client's system, or even to agencies involved in the client's care.“ (Gil & Rubin, 2005, S. 98) So würde die Technik des freien Spieles nicht nur einen Beitrag für junge Patient*innen liefern, sondern auch für die Reflexion des oder der Psychoanalytiker*in. Zusätzlich gibt es nicht nur Übertragungsbeziehungen mit dem oder der kindlichen Patient*in und dazugehörige Gegenübertragungsreaktionen, sondern auch zu den Eltern bzw. dem Umfeld. Gabel und Bemporad (1994, S. 111ff.) traten dafür ein, das Konzept der Gegenübertragung zu erweitern: Eine Übertragungsreaktion des oder der Psychoanalytiker*in auf das Kind könnte auf die Eltern verschoben werden und umgekehrt könnte eine Übertragungsreaktion auf die Eltern am Kind ausagiert werden. Daher ist es sinnvoll, sich auch mit der Übertragungsbeziehung zu den Eltern bzw. den Pflegepersonen auseinanderzusetzen, um keine Verzerrungen in der psychotherapeutischen Beziehung zum Kind zu verursachen. Es ist ebenso empfehlenswert bei jüngeren Kindern, die Eltern regelmäßig zu Sitzungen zu treffen, um auch an der Übertragungsbeziehung und den Gegenübertragungsreaktionen arbeiten zu können (siehe auch Kapitel 7.4).

Ist der klinische Prozess, eine Übertragungsbeziehung herzustellen, sowie der Umgang mit der Gegenübertragung ein spezifischer Wirkfaktor innerhalb der Kinder- und Jugendlichenpsychoanalyse?

Auch dies kann für die psychoanalytische Behandlung von Kindern und Jugendlichen mit „ja“ beantwortet werden, auch wenn es einige Spezifika gibt. So ist bei kleineren Kindern eine Übertragung auch oftmals eine aktuelle (beispielsweise durch aktuelle Beziehungserfahrungen zu den Eltern gespeiste Übertragung). Auch die Arbeit mit der Gegenübertragung ist kennzeichnend und wirksam in der psychoanalytischen Behandlung von Kindern und Jugendlichen und erfordert (siehe auch Kapitel 6.1.3) eine profunde Lehranalyse.

Warum und wie wirkt dieser Wirkfaktor?

Durch die psychoanalytische Haltung und die spezielle, therapeutische Beziehung erlaubt man den kindlichen und jugendlichen Patient*innen Einsicht und Bewusstwerdung von Bindungsstilen und Beziehungserfahrungen. So können maladaptive Muster einen spielerischen oder sprachlichen Ausdruck finden und wertvolles Material für die psychoanalytische Behandlung werden.

6.2.2 Klinischer Prozess: Erinnern und Rekonstruktion

Die Idee des Erinnerns und der Rekonstruktion stammt aus Sigmund Freuds Zeiten. Er sprach dem Erinnern eine aufklärende/aufdeckende Funktion zu. Ob Erinnern in dieser Form einen therapeutischen Wert hat, wurde in weiterer Folge kontrovers diskutiert. So schreiben Thomä und Kächele (2006a):

> „Kontrovers sind nach wie vor die Auffassungen darüber, welche Teilprozesse des komplexen Geschehens als notwendige, welche als hinreichende Bedingungen zu betrachten sind. Es gibt ein affektarmes Erinnern, das in und außerhalb von Therapien zu keiner Veränderung führt. Es gibt aber auch ein emotionales Abreagieren, das im Leeren verpufft. Offensichtlich muss also zu Erinnern und Abreagieren noch etwas Wesentliches hinzukommen, damit eine therapeutische Wirkung zustande kommt.“ (S. 283)

Was das „Wesentliche“ ist, lässt sich nur vermuten. Möglicherweise die Wiederholung, wie es in der Behandlung von posttraumatischen Störungen üblich ist. Aber auch die psychotherapeutische Beziehung kann die fehlende Zutat sein. Die Autoren postulieren, dass, um Integration und Synthese zu ermöglichen, die Regression des Ichs im verträglichen Bereich bleiben muss. Auch die Rekonstruktion stammt von Sigmund Freud und dem Vergleich von Psychoanalytiker*innen mit Archäolog*innen.

> „Es sind also Ideen von zwei Personen aufeinander abzustimmen, wobei die geglückte Wiederherstellung eines unterbrochenen seelischen Bildungsprozesses keine verschüttete, alte Gestalt hervorbringt. Zunächst wird ein Sinnzusammenhang entdeckt … Das archäologische Modell verbindet Rekonstruktion und Wiederherstellung der Vergangenheit mit Heilung.“ (Thomä & Kächele. 2006a, S. 285)

Dies ist nachvollziehbar aus der Perspektive der Psychoanalyse von Sigmund Freud und der Behandlung von neurotischen Patient*innen in einem hochfrequenten Setting, allerdings möchte ich einige Limitationen hinzufügen. Erinnern und Rekonstruktion verstehe ich als einen Prozess, der sich innerhalb einer psychoanalytischen Behandlung ergibt. Rekonstruktion bedeutet hier nicht, Vergangenes auf Traumata abzuklopfen, sondern auch das Verständnis z. B. für eine neurotisches Symptom zu bilden. Neurotische Symptome sind aus dem Sinnzusammenhang gerissen worden und müssen in eine neue innerpsychische Ordnung gebracht werden. Wie stellt sich das in der Behandlung von Kindern und Jugendlichen dar?

Anna Freud (2018 [1965], S. 31 f.) schrieb über die Schwierigkeiten, mit Kindern etwas rekonstruieren zu können. Dies sei nur über die direkten Beobachtungen der Mütter und deren Kleinkinder möglich. Außerdem versteht sie Rekonstruktion als ein Mittel aus der Erwachsenenanalyse, um die pathogenen Entwicklungen verstehen zu können, unter denen die Erwachsenen leiden.

Grundsätzlich haben Erinnern und Rekonstruktion keinen nennenswerten Stellenwert in der psychoanalytischen Behandlung von Kindern und Jugendlichen. Das mag mehrere Gründe haben: Zum einen befinden sich vor allem jüngere Kinder stark im Hier und Jetzt, zum anderen sind entwicklungspsychologisch zeitliche Einordnungen noch gar nicht möglich. Wenn man ein Kleinkind nach einem bestimmten Zeitpunkt fragt, darf man nicht erstaunt sein, wenn man als Antwort „Das war übergestern“ bekommt. Wie sollte also eine sinnvolle Rekonstruktion im Sinne der frühen Psychoanalyse möglich sein? Die Rekonstruktion findet oft mit den Eltern oder Bezugspersonen statt und bezieht sich auf prä-, peri- und postnatale Begebenheiten sowie die (früh-)kindliche Entwicklung und findet im Rahmen von Erst- oder Anamnesegesprächen statt. Bei jugendlichen Patient*innen stellt sich dies schon anders dar. Vor allem in Biografien, die von vielen Beziehungsabbrüchen, Pflegefamilien oder institutioneller Unterbringung geprägt sind, hat die Rekonstruktion des eigenen Lebensweges einen sehr hohen Stellenwert und kommt oft akribischer und detektivischer Arbeit gleich. Solche „Lücken“ in der Biografie zu füllen, kann eine wichtige psychotherapeutische Arbeit darstellen. Vielleicht findet also die Rekonstruktion (der Biografie) in der Literatur deshalb keinen großen Niederschlag, da dies als State of the Art in Erst- und Anamnesegesprächen angenommen wird, und zum anderen, weil die Rekonstruktion (also das Finden eines Sinnzusammenhangs) durch diverse psychoanalytische Techniken sowieso bedient wird.

Diatkine beschäftigt sich 1993 (S. 375 ff.) mit der Frage, inwieweit Rekonstruktion in der psychoanalytischen Behandlung von Kindern sinnvoll und möglich ist bzw. wann und unter welchen Umständen eine Rekonstruktion fruchtbar für die Behandlung ist. Immerhin ist der oder die Psychoanalytiker*in auf Erzählungen von Bezugspersonen angewiesen bzw. auf direkte Beobachtungen.

> „Diese anfänglichen Elemente der psychischen Geschichte beginnen, eine zeitliche Gliederung zu haben, die ein erster Ansatz des Vorbewußten ist. Die Beobachtung früher Interaktionen braucht nicht von einer Forschung über die Organisation der Geschichte des Subjekts abgetrennt zu werden, unter der Bedingung, daß sie auch hier nicht auf eine deckungsgleiche Rekonstruktion abhebt.“ (Diatkine, 1993, S. 378)

Es stellt sich die Frage, ob eine deckungsgleiche Rekonstruktion das Ziel der psychoanalytischen Behandlung ist oder ob es eher um die persönliche Erzählung über ein Kind geht, die Aufschluss über die inneren Repräsentanzen gibt, die sich gebildet haben könnten.

Prot (2010, S. 207 ff.) beschreibt eine Fallgeschichte, die auf einer wichtigen Rekonstruktion fußt. Sie beschreibt die Behandlung eines Jungen und den Rat an die Eltern, von der Adoption zu erzählen, damit sich der Junge daraus eine

Geschichte bilden könnte bzw. Fantasien dazu entwickeln kann. „Diese Rekonstruktion ist der Boden der Behandlung. Etwas übertrieben könnte man sagen, dass die Geschichte der Adoption umso besser erfunden werden kann, wenn sie einmal erzählt worden ist." (Prot, 2010, S. 209) Gerade Familiengeheimnisse spielen in der Behandlung von Kindern oftmals eine große Rolle. Nicht selten kam es in meiner Zeit, als ich in einer psychotherapeutischen Ambulanz für Kinder und Jugendliche arbeitete, vor, dass Eltern bei einem Clearinggespräch von Familiengeheimnissen berichten mit dem Nebensatz, dass die Kinder dies nicht wissen sollten. Oftmals verschwiegen Mütter, wer die leiblichen Väter seien, aus Scham und Angst begründet. Ebenso kann es vorkommen, dass Familiengeheimnisse erst im Laufe einer Behandlung zum Vorschein kommen – dies stellt Psychoanalytiker*innen oftmals vor eine schwierige Aufgabe und erfordert ebenfalls Rekonstruktion. Eine Rekonstruktion des Lebensweges kann auch als psychotherapeutisches Narrativ verstanden werden, welches sich innerhalb der Therapie entwickelt.

Brainin (2009, S. 64 ff.) beschreibt in einem Text, untermalt mit einigen Fallvignetten, Herausforderungen in der Behandlung von Jugendlichen. Sie bezieht Rekonstruktionen u. a. in Deutungen mit ein, stellt aber fest, dass dies von Jugendlichen manchmal als bedrohlich empfunden werden kann:

> „Am schwierigsten scheint mir zu sein, die Deutung von Übertragungsvorgängen für die Rekonstruktion zu benützen. Die Jugendlichen, die im Begriff sind, sich von den Primärobjekten zu lösen, können Übertragungsdeutungen als einen Versuch auffassen, sie neuerlich in Bindung und Abhängigkeit gefangen zu halten." (Brainin, 2009, S. 78)

Neben den nun angeführten klinischen Überlegungen, die meist mit Fallvignetten untermauert sind, gibt es auch empirische Studien, allerdings zum jetzigen Zeitpunkt keine, die sich explizit mit dem Prozess des Erinnerns oder der Rekonstruktion beschäftigen. 2003 führten Muratori et al. (S. 331 ff.) eine Follow-Up-Studie zwei Jahre nach der erhaltenen Behandlung durch. 58 Kinder zwischen sechs und elf Jahren mit internalisierenden Störungen (Depression oder Angststörungen) erhielten eine elfwöchige psychodynamische Kurzzeitpsychotherapie und wurden sechs Monate und zwei Jahre nach dem Ende der Behandlung untersucht. Als Therapiemanual zogen die Studienautor*innen ein Therapieprotokoll zu Rate, das eigentlich für Mütter und Kleinkinder entwickelt wurde, adaptierten dieses jedoch dem Alter der Kinder in der Studie entsprechend und fügten einige Eltern-Kind-Sitzungen ein. Das Ziel war es, den Kernkonflikt herauszuarbeiten und mit den Symptomen des Kindes in Verbindung zu bringen. In den ersten fünf Sitzungen des Protokolls liegt der Fokus auch auf der Rekonstruktion:

> „Five parent–child sessions in which the therapist allows the parent's representations to emerge and recognizes the link between parent's reconstruction of self-history with child behavior. The child's symptom is understood for its role in providing parents with defenses against anxiety, guilt, and depressive affects.“ (Muratori et al., 2003, S. 333)

Darauf folgten fünf Sitzungen mit dem Kind allein, wo vor allem Spiel und Verbalisierung im Vordergrund stehen sollen. Es folgt eine abschließende Eltern-Kind-Sitzung, in der noch einmal der Kernkonflikt zur Sprache kommen soll. Es wird hier nicht – wie so oft – explizit von Wirkfaktoren gesprochen, nachdem aber die oben genannten Punkte das Therapieprotokoll ausmachen, kann davon ausgegangen werden, dass diese Interventionen und Prozesse als wirksam eingestuft wurden. Neben Rekonstruktion mit den Eltern könnte man auch auf die Wirkfaktoren des psychotherapeutischen Spiels, der Verbalisierung oder der Elternarbeit schließen. Interessant ist die Intervention, dass die Rekonstruktion der eigenen Geschichte in Bezug auf das Verhalten und die Symptome des Kindes in Beisein des Kindes passiert. Dies empfinde ich in der klinischen Arbeit einerseits als wichtig –, Kinder haben so die Möglichkeit, ihre Eltern über sich sprechen zu hören – auf der anderen Seite liegt auch genau hier das Problem. Es gibt Eltern, die über ihre Kinder nicht wertschätzend sprechen, oder Familiensysteme, in denen das Kind zum Sündenbock stilisiert wurde. Hier ist auf jeden Fall Vorsicht geboten, Kinder sollen nicht beschämt eine psychotherapeutische Sitzung verlassen. Die oben genannte Studie fand heraus, dass diese Kurzzeitpsychotherapie effektiv sei, die Veränderungen waren sofort, aber auch zeitverzögert zu bemerken.

Als Abschlussbemerkung soll hier noch die Behandlung von posttraumatischen Belastungsstörungen genannt werden, bei denen die klinischen Prozesse der Erinnerung und der Rekonstruktion wichtige Rollen spielen. Dies lässt sich schulenübergreifend beobachten. Um eine traumatische Situation zu verarbeiten, kommt es oft zur Wiederholung dieser Situation. Dies kann durch sogenannte Flash-Backs oder wiederkehrende Albträume passieren. Erinnern, Rekonstruieren und in weiterer Folge Durcharbeiten kann als (allgemeiner) Wirkfaktor in der Behandlung von Traumata bei Kindern und Jugendlichen angenommen werden. Bereits 1989 (S. 3ff.) verfasste Terr einen Text über die verschiedenen psychotherapeutischen Methoden, Traumafolgestörungen bei Kindern zu behandeln, und geht dabei auch auf die unterschiedliche Verarbeitung von Traumata auf das Alter der Kinder bezogen ein. So zeigen sich frühe Traumata (die ca. vor 28–36 Monaten erlebt wurden) eher durch Erinnerungen auf der Verhaltens- als auf der verbalen Ebene. In ihrer Beschreibung der psychodynamischen Psychotherapie hebt sie ebenfalls die Bedeutung von rekonstruktiven Techniken hervor. Klinisch-theoretische und empirische Studien zur

Behandlung von Traumafolgestörungen bei Kindern gibt es einige, auch hier spielen die Rekonstruktion und das Erinnern eine Rolle.

Ist der klinische Prozess des Erinnerns und der Rekonstruktion ein spezifischer Wirkfaktor innerhalb der Kinder- und Jugendlichenpsychoanalyse?

Auch wenn es sich hier um klinische Prozesse handelt, die nicht explizit empirisch untersucht wurden, kann man hier von Wirkfaktoren auf verschiedenen Ebenen sprechen. Zum einen ist es sicherlich schwierig bis unmöglich, ein geeignetes empirisches Studiendesign für die Untersuchung der psychotherapeutischen Wirkung von Erinnern und Rekonstruktion zu entwerfen und durchzuführen, zum anderen habe ich den Eindruck gewonnen, dass beide so tief verwurzelt in therapeutischen Prozessen sind, dass es nicht immer explizit genannt wird (außer in der Behandlung von Traumafolgestörungen).

Bei Personen, die in institutioneller Betreuung aufgewachsen sind, kann die Rekonstruktion eine wichtige Rolle spielen (egal ob es sich dabei um ein Kind, eine*n Jugendliche*n oder eine*n Erwachsene*n handelt). Eine behandlungstechnische Herausforderung ist natürlich, dass bei der Behandlung von Kindern die Eltern oder Bezugspersonen miteinbezogen werden müssen, siehe dazu auch Kapitel 7.4.

Warum und wie wirkt dieser Wirkfaktor?

Die beiden klinischen Prozesse des Erinnerns und Rekonstruierens haben sicherlich eine, auf den ersten Blick banal wirkende Funktion: Die Prozesse verraten sowohl Patient*in als auch Psychoanalytiker*in etwas über das Leben des oder der Patient*in. Damit tragen sie zum Verständnis von Symptomen, Beziehungserfahrungen, Selbstbild, ausgebildeten Repräsentanzen oder maladaptiven Mustern bei. Sie haben eine kommunikative und adaptive Funktion, bringen psychotherapeutisches Material zum Vorschein, welches weiterbearbeitet werden kann. Eng verwoben kann man diesen klinischen Prozess mit der Intervention des Verbalisierens und der Bildung neuer Narrative betrachten. Beide Prozesse tragen zum Verständnis bei und ebnen den Weg zu einer emotional-korrektiven Erfahrung innerhalb der psychoanalytischen Behandlung.

6.2.3 Klinischer Prozess: Widerstandsanalyse und Einsicht gewinnen

„Im Verlauf der psychoanalytischen Behandlung nennt man all jenes ‚Widerstand‘, was in den Handlungen und Worten des Analysierten sich dem Zugang zu seinem Unbewußten entgegenstellt“ (Laplanche & Pontalis, 1973, S. 622) – so definieren die Autoren den Begriff des Widerstandes, der seit Sigmund Freud eine Tradition in der Psychoanalyse hat und auch in der Behandlung von Kindern und Jugendlichen eine Rolle spielt.

Widerstand kann sich in gänzlich unterschiedlichen Formen zeigen: durch Zuspätkommen, Nichteinhalten von Terminen, andauerndes gegenseitiges Missverstehen, Verweigerung oder Vergessen der Honorarzahlung, Schweigen oder weitschweifige Sprache. Gipfeln kann ein nicht-durchbrechbarer Widerstand im Abbruch der Behandlung. Anna Freud schrieb (2018 [1965], S. 41 ff.) über die Widerstandsanalyse in der Arbeit mit Kindern, dass es anfänglich die Hoffnung gab, dass Widerstände durch die unreife Ichstruktur der Kinder weniger hartnäckig ausfallen würden.

> „Im Gegenteil, die Grenzen zwischen Ich und Es, bewußt und unbewußt, sind beim Kind nicht weniger streng gezogen als im späteren Leben; der Auftrieb der Es-Abkömmlinge und ihr Einschluß in das analytische Material kommt nicht leichter zustande als beim Erwachsenen; das Ich des Patienten hält umso ängstlicher an seiner Abwehr fest, je weniger sicher es sich in seiner Oberherrschaft und Vermittlerrolle fühlt.“ (Freud, (2018 [1965], S. 41)

Kinder würden dieselben Widerstände erleben wie Erwachsene und entwickeln auch noch weitere Widerstände oder Problematiken mit der Durchführung der Analyse, die sowohl dem Entwicklungsstand als auch der Abhängigkeit von Bezugspersonen geschuldet sind. Folgende Schwierigkeiten bzw. Besonderheiten in puncto Widerstand beschreibt Anna Freud:

(1) Kinder kämen nicht aus eigenem Antrieb zur Analyse und es gäbe kein freiwilliges Bündnis zur Behandlung. Dies mag bei manchen Kindern und Jugendlichen zutreffen, v. a. wo staatliche Behörden die Zuweiser sind bzw. auch die Behandlung finanzieren. Diese Widerstände kann es aber in der Behandlung von Erwachsenen genauso geben. Oftmals kommt es in der Praxis dazu, dass Kinder und Eltern einen unterschiedlichen Leidensdruck empfinden. Dies fällt, mir persönlich, stark in der Behandlung von Kindern mit externalisierenden Verhaltensweisen (zumeist Jungen) auf. Das Umfeld erlebt die Wildheit, die Impulsdurchbrüche oder das aggressive/unruhige Verhalten wesentlich störender als die Kinder selbst. Die Kinder führen innere Spannungszustände durch die Externalisierungen ab und erleben sie dadurch nicht mehr als störend – ihr Umfeld hingegen schon.

(2) Kinder leben im Augenblick im „Hier-und-Jetzt“, eine langfristige Aussicht auf Verbesserung des Zustandes wiegt weniger als die aktuelle Abfuhr von Unlust und das Zugewinnen von Lust.

(3) Kinder agieren in der psychoanalytischen Behandlung immer aus, da die Therapie über das Spiel verläuft. Dies stellte in der Weiterentwicklung der Kinderanalyse (vor allem durch Melanie Klein) immer weniger ein Problem dar. Das Spiel wurde als Sprache der Kinder erkannt und so in die Behandlungstechnik integriert.

(4) Kinder, die eine unreife Ichstruktur besitzen, könnten die Analyse als bedrohlich empfinden. Dies sei, laut Anna Freud, am stärksten in der Zeit der Vorpubertät, wo die Triebabwehr ihren Höhepunkt erreicht.

(5) Kinder hätten mehr Formen der Ichwiderstände zur Verfügung als Erwachsene, da auch primitive Abwehrformen noch erhalten sind.

(6) Das Kind arbeitet Widerständen nicht entgegen, sondern stellt sich auf die Seite der Widerstände. So könnten nur durch das Einbeziehen der Eltern die Kinder in der Analyse gehalten werden.

(7) „Die Wiederbelebung von archaischem Material in der Analyse widerspricht dem altersgemäßen Wunsch, die Vergangenheit hinter sich zu lassen." (Freud, 2018 [1965], S. 42) Dies würde an bestimmten Entwicklungspunkten (Übergang von der ödipalen Phase zur Latenzzeit und Pubertät) besonders bemerkbar sein.

(8) Für Kinder sind externalisierende Verhaltensweisen typisch oder, wie Anna Freud es ausdrückt, sie „streiten" in der Außenwelt mit jemanden, um einen inneren Konflikt auszudrücken. Dies habe ich bei Punkt (1) bereits ausführlicher beschrieben.

Anna Freud beschreibt hier vor allem die Widerstände, die auf der Ebene des Kindes zu finden sind, jedoch gilt es zu bedenken, wie abhängig ein Kind von seinen Eltern bzw. Bezugspersonen ist. Gerade Widerstände gegen die Behandlung durch die Eltern sind häufig in der kinderanalytischen Praxis. Dazu zwei kurze Fallvignetten aus eigener Praxis: Als der achtjährige Milos begann, sich von seiner Mutter zu lösen, und einforderte, ein eigenes Zimmer und ein eigenes Bett zu bekommen, versuchte die Mutter ein Ausfallshonorar nicht zu begleichen. Als ich die Absageregelung nach einer Sitzung mit Milos noch einmal erklärte, meinte der Junge: „Mama, das ist die Regel. Du musst einfach bezahlen." Zur darauffolgenden Stunde brachte die Mutter den Jungen nicht und es kostete mich einiges an Anstrengung und das Bemühen um ein Elterngespräch, damit die Behandlung wieder aufgenommen werden konnte. Für die Mutter war die Verhaltensänderung ihres Sohnes äußerst bedrohlich (so musste sie sich mit ihrem Ehemann auseinandersetzen, wenn der Sohn nicht mehr „verfügbar" war) und dies zeigte sich (auch) im Widerstand, das Honorar zu bezahlen oder Milos zu den Terminen zu bringen. Die sechzehnjährige Alina hat sich allein einen über eine Organisation finanzierten Therapieplatz organisiert. Mutter und Stiefvater sind vehement gegen eine Behandlung und werten diese massiv ab, können ihre Tochter aber nicht abhalten. Alina schafft es nicht, die Termine einzuhalten, verschläft immer wieder und entschuldigt sich dann wortreich und mit dem Versprechen, zum nächsten Termin auf jeden Fall zu kommen. Als wir die Reaktion der Eltern mit Alinas Unfähigkeit, die Termine regelmäßig wahrzunehmen, in Verbindung bringen, kommt es zu keinen Ausfällen mehr. Der Arbeit mit Eltern und anderen Bezugssystemen ist noch das Kapitel 7.4 gewidmet. In diesem Kapitel soll es um die Widerstände gegen die

Behandlung gehen, die – wie gesagt – nicht immer auf der Ebene der Kinder sichtbar werden.

Danneberg & Eppel (1980) schreiben in ihrem Text über Abwehr und Widerstand der Eltern in der Kinderanalyse:

> „Wir wissen aus der Analyse von Erwachsenen, wie sinnlos und gefährlich jeder Versuch ist, die Abwehr, die sich als Widerstand äußert, zu ‚durchbrechen‘ oder ‚niederzulegen‘. Die analytische Arbeit mit Kindern und deren Eltern zeigt uns dies vielleicht noch deutlicher, weil jedes Gefühl therapeutischer Allmacht, wann immer es uns anwandeln sollte, sogleich seine Korrektur findet an der realen Macht der Eltern, dem Kind zu nützen oder zu schaden. Oft genug stoßen wir in der Kindertherapie an eine Grenze, die nicht oder doch nur sekundär in der Abwehr des Kindes liegt, sondern in derjenigen seiner Eltern. Die Starre oder Flexibilität der elterlichen Abwehr und unser Umgang mit ihr entscheiden nicht nur darüber, ob eine Kindertherapie überhaupt zustande kommt, sie haben auch wesentlichen Einfluß auf den Verlauf der Therapie und vor allem auf deren Ende.“ (S. 337)

Diesem Einfluss müssen sich Psychoanalytiker*innen, die mit Kindern arbeiten, immer bewusst sein. Die Autorinnen untersuchten Stundenprotokolle von 232 Kindern aus deren Beratungsstelle und versuchten den Untersuchungsanlass, die Beschreibung der Symptomatik durch die Eltern und die psychologischen Untersuchungen miteinander in Verbindung zu bringen.

Windaus (2006, S. 335 ff.) beschreibt die psychoanalytische Kurz- und Fokaltherapie bei Kindern, Jugendlichen und deren Eltern und macht in puncto Widerstand auf einige Aspekte aufmerksam. Durch die Kürze der Behandlung – die ja auch den Patient*innen im Vorhinein klar ist – ergibt sich Folgendes: „Die Kürze der Zeit enthält ein spezifisches Widerstandspotential, das den Patienten dazu bringen kann, sich nicht wirklich einzulassen. Umgekehrt lässt sich mancher Patient darauf ein, weil ‚nur‘ eine Kurzzeittherapie vereinbart worden ist.“ (Windaus, 2006, S. 360) Der Zeitfaktor spielt ebenso eine Rolle in der Widerstandsanalyse, genauso wie das Kommunikationsmittel der Wahl in der Kinderanalyse:

> „Diesem Konzept liegt die Annahme zugrunde, dass Kinder ihre Affekte sicherer erleben, wenn die Distanz zum Erlebten durch eine Spiel- bzw. symbolische Ebene vermittelt wird. Durch das damit verbundene Abschwächen von Angst und Scham soll der Widerstand des Kindes verringert werden, was seine präkognitive Wahrnehmungsebene stärke.“ (Windaus, 2006, S. 339)

Die Widerstandsanalyse würde neben dem freien Assoziieren, der Verwendung von Übertragung und Gegenübertragung den analytischen Prozess strukturieren, und durch die Formulierung eines Fokus wird auf den Kernkonflikt gezielt. Windaus führt mehrere Studien an, die sich mit der Wirksamkeit von psychoanalytischer Kurzzeit- und Fokaltherapie beschäftigt haben und zu dem Resultat kamen, dass psychoanalytische Kurzzeit- und Fokaltherapie besonders wirksam bei Angststörungen sei, aber auch bei anderen Diagnosen eine gute Wirksamkeit zeigen würde. Die Analyse des Widerstandes findet sich in dem Therapiemanual der Kurzzeit- und Fokaltherapie wieder.

Nicht verwechselt werden darf ein Widerstand mit der Ausbildung von der Fähigkeit, „Nein“ zu sagen, Grenzen zu setzen, zu trotzen oder sich abzugrenzen. Dies zeigt sich besonders bei Kindern zwischen dem zweiten und vierten Lebensjahr.

Empirische Untersuchungen, die sich explizit mit dem Phänomen des Widerstandes oder der Widerstandsanalyse in der Kinder- und Jugendlichenpsychoanalyse beschäftigen, sind mir keine bekannt. Erkennen kann man die Wichtigkeit nur, indem man sich die evaluierten Therapiemanuale zu Gemüte führt und sich deren Konzeptionen ansieht. Die Abgrenzung, ob es sich bei der Widerstandsanalyse um eine konkrete Intervention oder einen klinisch erwünschten Prozess (aus einem Widerstand herauszufinden und dadurch Einsicht zu erlangen) handelt, ist ebenso schwierig.

In jedem Fall soll u. a. der Prozess der Widerstandsanalyse zur „Einsicht“ führen. Beginnend mit einem oft diskutierten Spezifikum in der Kinderanalyse: der fehlenden Krankheitseinsicht der Kinder. Schon die Pionierinnen der Kinderanalyse (siehe auch Kapitel 4.1.1) machten sich dazu Gedanken. So schrieb Hug-Hellmuth, dass man nach einiger Zeit ein direktes Gespräch mit den kindlichen Patient*innen führen sollte: „Wann der richtige Zeitpunkt gekommen ist, zum Analysanden über den Zweck der gemeinsamen Stunden zu sprechen, darüber läßt sich keine Regel aufstellen; Erfahrungen und persönliches Feingefühl sind allein die verläßlichen Führer“. (Hug-Hellmuth, 1921, S. 12) Auch Anna Freud (2018 [1965], S. 36) schreibt über die fehlende Krankheitseinsicht, die nicht mit Widerstand verwechselt werden dürfe. Diese fehlende Krankheitseinsicht würde außerdem verhindern, dass die Kinder einen Wunsch nach einem psychotherapeutischen Bündnis haben würden. Anna Freud schreibt, dass man es hinzunehmen habe, dass die Umwelt des Kindes stark für „Beginn, Aufrechterhaltung und Vollendung der Behandlung“ (Freud, 2018 [1965], S. 36) die kindliche Umwelt verantwortlich sei. Dazu möchte ich ein paar klinische Anmerkungen geben: Je älter die Kinder sind, desto häufiger kommt auch der Wunsch von den Kindern selbst, eine Psychotherapie in Anspruch zu nehmen. Die Einstellung der Menschen und die gesellschaftliche Position der Psychotherapie verändern sich immer mehr und die Akzeptanz wächst. Fehlende Krankheitseinsicht bzw. ein unterschiedlich empfundener Leidensdruck kommen vor. Allerdings kann dies auch in der Behandlung von Erwachsenen der Fall sein (z. B.: bei wahnhaften oder psychotischen Symptomen) und stellt Behandler*innen ebenfalls vor eine große Herausforderung. An anderer Stelle schreibt Anna Freud (2018 [1965], S. 200) Ähnliches: Es gibt auch Erwachsene, die keine Krankheitseinsicht haben und dann nicht zur Behandlung erscheinen. Kinder hingegen würden einfach zur Behandlung von den Eltern gebracht. Auch dass in der Familie ein Dialog zustande kommt über die unterschiedlichen Erlebniswelten in ein und derselben Familie, kann schon als Therapeutikum wirksam sein. Manchmal bin ich erstaunt, wie unterschiedlich einzelne Familienmitglieder die familiäre Stimmung erleben, obwohl alle unter einem Dach wohnen. Die fehlende Krankheitseinsicht möchte ich dennoch nicht als allgemeines Problem in der Behandlung von Kindern annehmen. Ich habe schon äußerst reflektierte Kinder im Latenzalter erlebt, die sehr gut ihre Probleme ausdrücken konnten, und umgekehrt ältere Kinder oder Jugendliche mit wenig Krankheitseinsicht. Es bleibt im Einzelfall zu entscheiden, wie und wann die Aufnahme einer Psychotherapie sinnvoll ist.

Warum dieser Ausflug zur (fehlenden) Krankheitseinsicht? Einsicht an sich wird in der Psychoanalyse als ein erstrebenswerter klinischer Prozess verstanden.

> „Der Begriff der Einsicht bezeichnet in der neueren psychoanalytischen Literatur den besonderen Zustand des Analysanden, durch den die Therapieziele wie Linderung und Aufhebung der Symptome oder Veränderungen des Charakters etc. herbeigeführt werden ... Während die Deutung als bevorzugte Interventionsform auf Seiten des Therapeuten gilt, bezeichnet Einsicht die kreative Möglichkeit auf Seiten des Patienten, in sich eine Antwort zu erschaffen, die in der Lage ist, eine pathogene Verarbeitung eines Traumas in eine ichsyntone und realitätsgerechte zu transformieren. Nicht von ungefähr wird daher die psychoanalytische Therapieform als Heilung durch Einsicht bezeichnet.“ (Schöpf, 2014, S. 202)

Dies mag nicht verwunderlich sein, dass Einsicht dem oder der Patient*in hilft, etwas über sich zu erfahren, und damit auch Symptomreduktion einhergehen kann. Es erfasst aber auch die schöpferische Kraft des/der Patient*in und dessen/deren Potenzial zur Selbstheilung. Wie zeigt sich das in der Behandlung von Kindern und Jugendlichen? Miller soll 1979 für ein wissenschaftliches Kolloquium des Anna Freud Centre, dessen Thema die Einsicht war, einen Vortrag halten. Dabei beschrieb sie die Analyse der vierjährigen Amy. Die Autorin verbindet den Begriff der Einsicht mit dem Begriff der Erkenntnis und versucht in der klinischen Falldarstellung zu erörtern, wie das vierjährige Mädchen zu Erkenntnissen kommt und wie sie diese danach nutzen kann.

> „Einsicht umfaßt die kognitive wie auch die affektive Ebene, bei der der Patient auch die an das Verstehen gekoppelten Affekte erlebt. Im Endeffekt müssen die kognitive und die Erlebnisebene zusammentreffen, wenn sich eine Einsicht zu Erkenntnis kristallisieren soll. Einsicht kann beim Patienten entstehen und eine neue Erkenntnis über sich selbst oder über jemand anderen widerspiegeln. Ebenso kann sie beim Analytiker liegen, da Einsichten aus der für die analy-

> tische Beziehung charakteristischen Interaktion gewonnen werden. Wir Analytiker erfahren von dem Zustandekommen einer Einsicht, wenn der Patient darüber berichtet oder wenn wir eine eigene Einsicht haben. An eine Einsicht oder zumindest an die Möglichkeit einer solchen denken wir auch, wenn wir Veränderungen beobachten. Wir schließen aus solchen Veränderungen, daß manche Anteile der inneren Welt des Patienten sich geändert haben oder zwischen ihnen ein neuer oder anderer Zusammenhang entstanden ist.“ (Miller, 2002, S. 122)

Die Autorin definierte vier Explorationsfelder, um zu verstehen, wie Amy mit Einsicht und Erkenntnis umgehen würde, es handelt sich um versprachlichte Selbstbeobachtungen von Amy, Deutungen, in denen Miller ihre Einsichten transportierte, Veränderungen (bei Amy, bei Miller, in der Technik etc.) und insbesondere Veränderungen in der therapeutischen Beziehung. Miller beschreibt sehr authentisch, wie die Behandlung über das Spiel mit Amy Fortschritte macht und wie sie dem Mädchen im Spiel begegnet. Das Wechselspiel aus verbalen Mitteilungen, Spielassoziationen, Veränderungen in der therapeutischen Beziehung, Verbalisierung und Deutungen kommt in dieser Fallbeschreibung sehr gut zum Vorschein. „Die analytische Beziehung in all ihren Dimensionen wurde das Spielfeld, auf dem wir über Amys innere Welt mehr erfuhren. Ich widerspiegelte Amy, was ich verstand, und Amy konnte diese Erkenntnisse verinnerlichen und mir daraufhin wieder mehr erzählen.“ (Miller, 2002, S. 140) Beeindruckend an der Fallbeschreibung sind ebenso die Selbstverständlichkeit und der natürliche Stellenwert, den der Einsichtsgewinn in der psychoanalytischen Arbeit hat. Im mentalisierungsbasierten Ansatz von Fonagy et al. (2018, zitiert nach Göttken & von Klitzing, 2015) wird davon ausgegangen,

> „dass der einsichtsfördernde Aspekt der Therapie, der Bewusstmachung von unbewussten Wünschen und Impulsen und von deren Abwehr besteht, nur bei Kindern (und auch Erwachsenen) sinnvoll ist, die bereits ein bestimmtes Maß an Symbolisierungsfähigkeit erreicht haben. Symbolisieren kann ein Kind dann, wenn es zwischen Wunsch und Wunscherfüllung bzw. Trieb und Triebbefriedigung etwas Drittes einfügen kann: das Symbol.“ (S. 66)

Ob diese Fähigkeit erreicht wurde, kann u. a. in der Qualität des Spiels erkannt werden (siehe auch in Kapitel 6.1.8).

Nachdem ich auch in diesem Kapitel oft über die Funktion der Eltern gesprochen habe, möchte ich die Bedeutung der Eltern hier auch noch einmal kommentieren: Einsicht kann bei der Behandlung von Kindern auch auf der Ebene der Eltern stattfinden. So können Erlebniswelten der Kinder besser verstanden werden bzw. die Pathogenese gewisser Symptomatik. Dies kann sowohl im Rahmen von Elterngesprächen oder gemeinsamen Eltern-Kind-Stunden passieren als auch über die Videoaufzeichnung von gemeinsamer Interaktion. Einsicht und Erkenntnisgewinn sind also auf jeder Ebene hilfreich.

Empirische Untersuchungen über Einsicht in der psychoanalytischen Behandlung von Kindern und Jugendlichen gibt es kaum. Goodman & Athey-Lloyd (2011, S. 311 ff.) untersuchten die Interaktionen zwischen zwei Psychotherapeuten und einem sechsjährigen Kind mit Asperger-Autismus im Rahmen einer psychodynamischen Behandlung. Dabei wurde das Child Psychotherapy Q-Set verwendet. Es änderten sich die Interaktionsmuster zwischen den beiden Behandlungen, aber auch über die Zeit. Für die Einsicht interessant ist, dass diese als Item im Child Psychotherapy Q-Set definiert ist bzw. auch als Merkmal in einer Interaktionsstruktur vorkommt: „Interaction structure one: ‚Reassuring, supportive, nondirective therapist with a compliant, curious child building insight and positive feelings‘“. (Goodman & Athey-Lloyd, 2011, S. 317) Da es sich um keine Wirksamkeitsstudie handelt, wird auch nicht auf die Bedeutung vom Gewinnen neuer Einsichten eingegangen. Röhnelt Ramires et al. (2015, S. 129 ff.) verwendeten ebenfalls das Child Psychotherapy Q-Set für eine Einzelfallstudie. Ebenfalls wurden die Interaktionsmuster zwischen Psychotherapeutin und einem Jungen mit Asperger-Autismus untersucht. Dass Einsicht ein therapeutisch wirksamer Faktor ist, wird in der Einleitung erwähnt: „This approach aims to address focal situations, identify and resolve developmental conflicts, facilitate the acquisition of insight regarding the unconscious motivations of behaviors related to the principal conflicts, and help the patient resume a normal course of development …“. (Rohnelt Ramires et al., 2015, S. 129) Allerdings kommt dem Thema der Einsicht keinerlei Bedeutung mehr bei den Resultaten zu. Einsicht wird jedoch auch immer wieder als Wirkfaktor diskutiert, bzw. es gibt unterschiedliche Ansichten darüber, welchen Stellenwert die Einsicht einnehmen sollte und wie groß die Effektstärke von Einsicht in diversen Wirksamkeitsstudien ist (Lacewing, 2014, S. 154 ff.). In der Behandlung von Erwachsenen lassen sich empirische Studien, die sich mit der Einsicht beschäftigen, finden, z. B. Leichsenring & Leibing, 2007, S. 217 ff. oder Johansson et al., 2010. S. 438 ff.

Ist der klinische Prozess der Widerstandsanalyse und des Einsichtgewinnens ein spezifischer Wirkfaktor innerhalb der Kinder- und Jugendlichenpsychoanalyse?

Die Widerstandsanalyse hat eine lange Tradition in der Psychoanalyse und kann insofern als Wirkfaktor angesehen werden, als dieser Prozess zur weiteren Einsicht führt. Einsicht und Erkenntnis-Gewinnen stellen fundamentale Wirkfaktoren in der psychoanalytischen Behandlung dar. Die Psychoanalyse hatte von jeher einen emanzipatorischen Anspruch. Sein psychisches Erleben besser kennenzulernen und durch Einsicht Integration und Synthese zu fördern, muss als Wirkfaktor bezeichnet werden.

Welche Überschneidungen es zwischen den Prozessen des „Einsicht-Gewinnens“ und der „Mentalisierung“ gibt, soll in Kapitel 7.5 genauer beleuchtet werden. Schöpf (2014) schreibt zur Einsicht als Wirkfaktor:

> „… weil im therapeutischen Prozess nicht nur die richtige Erwartungsvorstellung (welche der Einsicht entspricht) als kurativer Faktor zählt, sondern auch eine Reihe spezifischer und unspezifischer Einflüsse beteiligt sind, wie der Beziehungsaspekt zum Analytiker, auch spontane Remissionen und andere Bedingungen, welche empirisch schwer zu isolieren und in ihrer Wirkung nachzuweisen sind. Eine begleitende Prozessforschung zum analytischen Prozess ist also notwendig, um die Rolle der Einsicht genauer zu bestimmen und ihre Wirkung einzugrenzen.“ (S. 205)

Dies verleitet mich zur vorsichtigen Annahme, dass bestimmte Techniken leichter empirisch untersucht werden können, da sie sich leichter isolieren lassen und somit überprüft werden können. Klinische Prozesse (mit einem mittleren Abstraktionsniveau) lassen sich wesentlich schlechter in ein passendes Studiendesign gießen.

Warum und wie wirkt dieser Wirkfaktor?

Dass Einsicht, Verstehen und Erkenntnisgewinn psychotherapeutisch wirksam sind, erscheint nachvollziehbar – immerhin wenden sich viele Personen an Psychotherapeut*innen, weil sie etwas nicht verstehen. Seien es Symptome, scheiternde Beziehungen, Kränkungen etc. Einsicht ist psychotherapeutisch auf der Ebene der Kinder/Jugendlichen und der Eltern wirksam. Gemeinsames Verstehen-Können eröffnet neue Diskurse und kann das familiäre Klima verbessern. Die Widerstandsanalyse als Prozess soll Einsicht fördern und Erkenntnisse ins Bewusstsein heben. Die weitere psychotherapeutische Bearbeitung und Reflexion dieser Erkenntnisse ist notwendig. Auch im Heidelberger Katamneseprojekt wird die Einsicht als eine von drei wesentlichen Wirkfaktoren beschrieben: „Als wesentlich wird die Einsicht des Patienten herangezogen, d.h. ein vertieftes Verstehen sowohl seiner gegenwärtigen Gefühle und/oder seiner frühkindlichen Beziehungsmuster. Zu dieser Einsicht soll die Deutungsarbeit des Therapeuten entscheidend beitragen.“ (Bräutigam et al., 2003 [1990], S. 189)

6.2.4 Klinische Prozesse: Katharsis, Abreaktion und Regression

Katharsis ist ebenfalls ein Begriff, der sich auf die frühe Psychoanalyse und die Behandlung der Hysterie zurückführen lässt. In der wörtlichen Übersetzung bedeutet er „Reinigung“, und gemeint ist ein Zustand, in dem das emotionale Abreagieren von Affekten möglich ist. Der Begriff kommt nicht ausschließlich in der psychoanalytischen Psychotherapie vor. Ich möchte diesen Begriff auf die psychoanalytische Arbeit mit Kindern ausdehnen: Durch das Spiel erreichen Kinder (und der oder die Psychotherapeut*in) manchmal ebenso ein „Flow-Erlebnis“ (siehe Kapitel 6.1.8). Auch dieses Erlebnis lässt sich als Katharsis werten. Hier dient die Katharsis der Förderung von Symbolisierungsmöglichkeiten und der Stärkung von Ich-Funktionen. Da Spiel eine Handlung ist, kann es auch zu einer Abreaktion auf der Handlungsebene kommen, bzw. es spielt die Möglichkeit, Affekte abzureagieren, in der Kinderanalyse eine andere Rolle als in der Behandlung von Erwachsenen. Für Kinder ist körperliches Abreagieren manchmal notwendig, auch weil ihre Abwehrstruktur noch nicht so gut ausgebildet ist wie bei Erwachsenen.

> „Die ausschließliche Betonung des Abreagierens als des psychotherapeutisch Wirksamen ist vor allem charakteristisch für die Periode der sogenannten kathartischen Methode. Der Begriff bleibt jedoch in der psychoanalytischen Technik erhalten, und zwar sowohl aus sachlichen Gründen (in jeder Behandlung sind Manifestationen emotioneller Entladung, je nach dem Typus des Patienten in unterschiedlichem Ausmaß nachweisbar)“. (Laplanche & Pontalis, 1973, S. 22)

Obwohl beide Begriffe als historisch „alte“ Begriffe gelten mögen, haben sie in der Kinderpsychoanalyse eine Gültigkeit. So schreiben Lehmhaus und Reiffen-Züger 2018) über die Katharsis im Spiel:

> „Für Kinder hat Kathartisches tatsächlich einen besonderen Reiz, wenn sie sich z.B. am Boxsack die Seele aus dem Leib boxen, beim Fußball oder im Bälle-Bad ‚Dampf ablassen‘ … Natürlich findet abreagierendes Spiel Eingang in die therapeutische Begegnung und braucht Akzeptanz, aber es braucht auch Transformation, um psychotherapeutisch nutzbar zu werden.“ (S. 88f.)

Das abreagierende Spiel kann in einen fantastischen Kontext eingebettet werden, damit sich symbolisches Spiel daraus ergeben kann. Wie das Spiel sich verändert, haben Terradas & Asselin (2021, S. 1ff.) beschrieben (siehe auch Kapitel 6.1.8). Dabei entwickelten sie vier Phasen im Spielverhalten von Kindern, die frühe Beziehungstraumata erlitten haben. Nach der Phase, eine vertrauensvolle Beziehung zum Kind aufzubauen, entwickelt sich traumatisches Spiel („traumatic play“) zu abreagierendem Spiel („abreactive play“), weiter zu wiederinszenierendem Spiel („reenactment play“) und in der letzten Stufe zum symbolischen Spiel („symbolic play“).

Empirische Studien, die die Katharsis oder das Abreagieren als Wirkfaktor untersuchen, sind mir nicht bekannt. In einigen Schriften über das psychoanalytische Kinderspiel werden diese Prozesse aber immer wieder betont, z.B.: „It is obviously this merging of reality and fantasy which makes possible the abreaction of an experience in play.“ (Wälder, 1933, S. 221) oder „Play therapy involves interpreting the play activities of children to promote abreaction, insight, and/or corrective emotional experience.“ (Levenson & Herman, 1991, S. 660)

Die Regression ist ein Begriff in der Psychoanalyse und unter bestimmten Umständen ein klinisch erwünschter Prozess.

> „Mit anderen Worten: Die Regression hilft, den unbewussten Phantasien auf die Spur zu kommen und ihre befürchtete Gefährlichkeit an der Realität zu messen, mit dem Resultat, dass sie angstfreier zugelassen werden können, wodurch ein deutlich geringerer Aufwand an Lebensenergie betrieben werden muss, um sie abzuwehren, und diese frei gewordene Energie nun der Weiterentwicklung zur Verfügung steht.“ (Wittenberger, 2016, S. 129)

Hierbei werden verschiedene Qualitäten unterschieden: So müssen Kinder mit ich-strukturellen Defiziten durch den oder die Psychoanalytiker*in eher stützend und durch äußere Steuerung vor einem „freien Fall“ in die Regression bewahrt werden, bei neurotischen Kindern hingegen kann der Prozess der Regression durch die offene Haltung des oder der Psychoanalytiker*in gefördert werden. Diese Regression im Dienste des Ichs beinhaltet eine schöpferische Kraft und „ermöglicht es dem Kind, im Zurückpendeln in die Lebendigkeit der paranoid-schizoiden Position zu spüren und damit Zugang zu verdrängten vitalen Gefühlen und Phantasien wiederzuerlangen.“ (Wittenberger, 2016, S. 131) – Winnicott (2010 [1971], S. 67) unterscheidet zwischen der benignen und der malignen Regression: Bei der malignen Regression kann sich der oder die Patient*in nicht entspannen und sich nicht in Abhängigkeit zum/zur Psychoanalytiker*in begeben. Sie kann sich bei Kindern beispielsweise durch hypermotorische Verhaltensweisen zeigen oder bei Jugendlichen, die weitschweifig sprechen ohne einen Inhalt. Der oder die Patient*in verlässt dann ein schon erreichtes Struktur- oder Funktionsniveau und kehrt zu einem früheren Niveau (biografisch oder strukturell) zurück. Bei der benignen Regression gelingt eine Entspannung, und es kommt zu einer entwicklungsfördernden Regression. Nun gilt es zu beachten, dass Kinder und Jugendliche noch nicht vollends das Struktur- und Funktionsniveau erreicht haben und regressive Phasen zur psychischen Entwicklung dazugehören. Wiese (1983) beschreibt die Pubertät als eine Krise, in der Jugendliche auf frühkindliche Entwicklungsschritte zurückgreifen:

> „Es lassen sich drei Verlaufstypen dieser Regression abgrenzen: a) der Jugendliche regrediert im Dienst seiner Entwicklung, b) die Regression führt zum Wiederaufleben frühkindlicher Trennungskonflikte, c) es besteht eine persistierende Regression auf die Stufe von Loslösung und Individuation mit der Folge schwerer Persönlichkeitsstörungen in der Adoleszenz.“ (S. 1)

Auch in psychodynamischen Modellen zur Erklärung von Suchterkrankungen spielt das Konzept von pathogener Regression eine Rolle. Regression auf frühere Entwicklungsstufen ist allerdings nicht immer automatisch pathologisch.

So kann es vorkommen, dass Kinder sich kurzfristig wieder regressiver Muster bedienen, wenn ein bestimmter (noch überfordernder) Entwicklungsschritt ansteht. So kommt es beispielsweise bei einem fünfjährigen Mädchen wieder zu Angst vor den Geräuschen des Staubsaugers, obwohl dies seit dem zweiten Lebensjahr kein Problem mehr darstellte. Nach einigen Wochen berichtet die Mutter davon, dass es nun kein Problem mehr sei. Wenn regressive Verhaltensweisen allerdings alltagsbestimmend sind und das Maß des Erträglichen in einer Familie überschreiten, dann kann dies auch der Anlass für eine Psychotherapie sein. So kommt es beispielsweise zu sekundärer Enuresis nach der Geburt eines Geschwisterkindes als Folge von Geschwisterrivalität. Dies nennt Anna Freud (2018 [1965]) die „normale (temporäre) Regression in der Ichentwicklung“. Sie beschreibt, wie dynamisch Kindesentwicklung vonstatten geht, wie blitzartig Entwicklungsschritte vorangehen oder eben wieder regredieren können. „Normale Kinderentwicklungen, wie wir sie zu kennen glauben, gehen nicht sprunghaft von sich, sondern Schritt für Schritt, vorwärts und wieder rückwärts, mit progressiven und regressiven Vorgängen in ständiger Abwechslung.“ (S. 97)

Auch der Vorgang der Regression wurde nicht isoliert empirisch untersucht. Dieses Kapitel abschließen möchte ich mit einem Hinweis auf die Publikation von Schaefer und Drewes (2013, S. 1 ff.) „The therapeutic Powers of Play – 20 Core Agents of Change“ (siehe auch Kapitel 7.6). In diesem Buch werden schulenübergreifend die wichtigsten Elemente des therapeutischen Spiels beschrieben. Auch Katharsis, Regression und Abreaktion finden hier als Herzstücke des Spiels Erwähnung. Die Überschrift für diese Gruppe an Elementen lautet „Pflege von emotionalem Wohlbefinden“ und deutet auf die innerpsychische Wichtigkeit hin, die diese Mechanismen haben.

> „Catharsis has been recognized throughout history as healing, cleansing, and transforming experience, and has been used in cultural healing practices, religion, medicine, literature, drama, and psychology … Children's cathartic play offers stress-reducing potential. Catharsis allows the child the satisfaction of completing some or all of a previously restrained or interrupted sequence of self-expression.“ (Schaefer & Drewes, 2013, S. 71)

Die Autor*innen schreiben auch, dass es wenige empirische Studien zur Katharsis gibt, was wohl auch daran liegen mag, dass dieser Begriff nicht einheitlich verwendet wird. Die angeführten Studien passen auch nicht in vorliegende Arbeit, da es sich um schulfremde oder schulenübergreifende Studien und Fallvignetten handelt. Auch im Kapitel über Abreaktion (verfasst von Prendiville) werden empirische Studien aufgeführt, die sich mit Abreaktion im Spiel befassen – meist nach von Kindern erlebten Naturkatastrophen. Auch diese Studien eignen sich nicht für die vorliegende Arbeit, geben aber den Hinweis darauf, dass die Grenzen von spezifischen Wirkfaktoren fließend sind.

Ist der klinische Prozess der Katharsis und der Regression ein spezifischer Wirkfaktor innerhalb der Kinder- und Jugendlichenpsychoanalyse?

Ähnlich wie im vorangegangenen Kapitel gibt es auch zu den klinischen Prozessen Katharsis, Abreaktion oder Regression keine isolierten, empirischen Studien, die sich eingehend mit diesen Phänomenen beschäftigten. Die Beschreibung und Konzeption dieser Prozesse sind allerdings in der theoretischen Beschreibung von psychoanalytischen Prozessen fest verankert und werden zur Erklärung von Veränderungsprozessen herangezogen. Aus der Sicht des Heidelberger Katamneseprojekts gibt es neben den Faktoren der Übertragung und der Einsicht noch einen wesentlichen wirksamen Faktor:

> „Als wesentlich wird weiter die Regression des Patienten angesehen, wobei sowohl die gegenwärtigen elementaren Gefühle wie auch die Erfahrung der Kindheit in der Behandlungssituation aktualisiert und lebendig werden sollen. Die Entwicklung einer Übertragung wie auch einer korrigierenden neuen Erfahrung und Einsicht wird an die Tiefe einer solchen Regression geknüpft." (Bräutigam et al., 2003 [1990], S. 189)

Limitierend ist hier zu sagen, dass die Stichprobe zum Großteil aus Erwachsenen bestand, nur 6,6 % der Proband*innen waren unter 19 Jahre alt.

Warum und wie wirkt dieser Wirkfaktor?

Alle genannten Prozesse lassen sich in der Kinderanalyse über das Spiel beobachten und psychotherapeutisch als Material verwerten. Katharsis kann emotionale Abreaktion hervorrufen, die sich erleichternd auf den oder die Patient*in auswirkt. Regression im Dienste des Ichs wirkt ichstärkend und strukturfördernd. Pathologische oder maligne Regression erklärt psychopathologische Entwicklungen und hilft so zur Einsicht für den/die Psychoanalytiker*in und in weiterer Folge darauf auch dem oder der Patient*in.

6.2.5 Klinischer Prozess: Durcharbeiten

Beim Prozess des Durcharbeitens handelt es sich um einen psychischen Vorgang,

> „durch den die Analyse eine Deutung integriert und die Widerstände überwindet, die sie hervorruft. Es handelt sich dabei um eine Form psychischer Arbeit, die es dem Subjekt erlaubt, bestimmte verdrängte Elemente zu akzeptieren und sich von der Bemächtigung der Wiederholungsmechanismen zu befreien." (Laplanche & Pontalis, 1973, S. 123)

Ausgelöst und begünstigt werden soll der Vorgang des Durcharbeitens durch Deutung und die Analyse von Widerständen. Integration und Synthese sind das Ziel dieses klinischen Prozesses. Außerdem ist das Durcharbeiten ein ständiger psychischer Vorgang in einer psychotherapeutischen/psychoanalytischen Behandlung und muss auch immer wieder reaktiviert werden, wenn beispielsweise Einsichten der Verdrängung zum Opfer fallen. Der Begriff des Durcharbeitens mag sehr ungenügend definiert sein, beschreibt der Begriff den Prozess, in welchem Veränderung stattfindet und welcher schwer messbar ist.

Auch in der psychoanalytischen Behandlung von Kindern und Jugendlichen wird immer wieder vom Prozess des Durcharbeitens gesprochen, bzw. es findet sich die Formulierung des unbewussten (Kern-)Konflikt-Durcharbeitens sowohl in der theoretischen Literatur wieder als auch in psychoanalytischen Behandlungsmanualen. Dazu einige Beispiele: Rosenblum et al. (1999, S. 319 ff.) beschreiben aus psychoanalytischer Sicht Zusammenhänge aus der Popkultur und der Adoleszenz. Dabei erklären sie, wie sich der Prozess des Durcharbeitens vom Kindesalter zur Adoleszenz verändert:

> „Fairy tales legitimize inner experience by providing vehicles for working through unconscious pressures in fantasy and play. As children grow into adolescence, their developmental needs are no longer met by fairy tales or imaginary play games. For many teenagers in contemporary Western culture, popular music serves as the agent of expression for age-specific conflicts and defenses." (Rosenblum et al.,1999, S. 319 ff., S. 320)

Dies zeigen sie auch anhand einiger Fallbeispiele. Delgado und Strawn (2012, S. 21 ff.) machten sich Gedanken über die Phase der Beendigung einer Behandlung in der psychoanalytischen Psychotherapie mit Jugendlichen. Wie lange ein solcher Beendigungsprozess dauern soll, hängt auch davon ab, dass das nahende Ende „durchgearbeitet" werden müsse. Verschiedene Autor*innen schlagen verschieden lange Zeiträume (zwischen einem und vier Monaten) vor, um dieses Durcharbeiten, welches mit der Beendigung von der Behandlung einhergeht, abschließen zu können. Delgado und Strawn (2012, S. 32) beziehen dazu folgende Position: „We propose that in contemporary psychotherapy the time dedicated to termination should be based not only on the achievement of the criteria for termination, but also on the permanency of the achievements." Außerdem stellen sie die Frage, ob das Durcharbeiten der Übertragungsneurose heute überhaupt noch notwendig ist, und definieren die Arbeit mit Jugendlichen als Intensivierung von pathologischen Mustern, einhergehend mit Regression, auftretenden Fantasien und Konflikten in einer Interaktion mit dem oder der Psychoanalytiker*in. Übertragung soll überall dort gedeutet werden, wo sie auftaucht. Die Zeiten der absoluten Neutralität seien vorbei, der oder die Behandler*in aktiver in den psychotherapeutischen Prozess eingebunden als in der klassischen Psychoanalyse. Mit einer Fallbeschreibung zeigen die Autoren, wie eine Beendungsphase sich in einer psychoanalytischen Behandlung gestalten kann.

Wie bereits am Anfang des Kapitels erwähnt, findet sich der Prozess des „Durcharbeitens“ in vielen Manualen wieder, allerdings nie explizit und isoliert untersucht. Auch in der Konzeption der „Transference Focused Psychotherapy –Adolescence, TFP-A“ (siehe Kapitel 5.3) findet sich der Begriff des Durcharbeitens mit einer Limitation bei Borderlinestörungen.

> „Basically, the strategies in TFP-A are similar to the adult treatment, but in general the strategic steps of TFP-A evolve more slowly, with much more time required to explore and clarify the interchange between self and object representations in the transference, and a correspondingly slower rate of working through of primitive defensive operations in the transference.“ (Normandin et al., 2015, S. 104)

Auch verwendeten beispielsweise zwei Studien, die die Wirksamkeit von psychodynamischer Psychotherapie bei Kindern und Jugendlichen mit bestimmten Diagnosen zeigen möchten, Manuale, in denen das „Durcharbeiten“ neben „Kennenlernen“ und „Abschiednehmen“ (Horn et al., 2005, S. 583 oder Kronmüller et al., 2005, S. 564) eine von drei Behandlungsphasen darstellt. Das in beiden Studien verwendete Therapiemanual ist leider unveröffentlicht, würde aber Aufschluss darüber geben, was in der Phase des Durcharbeitens als relevant angesehen wird.

Ist der klinische Prozess des Durcharbeitens und des Ausagierens ein spezifischer Wirkfaktor innerhalb der Kinder- und Jugendlichenpsychoanalyse?

Durcharbeiten ist ein sehr breit gefasster Begriff, der in der Psychoanalyse eine lange Tradition hat und auch immer wieder in theoretischen Schriften und Behandlungsmanualen Erwähnung findet. Empirisch untersucht (die psychoanalytische Behandlung von Kindern und Jugendlichen betreffend) wurde dieser Prozess nicht, was daran liegen mag, dass der Prozess schlechter isolierbar ist.

Warum und wie wirkt dieser Wirkfaktor?

Durcharbeiten wird beispielsweise durch die Techniken der Deutung angestoßen und ist begleitet von Prozess der Widerstandsanalyse oder der Einsichtsgewinnung. Es handelt sich daher, meiner Auffassung nach, um einen psychischen Zustand, der die Arbeit der Integration und Synthese übernimmt und Erleichterung bringen soll. Bei Kindern findet dies sicherlich über das psychotherapeutische Spiel statt und kann begleitet von Prozessen der Katharsis oder den Flow-Erlebnissen sein. Um psychoanalytisch-erwünschte Veränderung theoretisch zu beschreiben, ist sicherlich der Prozess des Durcharbeitens eine notwendige Erklärung, um eine schlüssige Theorie darüber aufzustellen.

7. Allgemeine Wirkfaktoren aus der Sicht der Kinder- und Jugendlichenpsychoanalyse

Wie in dieser Arbeit schon mehrmals dargestellt können allgemeine Wirkfaktoren unterschiedlich dargestellt und zusammengefasst werden. Es gibt engere und weitere Definitionen. Für vorliegende Arbeit sollen weitere Dimensionen miteinfließen, in denen sich allgemeine Wirkfaktoren zeigen. Diese Dimensionen schließen Patient*innen-, Psychotherapeut*innen-, Beziehungs-, Veränderungs- und Erwartungsvariablen mit ein. Daher werden in diesem Kapitel Wirkfaktoren auf folgenden Ebenen unterschieden und konzipiert:

I. Allgemeine Wirkfaktoren auf der Ebene der Beziehung
II. Allgemeine Wirkfaktoren auf der Ebene des oder der Patient*in
III. Allgemeine Wirkfaktoren auf der Ebene des oder der Psychotherapeut*in
IV. Allgemeine Wirkfaktoren auf der Ebene des Umfeldes
V. Mentalisieren
VI. Spiel
VII. Andere allgemeine Wirkfaktoren (Restkategorie)

Es wird sich zeigen, wie sehr es trotzdem Gemeinsamkeiten und Trennunschärfe zwischen diesen Ebenen gibt und wie sehr sich diese Faktoren und Variablen alle gegenseitig beeinflussen.

7.1 Allgemeine Wirkfaktoren auf der Ebene der Beziehung

7.1.1 Psychotherapeutische Beziehung, psychotherapeutische Allianz oder psychotherapeutisches Arbeitsbündnis?

In der Literatur werden immer wieder unterschiedlich die Begriffe der „Beziehung", „Allianz" oder des „Arbeitsbündnisses" („relationship", „alliance", „working alliance" etc.) verwendet. Die führt zu einer begrifflichen Ungenauigkeit, obwohl sehr ähnliche Konzepte verwendet werden. In vorliegender Arbeit werde ich den Begriff der „(psychotherapeutischen) Allianz" verwenden. Seit den 1970er-Jahren gibt es Diskussionen und Forschungen über die Bedeutung der Allianz innerhalb der Psychotherapie. Dieses Kapitel soll zum einen Definitionsmöglichkeiten der psychotherapeutischen Allianz gegenüberstellen und zum anderen die Frage beantworten, ob es sich um den am meisten beforschten allgemeinen Wirkfaktor – auch in der Kinder- und Jugendlichenpsychoanalyse – handelt.

Bordin (1979, S. 252ff.) stellte erstmalig ein transtheoretisches Modell vor, welches nicht nur psychodynamische Elemente enthielt. Er argumentiert, dass eine starke Allianz allen Psychotherapieschulen zugrunde liegen würde und stark mit einem positiven Outcome in Verbindung zu bringen sei. Außerdem stellt er das „Matching“ zwischen Psychotherapeut*in und Patient*in und deren **kollaborative Qualität** in den Vordergrund. „The goals set and collaboration specified appear intimately linked to the nature of the human relationship between therapist and patient.“ (Bordin, 1979, S. 254) – Horvath & Luborsky (1993, S. 561ff.) beschreiben die Anfänge und Ursprünge der psychotherapeutischen Allianz mit Sigmund Freuds Auseinandersetzung über die Übertragung und Gegenübertragung. Sie bemühen sich die psychotherapeutische Allianz aus verschiedenen theoretischen Sichtweisen sowie pantheoretischen Formulierungen zu beschreiben. Außerdem untersuchten sie die Verbindung zwischen psychotherapeutischer Allianz und positivem psychotherapeutischem Outcome anhand vorhandener Forschungsergebnisse. Die Autoren schreiben außerdem über kritische Phasen in der psychotherapeutischen Allianz und sehen zwei wichtige Bewegungen:

> „Current findings lead us to speculate that there might be two important alliance phases. The first is the initial development of the alliance, which takes place within the first five sessions … During this phase, satisfactory levels of collaboration and trust must be established; the client needs to join the therapist as a participant in the therapeutic journey, agree on what needs to be accomplished, and develop faith in the procedures that provide the framework of the therapy. The second critical phase occurs as the therapist begins to challenge old neurotic patterns. The client may experience the therapist's more active interventions as reduction of sympathy and support; this could reactivate the client's past dysfunctional relational beliefs and behaviors, thus weakening or rupturing the alliance. Such deterioration of the relationship must be repaired if therapy is to continue successfully …“. (Horvath & Luborsky (1993, S. 567)

Aber wie lässt sich die Allianz definieren? Die Allianz meint eine Arbeitsbeziehung (meist) zwischen Psychotherapeut*in und Patient*in. Die Rollen beider Beteiligter sind dabei klar definiert, beide beschäftigen sich mit einer (mehr oder weniger) spezifischen psychischen Arbeit. Die psychotherapeutische Allianz ist ein interpersonales, zwischenmenschliches Phänomen.

Karver et al. (2005, S. 45) unterscheiden in ihrer Definition zwischen psychotherapeutischer Beziehung und psychotherapeutischer Allianz. Erstere definieren sie wie folgt:

> „Most commonly it has been defined as an emotional connection that has been labeled as affective attachment, affective bond, affective experience of the client, client's perception of therapist's affect, social support, trust, and comfort. Sometimes it has been additionally defined as a cognitive connection (e.g., agreement on goals). It has also referred to the client's behavior toward the therapist,

> including collaboration on therapeutic tasks, negativity toward the therapist, openness in talking during sessions, and involvement in developing a treatment plan. Additional definitions have been included that have not been used for traditional therapeutic alliance definitions such as having commonality of interests with the clinician." (S. 45)

In Abgrenzung dazu definieren sie die Allianz folgendermaßen:

> „Most commonly the alliance has been defined as some type of relational connection with a therapist: exclusively an emotional connection or exclusively a cognitive connection or a combination of both of these elements. This emotional connection has been referred to as bond, trust, acceptance, warmth, mutual positive regard, feeling allied, supportiveness, and helpfulness. The cognitive connection has been called agreement on goals or tasks, and positive working relationship. Others have also included in their definitions of the therapeutic alliance the behavior of the client toward the therapist. This includes treatment defeating or undermining behavior of the client such as distorting information, being hostile toward the therapist, negativity, and not complying with the therapist or positive treatment behaviors by the client such as actual participation or collaboration in therapeutic activities such as confiding in the therapist or attempting therapeutic skills." (S. 45)

Beide Definitionen weisen starke Ähnlichkeiten miteinander auf. Koole & Tschacher (2016) fassen die Definition der psychotherapeutischen Allianz weiter:

> „The alliance is more than the sum of the individual contributions of the patient and the therapist. Indeed, the alliance emerges from the mutual interactions between patient and therapist, that reciprocally influence each other as the actions of the therapist, which then go on to influence the patient whose actions again influence the therapist and so on." (S. 4)

Wie auch schon bei Horvath & Luborsky (1993, S. 561 ff.) angedeutet unterliegt die Allianz einer ständigen Dynamik. Koole & Tschacher gehen dabei noch weiter und entwickelten das „In-Sync-Model of psychotherapy", welches besagt, dass Synchronizität auf mehreren Ebenen (z. B.: neuronale, wahrnehmungs-motorische, emotionale, soziale, linguistische und verhaltensbezogene Ebene) zwischen zwei oder mehr Menschen herrscht. Dies wurde in mehreren Kontexten (Säugling-Mutter oder Liebespaare) bereits erforscht. In Bezug auf die Psychotherapie formulieren die beiden Autoren erstmals diese Theorie aus. Die Kernaussage ist, dass die Gehirne von Psychotherapeut*innen und Patient*innen auf neuronaler Ebene koppeln und sich synchronisieren. Je „enger" die Koppelung, desto besser die Allianz. Diese Koppelung manifestiert sich auf den oben genannten Ebenen. Durch die Synchronizität entsteht auch eine gemeinsame sprachliche Ausrichtung („linguistic alignment" or „common language") sowie die Möglichkeit zur affektiven Koregulation („affective coregulation"). Hier handelt es sich auch um die Fähigkeit, Erregung des oder der

Patient*in auszuhalten und in eine Balance zu bringen. Dies führt zur Verbesserung der Fähigkeit des oder der Patient*in, seine Emotionen selbst kontrollieren zu können. Diese Synchronizität zeigt sich stark zwischen Kind und Eltern bzw. Bezugspersonen:

> „It seems straightforward that interpersonal synchrony regulates children's emotions during interactions with their caregivers … Consequently, interpersonal synchrony may help children to internalize the emotional security that is associated with their caregiver." (Koole & Tschacher, 2016, S. 6)

Auch Sprenkle, Davis & Lebow (2013) betonen, dass die psychotherapeutische Allianz allen psychotherapeutischen Veränderungen zugrunde liegt:

> „The therapeutic alliance underlies all change occurring in psychotherapy and impacts on treatment in numerous ways. At the beginning of psychotherapy, it is *the* key ingredient for most clients in successful (or unsuccessful) engagement, setting the stage for intervention. It also is the vehicle through which almost all treatment strategies in psychotherapy are delivered, whether those interventions are behavioral, cognitive, affect-focused, structural, psychoanalytic, or strategic … Furthermore, in some therapies, such as person-centered, experiential, and psychoanalytic therapies, the alliance itself serves as a major focus of treatment in the process of clients reaching their goals." (S. 87)

Die menschliche Ebene ist dabei entscheidend. Psychoedukative Maßnahmen durch Literatur- oder Filmempfehlungen können natürlich Besserung bringen, sind aber bei Weitem nicht so wirksam wie die menschliche Begegnung.

Diskutiert wird auch, inwieweit persönliche Merkmale, Fähigkeiten, der Bindungsstil etc. von Psychotherapeut*in und Patient*in Einfluss auf die psychotherapeutische Allianz haben. Wampold, Imel & Flückiger (2018, S. 243) diskutieren in der Abhandlung über die psychotherapeutische Allianz als Wirkfaktor auch diese Aspekte. So würden Patient*innen, die „relativ gut entwickelte zwischenmenschliche Fähigkeiten, ausreichende soziale Unterstützung und zufriedenstellende wirtschaftliche Ressourcen" haben, wahrscheinlich besser in der Lage sein, eine funktionierende Allianz zu bilden.

> „Eine alternative Sicht ist, dass es der Therapeut ist, der der Bildung der Allianz den Weg ebnet. Es ist der Beitrag des Therapeuten zur kooperativen Arbeitsbeziehung, der für den Erfolg wichtig ist. Nach dieser Auffassung werden diejenigen effektivere Therapeuten sein, die starke Allianzen im gesamten Spektrum von Patienten bilden können, im Gegensatz zu weniger wirksamen Therapeuten. Dieses Ergebnis ist mit dem kontextuellen Metamodell vereinbar." (Wampold, Imel & Flückiger, 2018, S. 243)

Wie signifikant die psychotherapeutische Allianz ist, wird allerdings weiterhin kontrovers diskutiert. Dies hat mit der Ausrichtung des jeweiligen Modells zu tun: Im medizinischen Metamodell bleibt kein Platz für die Diskussion einer

Patient*innen-Arzt/Ärztin/Psychotherapeut*in-Beziehung – siehe auch Kapitel 5.3. Auf persönliche Merkmale und Fähigkeiten wird in den Kapiteln 7.2 und Kapitel 7.3 ausführlich eingegangen.

Auch die Rolle von **epistemischem Vertrauen, Bindungsstil, Sicherheit** und Mentalisierung als Dimensionen innerhalb der psychotherapeutischen Allianz wird diskutiert. Fonagy & Allison (2014, S. 372ff.) diskutieren die oben genannten Punkte. Sichere Bindungserfahrungen würden den Weg zur Mentalisierungsfähigkeit ebnen und sind der Schlüssel für epistemisches Vertrauen. Dies ermöglicht es, neue Erfahrungen eingehen zu können bzw. neue Informationen von anderen Personen aufnehmen zu können und für sich selbst in Betracht zu ziehen.

> „Feeling understood in therapy restores trust in learning from social experience (epistemic trust) but at the same time also serves to regenerate a capacity for social understanding (mentalizing). Improved social understanding alongside increased epistemic trust makes life outside therapy a setting in which new information about oneself and about the world can be acquired and internalized. Ultimately, it may be that therapeutic change is not due to new skills or new insights gained in the consulting room, but rather to the capacity of therapeutic relationship to create a potential for learning about oneself and others in the world outside of therapy." (Fonagy & Allison, 2014, S. 378)

Mentalisierung als allgemeiner Wirkfaktor wird in Kapitel 7.5 beschrieben. Im Großteil der Psychotherapieschulen herrscht Einigkeit darüber, dass eine Beziehung – eine psychotherapeutische Allianz – essenziell wichtig für die Behandlung und die Weiterentwicklung ist. Definitionen variieren, dennoch gibt es eine Vielzahl an transtheoretischen Formulierungen. Die psychotherapeutische Allianz wird in der Psychotherapieforschung als meistbeforschter allgemeiner Wirkfaktor bezeichnet. Es scheint offensichtlich, dass eine gute Beziehung ein besseres Outcome liefern kann. Wampold, Imel & Flückiger (2018, S. 243) schätzen die „Evidenz für den Zusammenhang zwischen Allianz und Therapieerfolg" nach einigen Metaanalysen für robust ein. Ähnliche Korrelationen würde es auch für die Kinder- und Jugendlichenpsychotherapie sowie für Paar- und Familientherapie geben. Moderierende Effekte sind nicht auszuschließen und von theoretischer und praktischer Wichtigkeit. Sie kommen zu dem Schluss, dass sich der psychotherapeutische Nutzen durch die gemeinsame Arbeit von Psychotherapeut*in und Patient*in innerhalb der Allianz ergibt.

> „Das heißt, die Allianz, mit der möglichen Ausnahme der Bindung, ist an sich nicht direkt therapeutisch wirksam. Die Einigung auf die Ziele und Aufgaben der Therapie ist notwendig, um sicherzustellen, dass in der Therapie gemeinsame Arbeit erfolgen kann. In den späteren Stadien der Therapie ist die Allianz wahrscheinlich Spiegelbild der Fortschritte in der therapeutischen Arbeit." (Wampold, Imel & Flückiger, 2018, S. 249)

1. Durch die Therapiestunden ist mir klarer geworden, wie ich mich verändern kann.
2. Was ich in der Therapie mache, eröffnet mir neue Sichtweisen auf mein Problem.
3. Ich glaube mein/e Therapeut/in mag mich.
4. Mein/e Therapeut/in und ich arbeiten gemeinsam daran, Therapieziele zu setzen.
5. Mein/e Therapeut/in und ich achten einander.
6. Mein/e Therapeut/in und ich arbeiten auf Ziele hin über die wir uns einig sind.
7. Ich spüre, dass mein/e Therapeut/in mich schätzt.
8. Mein/e Therapeut/in und ich stimmen überein, woran es für mich wichtig ist zu arbeiten.
9. Ich spüre, dass mein/e Therapeut/in auch dann zu mir steht, wenn ich etwas tue, was er/sie nicht gutheißt.
10. Ich spüre, dass das, was ich in der Therapie tue, mir helfen wird, die von mir gewünschten Veränderungen zu erreichen.
11. Mein/e Therapeut/in und ich sind uns im Klaren darüber, welche Veränderungen gut für mich wären.
12. Ich glaube, dass es richtig ist, wie wir an meinem Problem arbeiten.

Tabelle 7: Working Alliance Inventory – revidierte Kurzform – Patient*innen.
Quelle: Horvath, 1992

Um noch einmal zu verdeutlichen, wie sich die psychotherapeutische Allianz für Patient*in und Psychotherapeut*in beschreiben lässt, lohnt sich ein Blick in die Testpsycholgie, und zwar in das „Working Alliance Inventory" (Horvath, 1992). Mittels Fragebogen können nach einer oder mehreren Sitzungen von Patient*in und Psychotherapeut*in Qualitäten der Beziehung in dieser Stunde abgefragt werden. Die Items spiegeln jene Elemente wider, die wichtig für die psychotherapeutische Allianz sind. Beide Inventare werden hier in der Kurzfassung dargestellt (siehe Tabellen 7 und 8).

Am Ende soll noch einmal die Frage gestellt werden, wie eine wirksame, „echte" psychotherapeutische Allianz aussehen kann. Wampold & Budge (2012,

1. Meinem/r Patienten/in ist durch die Therapiestunden klarer geworden, wie er/sie sich verändern kann.
2. Was mein/e Patient/in in der Therapie macht, eröffnet ihr/ihm neue Sichtweisen auf ihr/sein Problem.
3. Ich mag meine/n Patienten/in.
4. Mein/e Patient/in und ich arbeiten gemeinsam daran, Therapieziele zu setzen.
5. Mein/e Patient/in und ich achten einander.
6. Wir arbeiten auf Ziele hin über die wir uns einig sind.
7. Ich schätze meine/n Patienten/in.
8. Mein/e Patient/in und ich stimmen überein, woran es für ihn/sie wichtig ist zu arbeiten.
9. Ich stehe auch dann zu meinem/r Patienten/in, wenn er/sie etwas tut, was ich nicht gutheiße.
10. Ich spüre, dass das, was wir in der Therapie tun, ihm/ihr helfen wird, die von ihm/ihr gewünschten Veränderungen zu erreichen.
11. Mein/e Patient/in und ich sind uns im Klaren darüber, welche Veränderungen gut für ihn/sie wären.
12. Ich glaube, dass es richtig ist, wie wir am Problem meiner/s Patienten/in arbeiten.
13. Ich glaube, mein/e Patient/in mag mich.
14. Ich bin zuversichtlich, dass ich meinem/r Patienten/in helfen kann.
15. Mein/e Patient/in und ich haben ein gegenseitiges Vertrauensverhältnis aufgebaut.
16. Ich glaube mein/e Patient/in fühlt sich von mir gemocht.

Tabelle 8: Working Alliance Inventory – revidierte Kurzform – Therapeut*innen. Quelle: Horvath, 1992

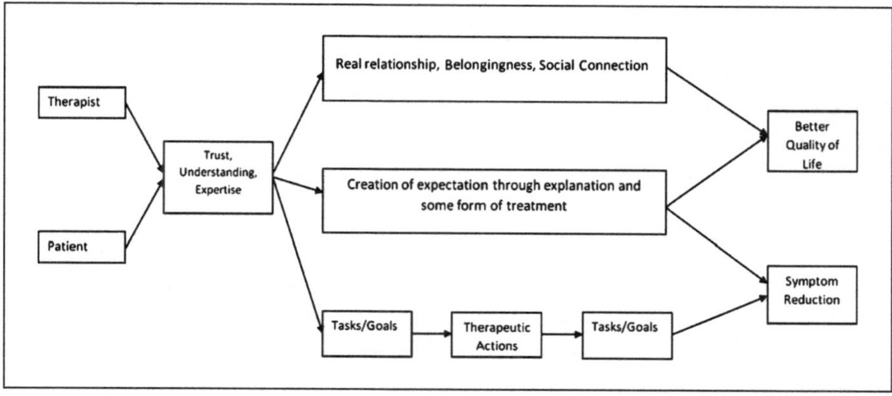

Abbildung 4: Die Beziehung in der Psychotherapie. Quelle: Wampold & Budge, 2012, S. 605

S. 601 ff.) sehen gerade bei den vielen Variablen und Faktoren, die bei der psychotherapeutischen Allianz mitspielen, allgemeine und spezifische Wirkfaktoren zusammenfließen und heben eine besondere Dimension hervor:

> „It is our contention that psychotherapy is effective because human have evolved to respond to psychotherapy. Actually, it is better put that psychotherapy was developed and found to be effective because it utilizes human characteristics to heal … As the basis of our argument, we note that faith-healing has been identified as uniquely human." (Wampold & Budge, 2012, S. 603)

Außerdem skizzieren sie die psychotherapeutische Allianz mit drei möglichen Pfaden (siehe Abbildung 4).

7.1.2 Elemente der psychotherapeutischen Allianz mit Kindern und Jugendlichen und deren empirische Befunde

Vieles aus dem vorangegangenen Kapitel lässt sich problemlos auf die Allianz mit kindlichen oder jugendlichen Patient*innen übertragen. Sprenkle, Davis & Lebow (2013, S. 42 f.) nennen als einen von vier einzigartigen Wirkfaktoren innerhalb der Paar- und Familientherapie die Erweiterung der psychotherapeutischen Allianz („expanding the therapeutic alliance"). „While the alliance is important in all therapies, when more than one person is involved in the direct client system there is an expanded therapeutic alliance (or set of alliances)." (Sprenkle, Davis & Lebow, 2013, S. 42) Durch das Zusammenspiel von diversen Beziehungen und Beziehungssystemen wird die Ausbildung von tragfähigen, psychotherapeutischen Allianzen komplex. Innerhalb einer Familie gibt es weitere Subsysteme, wie die Paar-, Geschwister- oder Elternbeziehungen. Die Autoren – sie sind systemische und relationale Psychotherapeuten – fassten neun wichtige Punkte der psychotherapeutischen Allianz zusammen (2009, S. 88 ff.): (1) Die therapeutische Allianz ist kollaborativ. (2) Allianzen werden stark von der Fähigkeit des oder der Psychotherapeut*in beeinflusst. (3) Es ist entscheidend, das psychotherapeutische Engagement und die Involviertheit an den oder die Patient*in anzupassen. (4) Der kulturelle Kontext des oder der Patient*in muss als entscheidender Aspekt angesehen werden. (5) Der oder die Psychotherapeut*in ist ein fundamentaler Teil der psychotherapeutischen Allianz. (6) Allianzen können unterteilt werden in Ziele, Aufgaben und Verbindungen. (7) Die frühe psychotherapeutische Allianz ist hochgradig prädiktiv für den weiteren Verlauf der Therapie. (8) Allianzen variieren über die Zeit. Manchmal kann eine Phase von „tear and repair" einen starken positiven Effekt haben. (9) Allianzen in Paar- und Familientherapie variieren komplex zwischen den Familienmitgliedern. Diese Ebene wird in Kapitel 7.4 genauer beleuchtet. In diesem Kapitel soll es ausschließlich um die Allianz zwischen Psychotherapeut*in und Patient*in gehen.

Im Gegensatz zu vielen anderen Themen wurde die psychotherapeutische Allianz in der Kinder- und Jugendlichenpsychotherapie klinisch-theoretisch und empirisch beforscht. In allen Studien ist explizit auch von der psychotherapeutischen Allianz die Rede, auch wenn andere Parameter beforscht werden. Es gibt zahlreiche Überlegungen und Studien zur psychotherapeutischen Allianz, weswegen in dieser Arbeit nur eine Auswahl herangezogen werden kann.

Novick & Novick (2009, S. 242) beschäftigen sich in ihrem Buch mit der Elternarbeit in der Kinderpsychoanalyse. Im Anhang findet sich allerdings eine interessante Grafik (siehe Tabelle 9) zu den Aufgaben der psychotherapeutischen Allianz aus der Perspektive des oder der Patient*in, des oder der Psychotherapeut*in und der Eltern bzw. der Bezugspersonen im Verlauf der Behandlung.

Baylis, Collins & Coleman (2011, S. 79 ff.) beschreiben die Unterschiede in der psychotherapeutischen Allianz zwischen Kindern und Erwachsenen wie folgt: Kinder befinden sich weiterhin in einem entwicklungspsychologischen Prozess, welcher die aktuellen Probleme beeinflussen kann. Die kognitiven Fähigkeiten sowie die emotionale Entwicklung müssen ebenso berücksichtigt werden und haben einen Effekt auf die psychotherapeutische Allianz. Auch dass (jüngere) Kinder nicht freiwillig zur Behandlung kommen und von den Eltern abhängig sind, gilt es zu berücksichtigen.

> „So, it is possible that a child develops a strong alliance with their therapist, but that relationship may have little impact on boarder contextual issues contributing to or maintaining some of the child's struggles. One could speculate as to whether the strong therapeutic alliance mitigates the negative effects of the unchanging environment." (Baylis, Collins & Coleman, 2011, S. 82)

	Evaluation	*Beginn*	*Mittlere Phase*	*Vorbereitung auf Beendigung*	*Beendigung*	*Nach der Therapie*
Patient	Lieferung von Material Einleitung von Veränderungen	Mit dem Therapeuten zusammen sein	Zusammenarbeit mit dem Therapeuten	Umsetzung von Einsichten ins Handeln Selbständige therapeutische Arbeit Beibehaltung des progressiven Schwungs	Verzicht auf omnipotente Überzeugungen Internalisierung des Bündnisses Trauerarbeit	Verwendung der im Bündnis erlernten Fähigkeiten, um ein kreatives Leben zu führen
Therapeut	Initiierung der Umwandlung von – Selbsthilfe in gemeinsame Arbeit – Chaos in Ordnung und Bedeutung – Phantasien in realistische Ziele – äußeren Beschwerden in innere Konflikte – Verzweiflung in Hoffnung – Hilflosigkeit in Kompetenz – Schuldgefühlen in konstruktive Sorge	Mit dem Patienten fühlen	Maximaler Einsatz der Ich-Funktionen	Anerkennung der eigenständigen therapeutischen Arbeit des Patienten	Anerkennung der Trauer des Patienten Bearbeitung des eigenen Verlusts Analysearbeit bis zum Schluss	Verfügbarkeit als Analytiker
Eltern oder wichtige andere	Mitwirkung an Veränderungen	Zulassen des »Zusammenseins mit«	Zulassen der Individuation oder psychischen Getrenntheit	Freude am Fortschritt und Validierung des Erreichten	Trauer über den Verlust der Therapie Internalisierung des Bündnisses Konsolidierung in der Phase der Elternschaft	Zulassen der Weiterentwicklung Gemeinsame Weiterentwicklung mit dem Patienten

Tabelle 9: Die Aufgaben des therapeutischen Bündnisses. Quelle: Novick & Novick, 2009, S. 242

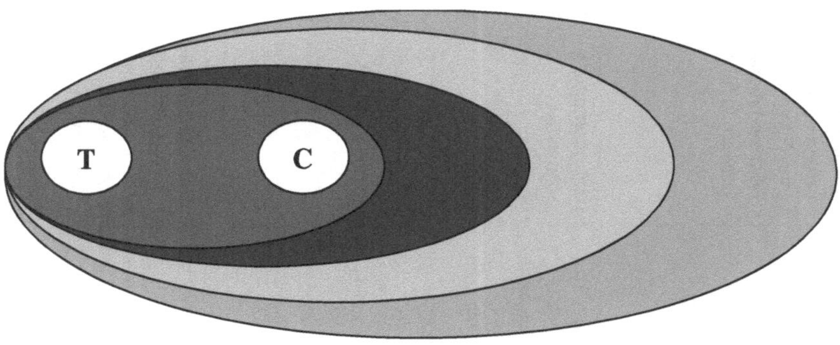

Layer I

The brown circle encompasses the most proximal factors associated with the person of the therapist as experienced by the child. This includes things such as being experienced as patient, nice, caring, and possessing a level of training that informs how to displays these qualities in a meaningful way to distressed children.

Layer II

The olive green circle represents all of the micro skills valued by participants in the research such as the expression of sincere caring, patience, active listening, validating feelings, and less talk, and doing activities.

Layer III

The yellow circle represents the importance of a plan as it contains anxiety, and relates to problem solving from the perspective of the child client.

Layer IV

The grey circle represents the importance of creating a sense of privacy and confidentiality.

Abbildung 5: Die Theorie des kindlichen Allianzprozesses. (T, the therapist; C, the child client). Quelle: Baylis, Collins & Coleman, 2011, S. 87

Die Autor*innen untersuchten sieben Kinder (zwischen neun und zwölf Jahren) mittels semi-strukturierten Interviews und werteten diese qualitativ (mittels „grounded theory“) aus. Das Resultat der Studie war die Entwicklung der „Child Alliance Process Theory“ (siehe Abbildung 5) und zeigt, wie sich die psychotherapeutische Beziehung in Schichten entwickelt, sowie wichtige Elemente in der Entstehung einer psychotherapeutischen Allianz. Das Modell beginnt mit Faktoren die Person des oder der Psychotherapeut*in betreffend und geht dann über zur Sicherheit, die sich durch Zuhören, Geduld etc. entwickelt. Anschließend der Zirkel des Problemlösens, welcher angstbesetzt sein kann, und schließlich Privatsphäre und Vertraulichkeit, die einen Rahmen um den Prozess bilden.

Eine in den folgenden Kapiteln oftmals zitierte Arbeit von Kernberg, Ritvo & Keable (2012, S. 550) beschäftigt sich mit Empfehlungen für Kinderpsychoanalytiker*innen, von denen zwei mit der therapeutischen Allianz (mit dem Kind) zu tun haben:

> „Recommendation 7. The clinician establishes a therapeutic alliance with the child, based on respect for the child's autonomy, developmental state, defensive style, and specific pathology, and attends to all aspects of the patient's communications: verbal, gestural, and symbolic (play) ... Recommendation 8. The therapist must maintain patient confidentiality and a commitment to keeping the child's specific communication private."

Respekt für die Autonomie des Kindes, welche auch durch das Zuhören, **Ernstnehmen und Wertschätzen der Erlebenswelt** des Kindes gefördert werden kann, ist von hoher Wichtigkeit. Ebenso ist es wichtig, dass der oder die Kinderpsychoanalytiker*in sich auf die **Entwicklungsebene, Persönlichkeitsstruktur und Struktur der Abwehrmechanismen des Kindes einstellt,** um einen sicheren psychotherapeutischen Raum zu schaffen. Auch die **Vertraulichkeit** und **Verschwiegenheit** sind absolut einzuhalten. Mit den Eltern oder den Bezugspersonen soll psychodynamisches Verständnis für das Verhalten/die Symptomatik des Kindes entwickelt werden, ohne Inhalte aus der Psychotherapie weiterzugeben. Bei Selbst- oder Fremdgefährdung bzw. Gefahr im Verzug ist mit dem Kind oder dem oder der Jugendlichen genau zu besprechen, welche Inhalte wann an die Bezugspersonen weitergegeben werden sowie die Erklärung, warum dies notwendig ist.

2006 untersuchten Karver et al. (S. 50ff.) mittels Metaanalyse von 49 Studien Variablen in der Beziehung in der Jugendlichen- und Familienpsychotherapie. Die Resultate stellen sich folgendermaßen dar:

> „Therapist direct influence skills and the therapeutic relationship with the youth client had moderate to large relationships with treatment outcomes. Counselor interpersonal skills, parent willingness to participate in treatment, youth willingness to participate in treatment, client participation in treatment, and parent participation in treatment were all moderately related to treatment outcomes. The therapeutic alliance with the family, the therapeutic alliance with the youth client, affect toward the therapist, the therapeutic relationship with parents, and autonomy all demonstrated small to moderate relationships with treatment outcomes." (Karver et al., 2006, S. 58f.)

Die Wichtigkeit der psychotherapeutischen Allianz für ein positives Outcome kann nach dieser Metaanalyse als evident und generalisierbar angesehen werden. Dies gilt auch für verschiedene Settings, wie stationäre oder ambulante Behandlungen, Behandlungen am eigenen Wohnort oder in Rehabilitationseinrichtungen, genauso wie für verschiedene methodologische Ausrichtungen wie psychodynamische, verhaltenstherapeutische oder systemische Psychotherapieschulen.

Shirk, Karver & Brown (2011, S. 17ff.) untersuchten in einer weiteren Metaanalyse von 16 Studien die Korrelation zwischen psychotherapeutischer Allianz und positivem Outcome bei psychotherapeutischen Behandlungen von Kindern und Jugendlichen. Sie fanden heraus, dass es sich um eine ähnliche Effektstärke handelt wie Studien zur Erwachsenenpsychotherapie. In diesen Studien wurden als Messinstrumente u. a. das „Working Alliance Inventory WAI" (siehe auch Kapitel 7.1.1) oder die „Therapeutic Alliance Scale for Children TASC" (siehe auch Kapitel 7.4.3) verwendet. Am Ende geben die Studienautor*innen noch Hinweise für die psychotherapeutische Praxis: Allianzen mit Kindern/Jugendlichen und deren Eltern sind prädiktiv für ein positives Outcome (siehe auch Kapitel 7.4), es müssen die Ziele der Behandlung von Kind/Jugendlichen und Eltern- und Bezugspersonen geklärt werden, da diese nicht unbedingt deckungsgleich sein müssen. Die Arbeit an der Allianz ist besonders am Beginn der Behandlung heikel, aber ein andauerndes Unterfangen. Die Autor*innen empfehlen, die Entwicklung der Allianz zu beobachten. Gerade anfänglich sollte Kindern das **Konzept einer Psychotherapie nähergebracht** werden, damit sie ein Verständnis von der Behandlung entwickeln können.

> „Youth are likely to have a limited understanding of therapy. Initial results suggest that early alliance formation with youth requires the therapist to balance active listening to the youth with providing an explicit framework for understand therapy processes (roles, tasks, relevance)." (Shirk, Karver & Brown, 2011, S. 22)

Eine Studie von Atzil-Slonim, Tishby & Shefler (2015, S. 502 ff.) beschäftigte sich mit der inneren Repräsentation der psychotherapeutischen Allianz von Jugendlichen während der psychodynamischen Psychotherapie. Dabei wurden 30 Jugendliche (zwischen 14 und 18 Jahren), die von 30 verschiedenen Psychoanalytiker*innen behandelt wurden, untersucht. Es fanden zwei Interviews statt, eines eine Woche und eines vier bis fünf Wochen nach Beginn der Behandlung. Zwölf Monate nach der ersten Datensammlung fand erneut ein Interview mit denselben Messinstrumenten statt, zusätzlich wurde die Zufriedenheit mit der Behandlung abgefragt. Die Studienautorinnen kamen zu folgenden Resultaten:

> „Adolescent's positive representation of their therapists increased throughout the year of treatment, whereas their negative representation did not change. There was an association between the development of the therapeutic relationship and improvement in the perception of the relationship with the parents over the course of therapy." (Atzil-Slonim, Tishby & Shefler, 2015, S. 502)

Das Steigern des Levels der positiven Repräsentanzen und gegengleich das Sinken der negativen Repräsentanzen waren mit größerer Zufriedenheit über die Behandlung assoziiert. Als klinisch relevant sehen die Autorinnen den Fakt an, dass Unabhängigkeit und Autonomie entwicklungspsychologisch relevante Themen für Jugendliche sind und sich dies in den Schwankungen zwischen positiven und negativen Repräsentanzen von sich selbst und dem oder der Psychotherapeut*in abbildet. Eine negative Übertragung könnte zu einem verfrühten Abbruch der Behandlung führen, daher muss der oder die Psychotherapeut*in solche Schwankungen aushalten und psychotherapeutisch verwerten können. „Allowing adolescents to express their frustration, feelings of being misunderstood and ‚testing' the therapist may often even be what strengthens the positive feelings in therapy." (Atzil-Slonim, Tishby & Shefler, 2015, S. 510).

2018 untersuchten Halfon, Goodman & Bulut (S. 1 ff.) Strukturen der Interaktion („interaction structures") und deren Bedeutung als Prädiktoren für positives Outcome in der psychodynamischen Psychotherapie von Kindern. Insgesamt wurden 52 Kinder (vier bis zehn Jahre alt) mit internalisierenden und externalisierenden Störungen untersucht und 192 Therapiestunden mit verschiedenen Messinstrumenten bewertet. Die Behandlung war nicht manualisiert, fokussierte aber wichtige Elemente aus der psychodynamischen Psychotherapie. Dazu gehörten der Einsatz von non-direktivem Spiel und dessen Exploration und Deutung sowie mentalisierungsfördernde Interventionen. Interessant für vorliegende Arbeit sind die Definitionen der „IS – interaction structures", diese sind in der Tabelle (siehe Tabelle 10) dargestellt. Im Cluster der psychotherapeutischen Allianz finden sich 18 Items, die sich sowohl auf positive als auch auf negative Erfahrungen beziehen. Die aufgelisteten Aspekte sollen noch einmal erkennbar machen, welche Komponenten für eine psychotherapeutische Allianz als wichtig gesehen werden, u. a. das Bedürfnis des oder der Patient*in, jemanden zu brauchen, der oder die helfen kann, sowie der Ausdruck von Gefühlen im Spiel (ist das Spiel fließend oder von Unterbrechungen geprägt etc.). Deutlich wird, dass das Bedürfnis, jemanden zu brauchen, sehr oft artikuliert wird. Ein Resultat der Studie ergab jedoch, dass die Interaktionsstruktur 1 (der psychotherapeutischen Allianz) und die Interaktionsstruktur 2 (des emotionalen Ausdrucks) nicht direkt mit dem Outcome assoziiert werden konnten.

> „It is also possible that Therapeutic Alliance and Children's Emotion Expression, which yielded null findings, are necessary but not sufficient for symptomatic or global functioning change … Regarding Children's Emotion Expression it is possible that it is not simply the expression but also the regulation of emotion in interpersonal context that contributes to symptomatic change …". (Halfon, Goodman & Bulut, 2018, S. 13 f.)

Q-item	Loading	Item definition
43	0.62	IS 1: Therapeutic Alliance
		Therapist suggests the meaning of the behavior of others
33	0.58	Child expresses feelings about needing someone or being close to someone
53	0.56	Child conveys awareness of own internal difficulties
29	0.56	The quality of child's play is fluid, absorbed [vs. fragmented, sporadic]
54	0.52	Child is clear and organized in verbal expression
63	0.50	Child explores relationships with significant others

32	0.47	Child achieves a new understanding or insight
69	0.46	Child's current or recent life situation is emphasized
23	0.46	Therapy session has a specific focus or theme
87	0.40	Therapist informs child of the potential impact of his behavior on others
34	−0.40	Child blames others or external forces for difficulties
5	−0.40	Child has difficulty understanding therapist's comments
1	−0.43	Child expresses negative feelings toward therapist
44	−0.53	Child feels wary or suspicious [vs. trusting and secure]
58	−0.60	Child appears unwilling to examine thoughts, reactions, or motivations related to problems
26	−0.65	Child is socially misattuned or inappropriate
41	−0.66	Child does not feel understood by the therapist
42	−0.67	Child ignores or rejects therapist's comments and observations
		IS 2: Children's Emotion Expression
72	0.73	Child is active
13	0.73	Child is animated or excited
8	0.56	Child is curious
84	0.48	Child expresses anger or aggressive feelings
88	0.46	Material of the hour is meaningful and relevant to child's conflicts
95	−0.45	Child's play lacks spontaneity
7	−0.58	Child is anxious and tense [vs. calm and relaxed].
61	−0.73	Child feels shy and embarrassed [vs. un-self-conscious and assured].
56	−0.73	Child is distant from his or her feelings
94	−0.73	Child feels sad or depressed [vs. cheerful and joyous].
40	−0.82	Child communicates without affect
		IS 3: Child-Centered Technique
47	0.61	When the interaction with the child is difficult, the therapist accommodates the child
65	0.50	Therapist clarifies, restates, or rephrases child's communication
97	0.49	Therapist emphasizes verbalization of internal states and affects
6	0.47	Therapist is sensitive to the child's feelings
38	0.47	Therapist and child demonstrate a shared vocabulary or understanding when referring to events or feelings
77	0.43	Therapist's interaction with child is sensitive to the child's level of development
3	0.43	Therapist's remarks are aimed at encouraging child's speech
21	−0.40	Therapist self-discloses
57	−0.41	Therapist attempts to modify distortions in child's beliefs
18	−0.41	Therapist is judgmental and conveys lack of acceptance
24	−0.50	Therapist's emotional conflicts intrude into the relationship
48	−0.52	Therapist sets limits
27	−0.58	There is a focus on helping the child plan behavior outside the session
		IS 4: Psychodynamic Technique
46	0.65	Therapist interprets the meaning of child's play
36	0.61	Therapist points out child's use of defenses

76	0.59	Therapist makes links between child's feelings and experience
50	0.57	Therapist draws attention to feelings regarded by the child as unacceptable (e.g., anger, envy, or excitement)
81	0.55	Therapist emphasizes feelings to help child experience them more deeply
82	0.55	Therapist helps child manage feelings
67	0.53	Therapist interprets warded-off or unconscious wishes, feelings, or ideas
98	0.44	Therapy relationship is discussed
79	0.42	Therapist comments on changes in child's mood or affect
93	0.41	Therapist is neutral
28	0.40	Therapist accurately perceives the therapeutic process
62	0.40	Therapist points out a recurrent theme in the child's experience or conduct
89	−0.55	Therapist acts to strengthen existing defenses
17	−0.62	Therapist actively exerts control over the interaction (e.g., structuring, introducing new topics)
37	−0.69	Therapist behaves in a didactic manner

Tabelle 10: Vier-Faktoren-Lösung und Faktorenladung (N=52). Quelle: Halfon, Goodman & Bulut, 2018, S. 8

Eine Metaanalyse von 28 Studien innerhalb der Kinder- und Jugendlichenpsychotherapie von Karver et al. (2018, S. 341 ff.) ergab, dass die psychotherapeutische Allianz nur einen kleinen bis mittleren Effekt auf das Outcome hat. Aus ihren Ergebnissen leiten sie Behandlungsempfehlungen ab. Psychotherapeut*innen sollen Allianzen mit mehreren Familienmitgliedern formen (siehe Kapitel 7.4), um die Qualität und Stärke der Allianzen zu beobachten. Außerdem solle man Kinder nicht dazu drängen zu sprechen, genauso wenig wie besonders formal oder wenig authentisch aufzutreten. Freundlichkeit, **Humor,** Respekt und Lob sind ebenso wichtig wie eine unparteiische Grundhaltung. Anfängliches Misstrauen sollte der oder die Psychotherapeut*in nicht persönlich nehmen, **Vertrauen** muss erst aufgebaut werden und emotional herausfordernde Themen sollten langsam und graduell besprochen werden. **Ziele** zu formulieren und diese auch mit den Eltern oder Bezugspersonen abzusprechen und ggf. in Einklang zu bringen, ist wichtig, ebenso **Erklärungen** über den Rahmen einer Psychotherapie zu formulieren, damit Kinder, Jugendliche und Eltern/Bezugspersonen eine Vorstellung über eine psychotherapeutische Behandlung bekommen. Hoffnung und Erwartungen sollen exploriert und gefördert werden. Die Behandlung soll an Entwicklungsniveau, Geschlecht, kulturellen Hintergrund, Erziehungsstil, Veränderungsbereitschaft, interpersonale Fähigkeiten und Bindungsstil angepasst werden. Das Kind oder der oder die Jugendliche soll sich als **gleichberechtigte*r Partner*in** fühlen.

> „Create a psychotherapy environment in which the youth client feels like a partner in the relationship and maintain flexibility to respond to youth needs

> even when delivering a manualized treatment. Youth, especially adolescents, are unlikely to remain engaged in treatment if they perceive the therapist to be another adult authority figure who tells them what to do." (Karver et al., 2018, S. 351)

Halfon, Özsoy & Çavdar (2019, S. 603ff.) untersuchten die psychotherapeutische Allianz und stellten diese grafisch in Kurven („trajectories") dar. Dies ist die erste Studie solcher Art für Kinder. Dabei betonen die Autor*innen in der Einleitung, dass die empirische Forschung bei Kindern und Jugendlichen die psychotherapeutische Allianz betreffend immer noch limitiert ist. Jedenfalls zeigten Wachstumskurven einen quadratischen Trend im Verlauf der Behandlung, die in drei Untergruppen aufgeteilt wurden (stabil, langsam oder beschleunigter Verlauf). Die Resultate fassen die Autor*innen in Kürze so zusammen:

> „This study suggests the aggressive and impulsive behaviors of children with externalizing problems may pose a challenge to relationship strength and that children with internalizing problems may show a decline in interest and willingness to participate in therapy activities, possibly due to avolition associated with underlying depression. Therapists need to compensate for such challenges with increased TA building strategies to keep the relationship strong. Fostering a more rapid positive change and overcoming TA ruptures is critical for symptomatic improvement." (Halfon, Özsoy & Çavdar, 2019, S. 603)

Das Geschlecht sowie die Diagnostik (internalisierende versus externalisierende Störungen) beeinflussen die psychotherapeutische Allianz. Kinder mit aggressiven oder impulsiven Problemen fordern die Stärke der psychotherapeutischen Allianz heraus, während Kinder mit internalisierenden Störungen schwieriger zu motivieren sind und weniger Interesse oder Bereitschaft für die Psychotherapie zeigen. Die Ergebnisse werfen viele weitere Fragen auf, u. a. welche Charakteristiken des oder der Psychotherapeut*in die psychotherapeutische Allianz beeinflussen.

7.1.3 „Turning points" in der psychotherapeutischen Allianz

Im vorangegangenen Kapitel wurden vor allem die Elemente diskutiert, die auch in empirischen Untersuchen zu finden sind. Es ist offensichtlich, wie vielschichtig und komplex eine psychotherapeutische Allianz ist und dass es fast unmöglich erscheint, alle Komponenten zu untersuchen. In diesem Kapitel sollen Elemente wie **Humor, Spontanität**, unerwartetes Verhalten etc. beschrieben werden, die ebenso wichtig für psychotherapeutische Zusammenarbeit sind, aber wenig empirisch beforscht sind (da dies in Studiendesigns wahrscheinlich schwer abzubilden wäre).

Als Grundlage für sein Paper „Laughter opens the door: turning points in child psychotherapy" bat Carlberg (1997, S. 331 ff.) fünf Kolleg*innen (psychodynamische Ausrichtung), psychotherapeutische Sitzungen zu identifizieren, in denen es zu „turning points" kam. Diese „turning points" waren wie folgt definiert:

> „A session where the therapist notices that something qualitatively new may be identified concerning the behaviour of the child or the child's way of showing his/her inner world, or where something new enters the interplay between the child and the therapist." (S. 331)

Die Kolleg*innen wurden zu drei Zeitpunkten interviewt – kurz nach dieser Sitzung, ein Jahr später und circa zwei Jahre später. Die Daten wurden hermeneutisch ausgewertet. Carlberg betont in diesem Zusammenhang die „Intersubjektivität" als darunter liegenden Prozess und meint damit die emotionale Begegnung zwischen zwei Personen, die sich gegenseitig beeinflussen. Carlberg identifizierte aus dem Material drei Bereiche: das Treffen im Wartezimmer („the waiting room meeting"), verbale Interpretation („verbal interpretation") und ein beschädigter Rahmen („broken frames"). Im Wartezimmer bzw. beim Abholen des Kindes passieren schon Dinge, die die kommende Stunde beeinflussen wie die Bemerkung des oder der Psychotherapeut*in, ob das Kind einen neuen Haarschnitt hat oder wer es heute begleitet. Mit verbaler Interpretation ist das Verstehen vom Verhalten des Kindes durch den oder die Psychotherapeut*in und die mündliche Mitteilung dessen gemeint – hier kam es zu einer Verbindung und einem tiefen Verstehen. Drei von fünf „turning points" standen in Zusammenhang mit einer Pause der psychotherapeutischen Behandlung (durch Ferien etc.), anstatt in regressives Verhalten zu fallen, hatten sich die Kinder weiterentwickelt, was darauf zurückgeführt wurde, dass die Kinder den oder die Psychotherapeut*in als gutes, internalisiertes Objekt mitnehmen konnten.

> „In conclusion I want to point to one recurrent pattern. The therapists often identified changes when something unpredictable, unusual had happened in the usually rather predictable therapeutic space. The important moments are when something new happens – when you had expected the ordinary things to happen ...". (Carlberg, 1997, S. 344)

2006 untersuchten Terr et al. (S. 56 ff.) die sogenannten „turn-arounds" in der psychotherapeutischen Behandlung von Kindern. Die Erstautorin der Studie fragte bei Kolleg*innen (nicht ausschließlich Psychotherapeut*innen, aber „Psy-Expert*innen") nach Schlüsselmomenten in der Behandlung von jungen Patient*innen, ohne weitere Vorgabe oder Definition. Sie erhielt 21 Fallvignetten und suchte nach gemeinsamen Themen.

> „Gestures from the psychotherapist were shown to effect dramatic turn-arounds in some young people. These shifts in the doctor's emphasis or behavior included: (1) making an entirely unexpected statement; (2) advocating strongly for the youngster; (3) confessing personal flaws and/or frustrations to the patient; (4) feeding or rewarding the young patient; and (5) inquiring deeply into something personal with the child." (Terr et al., 2006, S. 57)

Oftmals erschienen diese Gesten überraschend und intuitiv und lösten im ersten Moment Verwirrung aus, die dann in das Gefühl einer starken Verbindung mündete. In den Fallvignetten heben die Autor*innen dann die Bedeutung des Moments („meaning of the moment") hervor und beschreiben die Wendung, die die Behandlung mit diesem Moment nahm. Die Fallvignetten sind eindrücklich zu lesen und geben einen Einblick in die psychotherapeutische Arbeit mit Kindern, in denen oftmals unvorhergesehene Dinge passieren.

> „It seems to us that a climactic ‚moment' in child psychotherapy represents a sudden irreversible switch from one set of silent assumptions between a couple of people to another set of more mutual understandings. Whereas the assumptions of the dyad before the ‚moment' were separate and individualized, the assumptions afterward become conjoined and united. Gestures made by the doctor appear to be one of many possible ways that this union comes about. The doctor's playfulness with the young patient and the doctor's willingness to acknowledge the realities of the relationship and of the child's life are other means to help effect dramatic change." (Terr et al., 2006, S. 78)

„Turning points" sind stark mit der Intersubjektivität und Relationalität innerhalb der psychotherapeutischen Allianz verbunden und oft von spontanen Äußerungen oder Verhalten geprägt, das zu überraschenden Reaktionen führt. Dieses Maß an Offenheit und Spontanität ist sicherlich förderlich für eine tragfähige, psychotherapeutische Allianz sowie die Fähigkeit, gewisse Zusammenhänge in humoristischer Art und Weise mit dem oder der kindlichen und jugendlichen Patient*in zu erfahren.

Auch **(gegenseitige) Sympathie** füreinander zu empfinden, befördert sicher die psychotherapeutische Allianz und schwingt in deren Definitionen immer wieder mit, wie hier:

> „It is hypothesized that this emotional connection between the therapist and the client is a precursor to the youth client being willing to work with the therapist. If the client has positive feelings toward the therapist and feels that the therapist cares about him/her, then the client may be more likely to be willing to consider the suggestions or try the techniques offered by the therapist. Then the client will be more likely to participate in treatment, which would lead to positive outcomes." (Karver et al., 2005, S. 42)

Diese sehr einfache und offensichtliche Tatsache darf nicht unterschätzt werden: Gerade (emotional) vernachlässigte Kinder, die durch starke Impulsivität und Aggression auffallen, sind oftmals schwer auszuhalten. Ausstoßungswünsche in der Gegenübertragung sind oft die Folge und machen es schier unmöglich, in diesen Momenten Sympathie für das Kind zu empfinden.

7.2 Allgemeine Wirkfaktoren auf der Ebene des oder der Patient*in

Durch den Paradigmenwechsel der Betrachtung der Wirkfaktoren rückten auch die Patient*innenvariablen in den Vordergrund. Während im medizinischen Metamodell die Psychotherapeut*innen eher die Therapie an/mit den Patient*innen durchführen, wird im kontextuellen Metamodell die Zusammenarbeit beider Personen in den Vordergrund gestellt. Dass nun der oder die Patient*in im Vordergrund steht, könnte umgekehrt erklären, warum das Outcome von verschiedenen psychotherapeutischen Richtungen ähnlich ist. Als Patient*innenvariablen finden sich immer wieder folgende: Motivation, Wissen, Erwartungen, Selbstbestimmung, „Glaube" an die Behandlung, Veränderungsbereitschaft, innere Stärke, usw. Sprenkle, Davis & Lebow (2013, S. 46) führen „hard work" als weitere Variable hinzu. Außerdem beschreiben die Autoren (2014, S. 69 ff.), warum sie den oder die Patient*in mit seinen oder ihren Eigenschaften und seiner oder ihrer Motivation als den wichtigsten allgemeinen Wirkfaktor sehen. Sie schreiben Folgendes: „While we accept the consensus of common factors scholars that client variables are probably the most potent of the common factors categories, the empirical case is underdeveloped." (Sprenkle, Davis & Lebow, 2013, S. 49) In weiteren Kapiteln führen die Autoren aus, dass der oder die Patient*in der wichtigste Wirkfaktor sei und dass der Erfolg einer Psychotherapie nicht ausschließlich auf den Schultern des oder der Psychotherapeut*in „lastet".

> „That said, our moderate common factors paradigm differs from that of other common factors researchers in that we favor a more balanced view of client and therapist factors. Therapists *do* matter; a poor therapist may thwart even the most motivated client, and a good therapist may be able to motivate a client with low motivation." (Sprenkle, Davis & Lebow, 2013, S. 71)

Psychotherapeut*in und Patient*in sind beide keine abgeschlossenen Einheiten, sondern arbeiten zusammen und bedingen sich gegenseitig. Die folgenden Punkte sind zusammengefasst aus der beschriebenen Literatur (siehe Kapitel 5) und psychoanalytischen Gesichtspunkten. Es handelt sich um einen Vorschlag, welcher nicht den Anspruch auf Vollständigkeit erhebt.

7.2.1 Prädiktoren und Behandlungsvoraussetzungen

Anfänglich soll hier die Unterscheidung zwischen Prädiktoren für den psychotherapeutischen Prozess und Wirkfaktoren auf der Ebene des oder der kindlichen oder jugendlichen Patient*in gemacht werden. Bei Prädiktoren handelt es sich um Voraussetzungen, die Patient*innen mitbringen und die (teilweise) unveränderlich sind wie: **Geschlecht, Alter, kulturelle, soziale, ethnische und sozioökonomische Herkunft**. Bei Kindern und Jugendlichen spielt vor allem der familiäre Hintergrund in allen seinen Facetten eine große Rolle. Dies wird im Kapitel 7.4 beschrieben.

Gorin (1993, S. 152 ff.) untersuchte Prädiktoren bzw. Prognosen für das Outcome von psychotherapeutischer Behandlung von Kindern. Dabei wurden Daten von 31 – durchschnittlich elfjährigen – Kindern gesammelt, die verschiedene Psychotherapieformen erhielten. 43 %, und damit die größte Gruppe, erhielten psychodynamische Psychotherapie. Es wurden Messungen und Erhebungen auf der Ebene der Patient*innen, der Eltern, des Therapieprozesses und des Outcomes durchgeführt. Es gab zwei hauptsächliche Resultate aus dieser Studie:

> „(1) The strongest predictors of global change in therapy are treatment dosage and client participation. (2) The strongest predictor of change in the severity of the client's primary problem is the frequency of parental psychological punishment." (Gorin, 1993, S. 155 f.)

Abgeleitet aus den Ergebnissen wurde auch, dass bestimmte Aspekte innerhalb des psychotherapeutischen Prozesses prädiktiv für das Outcome sind. Gemeint ist z. B. die Bereitschaft und Fähigkeit der Kinder, sich aktiv in das Therapiegeschehen involvieren zu können, sowie das Ausformen einer starken psychotherapeutischen Beziehung. Genauso wichtig ist die Veränderung der spezifischen Verhaltensebene der Eltern, welche stark mit einem positiven Outcome zusammenhängt.

Fonagy & Target (1995, S. 150 ff.) veröffentlichten eine retrospektive Studie über die Prädiktoren des Therapieerfolges und die Wirksamkeit der Behandlungen. In diesem Abschnitt der vorliegenden Arbeit beschäftige ich mich nur mit den Prädiktoren, nicht mit den Ergebnissen der Wirksamkeit. In dieser Untersuchung wurden 763 Fälle, die im Anna Freud Centre dokumentiert und behandelt wurden, herangezogen. Der Großteil der Stichprobe wurde hochfrequent (vier- bis fünfmal pro Woche) behandelt, ein kleinerer Anteil ein- bis zweimal pro Woche. In über 200 Parametern wurden Informationen erhoben, die in drei Kategorien aufgeteilt wurden: Demografie, Diagnose und Klinik. In Bezug auf das Alter fand die Studie Folgendes heraus:

> „Das Alter von 12 Jahren markierte in vieler Hinsicht eine Schwelle, über die hinaus Kinder weniger für Behandlungen und insbesondere für hochfrequente

> Behandlungen zur Verfügung standen … Das Alter zeigt die Entwicklung von zunehmend komplexen mentalen Prozessen an. Unser Modell legt nahe, daß mentale Prozesse insbesondere in den frühen Entwicklungsstadien für konfliktbezogene Verzerrungen und Hemmungen anfällig sind." (Fonagy & Target, 1995, S. 175)

Die Autor*innen begründen dies damit, dass die Entwicklung im frühen Kindesalter besonders störanfällig sei und es deswegen häufiger zu hochfrequenten Behandlungen kam. Bei Adoleszenten würden Ablösungs- und Autonomiekonflikte oftmals im Gegensatz zu einer intensiven, psychotherapeutischen Beziehung stehen und würden deswegen manchmal eine Kontraindikation bedeuten. Außerdem wurde in dieser Studie herausgefunden, dass kindliche und jugendliche Patient*innen mit expansiven Störungen und Ängsten am meisten von der Behandlung profitierten und Kinder mit Depressionen am wenigsten. Es zog sich außerdem die Erkenntnis durch die Studie, dass die Pathologie der Eltern einen wesentlichen Einfluss auf die Behandlung der Kinder und Jugendlichen hat (siehe auch 7.4).

In der operationalisierten psychodynamischen Diagnostik im Kindes- und Jugendalter (OPD-KJ-2) werden die „Behandlungsvoraussetzungen" (Arbeitskreis OPD-KJ-2, 2016, S. 251ff.) erfasst. Diese sollen hier ebenfalls Erwähnung finden, da implizit die Idee dahintersteckt, wie sich bestimmte Voraussetzungen auf die Behandlung auswirken können. Es werden drei Kategorien mit jeweiligen Unterkategorien unterschieden, die im Befunderhebungsbogen ersichtlich sind (siehe Tabelle 11).

Zur Behandlungsvoraussetzung zählen u. a. die subjektive Beeinträchtigung sowie subjektive Krankheitshypothesen. Zweiterer Aspekt soll hier diskutiert werden: Sowohl Kinder und Jugendliche als auch Erwachsene machen sich Gedanken über die Entstehung ihrer Krankheit. Gewisse Ideen können für die Symptomatik unterstützend sein und/oder sie verstärken, solange sie nicht aufgegriffen, geklärt und integriert werden. So behandelte ich in meiner Praxis ein zwölfjähriges Mädchen, das davon überzeugt war, dass durch das Daumenlutschen Bakterien in ihren Körper kämen und wiederholtes Einnässen auslösen würden. Es war äußerst wichtig, diese Krankheitshypothese auf biologischer Ebene zu entkräften und dem regressiven Verhalten eine psychische Bedeutung zu geben, was durch Verbalisieren und den Einsatz von Deutungen geschah. Detailliert werden weitere Items dieser Achse in den Folgekapiteln diskutiert.

Ein weiterer Aspekt, der nicht unerwähnt bleiben soll, sind neben gegebenen **psychosozialen Faktoren** auch **biologische (u. a. neurologische) Faktoren** sowie **genetische und epigenetische Faktoren**, die sowohl in der Ätiologie als auch prädiktiv oder indikativ eine Rolle vor der Aufnahme einer psychotherapeutischen Behandlung spielen. Göttken & von Klitzing (2015, S. 28ff.)

Bogen zur Befunderhebung OPD-KJ-2

Achse *Behandlungsvoraussetzungen*

Kategorie	Ausprägung			
	nicht vorhanden	**niedrig**	**mittel**	**hoch**
Subjektive Dimensionen				
Subjektive Beeinträchtigung durch somatische Beschwerden/Probleme	0	1	2	3
Subjektive Beeinträchtigung durch psychische Beschwerden/Probleme	0	1	2	3
subjektive Krankheits-hypothesen (wörtliches Zitat)	______			
	nicht vorhanden	**niedrig**	**mittel**	**hoch**
Leidensdruck	0	1	2	3
Veränderungsmotivation	0	1	2	3
Ressourcen				
Beziehungen zu Gleichaltrigen	0	1	2	3
familiäre Ressourcen	0	1	2	3
intrapsychische Ressourcen	0	1	2	3
außerfamiliäre soziale Unterstützung	0	1	2	3
Therapievoraussetzungen				
Einsicht in biopsychosoziale Zusammenhänge	0	1	2	3
spezifische Psychotherapiemotivation	0	1	2	3
Krankheitsgewinn	0	1	2	3
Arbeitsbündnisfähigkeit	0	1	2	3
Nutzung des professionellen Helfersystems	0	1	2	3

Tabelle 11: Bogen zur Befunderhebung Achse Behandlungsvoraussetzung. Quelle: Arbeitskreis OPD-KJ-2, 2016, S. 392

fassen die Studienlage zu den oben genannten Risiko- und Schutzfaktoren bei Angst- und Depressionsstörungen im Kindesalter zusammen.

Grundsätzlich kann man davon ausgehen, dass (komorbide) Diagnosen sowie deren Schweregrad und Ausprägung sowie die Dauer der Symptomatik Prädiktoren für eine Behandlung sind. Auch bestimmte Persönlichkeitsmerkmale, der Einfluss von Traumata, Beziehungserfahrungen, der Bindungsstil, das Niveau der Persönlichkeitsstruktur, die vorhandene Ichstärke sowie bedeutenden Life-Events vor oder während der Behandlung spielen eine Rolle.

7.2.2 Leidensdruck

Davon, dass der **subjektiv erlebte Leidensdruck** ein Wirkfaktor für eine psychotherapeutische und/oder psychoanalytische Behandlung ist, wird immer wieder in der Literatur geschrieben. Die bereits im Kapitel 5.3 beschriebene theoretische Konzeption von allgemeinen Wirkfaktoren von Grencavage & Norcross (1990, S. 372ff.) nennt in der Hauptgruppe der Patient*inneneigenschaften zwei für dieses Kapitel wichtige Punkte als Wirkfaktoren: „verzweifelt[er] oder inkongruent[er] Patient“ und „Der Patient sucht aktiv Hilfe“. In der Behandlung von Kindern und Jugendlichen müssen mehrere Dimensionen miteinbezogen werden. Wir können annehmen, dass der erlebte Leidensdruck der Eltern bzw. des Umfeldes eine mindestens so große Rolle spielt wie der des Kindes. Hier kann es auch zu Unterschieden kommen, wie Wittenberger (2016) schreibt:

> „Da die Kinder meist weniger unter Leidensdruck stehen als die Eltern, sondern sich eher in eine unklare, erwartungsgemäß unangenehme Situation mit einem fremden Erwachsenen gezwungen fühlen als an einem Ort, wo sie Hilfe finden können, ist es angemessen, den ersten Kontakt mehr zu strukturieren als das Elterngespräch, um dem Kind Orientierung zu geben und seine diffusen Ängste zu mildern.“ (S. 20)

In meiner klinischen Erfahrung erlebe ich das unterschiedlich: Oftmals haben Kinder mit externalisierenden Störungen einen geringeren Leidensdruck als ihr Umfeld, bei internalisierenden Störungen ist es manchmal genau umgekehrt. Es gibt Kinder, die gut auf eine psychotherapeutische Behandlung durch ihr Umfeld vorbereitet sind, und es gibt Kinder, die ohne eine Ahnung, was passieren wird, in eine Psychotherapie „gestoßen“ werden. In der Behandlung von Kindern und Jugendlichen ist es daher von besonderer Wichtigkeit, den Leidensdruck innerhalb der familiären Dynamik zu klären. Im bereits genannten OPD-KJ-2 (Arbeitskreis OPD-KJ-2, 2016, S. 251 ff.) wird der Leidensdruck in der Achse der Behandlungsvoraussetzungen abgefragt. Es muss berücksichtigt werden, dass die Beurteilung eines Leidensdrucks durch Außenstehende nicht notwendigerweise mit dem subjektiv erleben Leidensdruck übereinstimmt.

> „Insbesondere Kinder erleben teils kleinste körperliche Verletzungen mit erheblichen subjektiven Leiden und können andererseits schwere chronische Zustände von Verwahrlosung oder auch körperlicher chronischer Erkrankung jahrelang geduldig ertragen, ohne dass sie zu verstehen geben, dass sie leiden ... Der Leidensdruck ist eine wesentliche Voraussetzung für Veränderungs- und spezifische Therapiemotivation (s. u.), aber ebenfalls keineswegs mit beiden gleichzusetzen." (Arbeitskreis OPD-KJ-2, 2016, S. 256 f.)

Auch der bereits oben genannte Hinweis, dass Leidensdruck im familiendynamischen und interaktionellen Aspekt gesehen werden muss, findet sich hier.

Einigkeit herrscht in der Literatur darüber, dass ein starker subjektiv empfundener Leidensdruck Auswirkungen auf die Psychotherapie hat und das Outcome positiv beeinflussen kann. Empirische Untersuchungen zum Einfluss des Leidensdrucks auf die psychoanalytische Behandlung im Kindes- und Jugendalter sind nicht vorhanden.

7.2.3 Erwartungen und Hoffnung

Die bereits im Kapitel 5.3 beschriebene theoretische Konzeption von allgemeinen Wirkfaktoren von Grencavage & Norcross (1990, S. 372 ff.) nennt in der Hauptgruppe der Patienteneigenschaften folgende wichtige Eigenschaften: „Positive Erwartungen, Hoffnung, Vertrauen". Diese Eigenschaften auf der Ebene der Patient*innen finden sich in der Literatur immer wieder, manchmal auch mit **„Glaube an die Psychotherapie"** bzw. „Glaube an die Behandlung" beschrieben. Wichtig dabei ist, dass die Art und Weise der Behandlung in kulturelle Vorstellungen eingebettet ist und passend erscheint.

Barish (2004, S. 385 ff.) beschäftigt sich mit der Frage, was „therapeutisch" in der Kinderpsychotherapie sei und wie ein Veränderungskonzept aussehen könnte, und hebt vor allem die Rolle der Affektivität hervor. Dazu entwickelt der Autor ein Modell aus fünf Phasen, um den psychodynamischen Prozess zu beschreiben. Für das vorliegende Kapitel ist vor allem die Phase 1 relevant:

> „A phase of engagement and the enhancement of the child's positive affects, with associated psychological growth, particularly the expectation of affirming responsiveness, promoting resilience and optimism. This dimension of clinical work with children has been relatively neglected in discussions of therapeutic change by psychoanalytically oriented child therapists of all schools." (Barish, 2004, S. 388)

Erwartungen und Hoffnungen von Kindern wird in der Literatur verhältnismäßig wenig Aufmerksamkeit geschenkt bzw. findet sich auch in psychoanalytischen Manualen nicht wieder.

2009 untersuchten Carlberg et al. (S. 175 ff.) die **Erwartungen** und Erfahrungen von Kindern, die mittels psychodynamischer Psychotherapie behandelt wurden. Zehn Kinder im Alter zwischen sechs und zehn Jahren wurden vor und nach der Psychotherapie mittels semi-strukturierter Interviews befragt, die kindgerecht (mit Spielsachen und Zeichenmaterial) gestaltet wurden. So konnten sich die Kinder mehrerer Kommunikationskanäle bedienen und sich verbal und non-verbal ausdrücken. Die Autor*innen kritisieren auch, dass es wenige Studien gibt, in denen die Stimme der Kinder ausreichend gehört wird, was fälschlicherweise immer wieder damit in Verbindung gebracht wird, dass Kinder sich verbal nicht so ausdrücken könnten, dass es für die Interviews relevant werden könnte. Dabei kann man Kindern immer die Möglichkeit geben, sich auch durch Spiel, Zeichnungen oder andere kindgerechte Medien auszudrücken. Die Wichtigkeit, Kinder über eine psychotherapeutische Behandlung zu informieren, wird auch in dieser Studie wieder hervorgehoben. Dies ist notwendig, um zum einen eine gute psychotherapeutische Beziehung auszubilden, und zum anderen führt es zu einem besseren Outcome, wenn Kinder wissen, was auf sie zukommen wird. Zu den Interviews vor dem Beginn der Behandlung schreiben die Autor*innen Folgendes:

> „Despite their young age, most of the children showed a surprisingly good capacity to give the interviewer clinically valuable accounts, verbally or non-verbally, of their problems prior to therapy. Three of them talked of central problems concerning aggressive behavior and trouble-making, which were most often parent-child-related conflicts." (Carlberg et al., 2009, S. 181)

Die Resultate werden mit Ausschnitten aus den Interviews untermauert, so schreiben die Autor*innen von einem Kind, welches es schwierig findet, direkt über seine Probleme zu sprechen, aber das auf ein abstraktes Bild im Raum zeigt und sagt, es hoffe nicht so zu enden und durch die Behandlung „netter" zu werden. Drei Kinder in der Stichprobe konnten nicht ausdrücken, was ihre Probleme sind. So beschreiben die Autor*innen zum Beispiel Carl, der sagt, er habe keine Probleme mit Impulsdurchbrüchen, und das diagnostizierte ADHS sei nichts, an dem er etwas verändern könne. Er weiß ebenso nicht, wieso er zur Psychotherapie angemeldet wurde, und denkt, seine Eltern seien enttäuscht von ihm. Auch in den Interviews, nach dem Ende der Behandlung, ergaben sich interessante Ergebnisse:

> „Even though most of these children did not seem particularly well prepared for therapy, often not knowing the name of the therapist or the frequency of sessions to come, results showed that most of them had positive conceptions and hopes regarding their forthcoming therapy. They expressed curiosity about what was going to happen and whom they were going to meet. Many referred to memories from the assessment, which for most of them seemed to have been a positive experience." (Carlberg et al., 2009, S. 183)

Urwin (2009, S. 157 ff.) entwickelte „The hopes and expectations for treatment approach (HETA)“ als ein qualitatives Messinstrument, um die Effektivität von psychotherapeutischer Behandlung bei Kindern zu messen. Wie der Name verrät, stehen die Hoffnungen, Erwartungen und Wünsche der Kinder und Eltern im Vordergrund und werden anfänglich abgefragt und aufgenommen. Der genaue Ablauf und die Verwendung von HETA in der klinischen Praxis wird anhand eines Fallbeispiels demonstriert.

7.2.4 Krankheitseinsicht, Veränderungsbereitschaft und Motivation

> „Der Stellenwert der Motivation kann nicht hoch genug eingeschätzt werden, denn mit ihr steht und fällt die Therapie. Wobei es durchaus sein kann, dass ein Kind eher skeptisch gegenüber einer Therapie eingestellt ist und dennoch schon im ersten Kontakt unterschwellig spürt, dass ihm der Kontakt zum Analytiker guttut, ohne dass es das in Worte fassen könnte. Es ist aber auch möglich, dass sich ein Kind zunächst weigert, zur Therapie zu gehen, aber dann, wenn es spürt, dass die Eltern die Therapie für eine gute Sache halten, sich doch darauf einlässt, auch wenn es zur Wahrung seiner Autonomie vielleicht noch nötig ist, so zu tun, als mache das Kind nur den Eltern zuliebe mit.“ (Wittenberger, 2016, S. 55)

Wittenberger beschreibt sehr gut, mit welchen unterschiedlichen Ausgangssituationen der oder die Kinderanalytiker*in anfänglich konfrontiert sein kann. Wichtig ist es in jedem Fall, dass die kindlichen und jugendlichen Patient*innen im Verlauf die Analyse als eine eigene Sache ansehen können und diese auch so erleben. Wer im Familiensystem welche **Motivation** zur Behandlung mitbringt und welche un- und vorbewussten Aspekte mitschwingen, muss in einer Therapie anfänglich auf jeden Fall geklärt werden. Sprenkle, Davis und Lebow (2013, S. 72) sehen die Motivation des oder der Patient*in ebenfalls als die entscheidende Variable in einer psychotherapeutischen Behandlung. Psychotherapeut*innen könnten diese Motivation beeinflussen – sowohl können sie die Motivation steigern als auch dämpfen. Wie das Verhalten eines*r Psychotherapeut*in die Motivation des oder der Patient*in beeinflusst und was die perfekte Passung wäre, wurde Teil der Forschung. Speziell in der psychotherapeutischen Behandlung von Kindern und Jugendlichen bzw. Familien muss ein ganzes System motiviert werden, was wiederum spezielle Fähigkeiten des oder der Psychotherapeut*in erfordert (siehe 7.3). In der OPD-KJ-2 (2016) werden die äußeren Einflussfaktoren auf die **Veränderungsmotivation** beschrieben:

> „Kinder und Jugendliche werden im Gegensatz zu Erwachsenen häufig aufgrund äußerer Einflussfaktoren (Schule, Kindergarten) oder durch die Vermittlung ihrer Eltern zur psychotherapeutischen Diagnostik und Therapieplanung vorgestellt. Häufig geben sie an, bei sich selbst nichts verändern zu wollen, sondern

wünschen sich, dass sich z. B. in der Familie oder Schule etwas ändern soll. Darüber hinaus besteht bei Kindern und Jugendlichen oft der Wunsch, dass Veränderungen ohne Therapie und ohne Einfluss von außen stattfinden mögen.“ (S. 258)

Die Veränderungsmotivation wird im OPD-KJ-2 von der „spezifischen Psychotherapiemotivation“ abgegrenzt, bei der Kinder und Jugendliche explizit den Wunsch äußern, psychoanalytische Psychotherapie in Anspruch nehmen zu wollen. Außerdem beeinflusst „Krankheitsgewinn“ (ebenfalls ein eigenes Item) die Motivation.

> „Dies soll helfen, das Ausmaß des zu erwartenden Widerstandes gegen die Behandlung bzw. die zu erwartende Tendenz, an einem Symptom festzuhalten, im Voraus einschätzen zu können. Der Krankheitsgewinn bildet somit gewissermaßen einen dynamischen Gegenpol zu den Items Leidensdruck, Veränderungsmotivation und spezifische Therapiemotivation.“ (OPD-KJ-2, 2016, S. 288)

1989 untersuchte Mempel (S. 146 ff.) die Therapiemotivation von Kindern empirisch. Es wurden 96 stotternde, aggressive und sozial gehemmte Buben (9–13 Jahre alt) zu ihrer Symptomatik interviewt und die Ergebnisse ausgewertet. Der Studie liegt der Gedanke zugrunde, dass Ideen über Ätiologie und Verlauf der eigenen Erkrankung wichtige Faktoren für die Motivation einer psychotherapeutischen Behandlung sind. Früher wurde eher der Begriff „Krankheitseinsicht“ gebraucht (siehe Anna Freuds Gedanken zur **Krankheitseinsicht** in Kapitel 4.1.1) und in Abgrenzung dazu der klinische Prozess der Einsicht in Kapitel 6.2.3). Heute wird eher von subjektiven Krankheitshypothesen gesprochen. Untersucht wurden in dieser Studie auch der Leidensdruck, das Wissen über die Symptomatik sowie die Hoffnungen auf eine Erleichterung durch die Behandlung. Die Ergebnisse zeigten, dass alle Kinder unter ihrer Symptomatik litten und sie ihre Auffälligkeiten als normabweichend erlebten.

> „Nahezu 90 % der Kinder können Situationen differenzieren, in denen das auffällige Verhalten in geringer bzw. in stärkerer Intensität auftritt. Entsprechend optimistisch wirken demzufolge auch die Angaben der Probanden zur Veränderbarkeit ihrer Störung: Über 90 % der Kinder glauben, daß ihre Auffälligkeit zumindest teilweise beseitigt werden kann.“ (Mempel, 1989, S. 150)

Die Ergebnisse würden außerdem darauf schließen lassen, dass Kinder ähnliche Vorstellungen (wenn auch nicht so differenziert) über ihre psychische Störung haben.

Berns (2003, S. 254 ff.) beschäftigte sich mit der Frage, ob Kinder überhaupt eine Psychotherapie wollen bzw. wie dies aus psychoanalytischer Sicht herauszufinden möglich wäre. Meist sind die Überweiser*innen ja dritte Personen oder Institutionen. Je kleiner die Kinder sind, desto weniger kommt der Wunsch nach einer Psychotherapie von selbst. „Am Motivationsprozeß, die Psychotherapie eines Kindes betreffend, sind immer auch andere Personen beteiligt. An allen Entwicklungen, die ein Kind macht, sind andere Personen beteiligt." (Berns, 2003, S. 259) Die Autorin geht davon aus, dass Kinder sich autonom positionieren können, was den Beginn einer Psychotherapie betrifft, und dass die Methode des freien Einfalls dafür herangezogen werden kann. So kann die manifeste Situation betrachtet werden (in einem Beispiel der Autorin drückt ein Junge verbal aus, dass er an keiner Behandlung interessiert ist) und die derivative, also von unbewussten Abkömmlingen gespeiste, Situation die das Gegenteil zeigt (derselbe Junge stellt aber währenddessen eine Spielsituation her, in der seine Symptome Platz finden sowie die Fantasie, dass im Zusammentreffen mit neuen Personen etwas Neues entstehen könne). In mehreren Fallbeispielen beschreibt die Autorin mögliche Konstellationen bei Beginn einer Psychotherapie. Besonders bemerkenswert finde ich die Intervention der Autorin nach dem Erstgespräch mit den Eltern von Latenzkindern, ihnen einen Brief zu schreiben mit dem Vorschlag, sich persönlich kennenzulernen.

> „Dies ist ein ungewöhnliches Vorgehen, zu dem ich mich entschlossen habe nach Abwägung der möglichen impliziten Bedeutungen und der zu Verfügung stehenden realen Alternativen … Mein Angebot, das neutral formuliert ist und keine Verpflichtung ausdrückt, wurde bisher von den Kindern manifest wertgeschätzt. Sie reagieren offensichtlich auf die implizite Achtung ihrer Autonomie … Mit diesem Vorgehen erhält das Kind von mir persönlich ein Angebot, das für sich selbst spricht." (Berns, 2003, S. 268)

Natürlich gibt es ideale Vorstellungen davon, wie sich der Beginn einer Psychotherapie gestalten soll – die meisten Kliniker*innen wissen, dass dies nahezu nie der Fall ist. Am Ende gibt es noch eine wichtige Überlegung der Autorin zu der Herstellung von idealen Behandlungsbedingungen:

> „Einem Kind Psychotherapie von vornherein vorzuenthalten, weil einzelne, zugegebenermaßen für den Heilungsprozeß bedeutsame Settingkomponenten *(sic)* sich nicht herstellen lassen, hieße, ‚das Kind mit dem Bade ausschütten'. Wie ich gezeigt habe, validieren Kinder das an sie herangetragene Psychotherapieangebot, wenn es ihrem unbewußten Heilungsbedürfnis entspricht. Dieses Faktum verdient m. E. mehr Berücksichtigung als der Wunsch nach Verwirklichung idealer Bedingungen." (Berns, 2003, S. 272 f.)

Somit zeigt sich auch, dass Interventionen gleich zu Beginn die Motivation für die Psychotherapie sicherlich positiv (und auch negativ) beeinflussen können. Bereits in der Einleitung wurden Sprenkle, Davis & Lebow (2013, S. 72) zitiert, sie sehen die Motivation des oder der Patient*in als absolut wichtiges Kriterium an: „In sum, we believe that client motivations is one of the – if not *the* – most important variables in therapy, but therapists can do a great deal to influence client motivation, for better or worse."

7.2.5 Involviertheit und Autonomie

Bereits im Kapitel 7.2.3 wurde der Text von Barish (2004, S. 385 ff.) zitiert, in dem es um die Frage geht, wie ein Veränderungsprozess in der psychodynamischen Behandlung von Kindern konzipiert werden könnte. Dabei geht es auch um die **Involviertheit** bzw. wie diese zu erreichen wäre.

> „Effective psychotherapy with children begins with the engagement of the child in a therapeutic process of play or talk. With some children, engagement is relatively simple matter – the therapist's sympathetic interest and attentiveness are all that is necessary. But for many children, anxious and famously resistant, a much more active participation by the therapist is required (Barish, 2004). In my view, engagement is fostered by two essential therapeutic attitudes: (a) the therapist's empathic recognition of the child's distress, including the child's distress at being brought for treatment – his or her worries, sadness, or disappointment, and, perhaps particularly, his or her grievance – and (b) equally important, the therapist's enthusiastic, affirming responsiveness to the child's interests and positive affects. These processes of engagement are more than a preparatory phase of building rapport, more than a prelude to the real work of therapy; they are also process of therapeutic change." (Barish, 2004, S. 388 f.)

Dieses Zitat macht deutlich, wie sehr bestimmte Wirkfaktoren miteinander untrennbar verflochten sind. Den oder die kindlichen oder jugendlichen Patient*innen in die psychotherapeutische Behandlung zu involvieren, hängt stark mit der Ausbildung von einer tragfähigen Beziehung zusammen. Kernberg, Ritvo & Keable (2012, S. 541 ff.) formulierten Parameter für die Behandlung von Kindern mit psychodynamischer Psychotherapie und formulieren vierzehn Empfehlungen aufgrund einer systematischen Literaturrecherche. Die siebte Empfehlung lautet:

> „The clinician establishes a therapeutic alliance with the child based on respect for the child's autonomy, developmental state, defensive style, and specific pathology, and attends to all aspects of the patient's communications: verbal, gestural, and symbolic (play)." (Kernberg, Ritvo & Keable, 2012, S. 550)

Hier ist implizit die Prämisse der informierten Einwilligung („informed consent") zur Behandlung – auch auf der Ebene des Kindes – enthalten. Über die Herausforderungen der informierten Einwilligung bei Kindern und Jugendlichen wird in der Literatur immer wieder geschrieben und dazu werden die ethischen Gesichtspunkte reflektiert.

7.2.6 Ressourcen

Ressourcen wird oft wenig Aufmerksamkeit in der psychoanalytischen Theorie geschenkt, obwohl Schutz- und Risikofaktor- sowie Resilienzforschungen durchaus vorhanden sind. In einem kurzen Kapitel des Buches „Psychoanalytische und tiefenpsychologisch fundierte Therapie mit Jugendlichen“ von Inge Seiffge-Krenke (2007, S. 71) fordert die Autorin einen Wandel der Defizit- zur Ressourcenorientierung. Dies ergebe sich dadurch, dass Jugendliche ein großes Anpassungsvermögen haben, und andererseits durch die Veränderungen, die familiäre Strukturen in den letzten Jahren betreffen. Auch durch den Fokus der psychoanalytischen Psychotherapie auf die Arbeit mit frühgestörten Patient*innen sei der Fokus mehr auf das haltende und strukturierende Setting als auf die Arbeit mit Ressourcen gelegt worden. In der OPD-KJ-2 gibt es in der zehnten Achse, die die Behandlungsvoraussetzungen misst (siehe auch 7.2.1), eine eigene Kategorie mit **Ressourcen,** die in vier Unterkategorien aufgeteilt ist: „Beziehung zu Gleichaltrigen“, „familiäre Ressourcen“, „intrapsychische Ressourcen“ und „außerfamiliäre soziale Unterstützung“. (Arbeitskreis OPD-KJ-2, 2016, S. 392)

> „Der Begriff der Ressourcen umfasst in der OPD-KJ-2 alle protektiven Faktoren, allerdings mit eindeutiger interaktioneller Akzentuierung … Es ist einzuschätzen, inwieweit ein Kind und seine Familie Ressourcen, die in der realen Lebenswirklichkeit vorhanden sind, bei der Problembewältigung nutzen können.“ (Arbeitskreis OPD-KJ-2, 2016, S. 261)

Bei der Beziehung zu Gleichaltrigen handelt es sich sowohl um eine Ressource als auch um eine Entwicklungsaufgabe. Bei familiären Ressourcen sind stabile, hilfreiche und intensive Beziehungen und Bindungserfahrungen zu Familienmitgliedern gemeint sowie das Vorhandensein von familiären Regeln und die Berechenbarkeit von Verhalten der erwachsenen Personen in der Familie. Außerdem sollten eine offene Kommunikation, psychische Flexibilität sowie ein Austausch mit der Familie und der Umwelt gegeben sein. Mit intrapsychischen Ressourcen sind Ich-Stärken und -Funktionen gemeint sowie eine zuversichtliche Einstellung. Mit außerfamiliärer Unterstützung können hilfreiche Personen gemeint sein (Bekannte, Nachbarn, Freunde, Arbeitskollegen etc.), die sich im familiären Umfeld bewegen.

7.3 Allgemeine Wirkfaktoren auf der Ebene des oder der Psychotherapeut*in

Sowohl in Kapitel 5 als auch in Kapitel 4.3 wurden implizit und explizit Annahmen über Wirkfaktoren auf der Ebene des oder der Psychotherapeut*in beschrieben. Vor allem im Abschnitt über die psychoanalytische Haltung werden Vorstellungen und theoretische Konzeptionen von Psychoanalytiker*innen aufgezeigt bzw. wie sich Psychoanalytiker*innen in der Behandlungssituation verhalten sollen. Implizit steckt darin eine Vorstellung, dass die psychoanalytische Haltung, gepaart mit bestimmten Interventionen, klinisch-erwünschte Prozesse fördert. In der Forschung der allgemeinen Wirkfaktoren werden günstige Charakteristika von Psychotherapeut*innen unterschiedlich klassifiziert und konzipiert und sind unterschiedlich gut empirisch beforscht. In diesem Kapitel sollen aus beiden genannten Kapiteln Wissen zusammengefasst und Merkmale auf der Ebene der Psychotherapeut*innen, welche psychoanalytische Behandlungen von Kindern und Jugendlichen durchführen, ausformuliert werden. Zusätzlich werden klinisch-theoretische Überlegungen und empirische Studien aus der psychoanalytischen Forschung angeführt.

7.3.1 Persönliche Merkmale des oder der Psychotherapeut*in

Es werden immer wieder Faktoren (allerdings keine Wirkfaktoren!) genannt, die der oder die Psychotherapeut*in sowieso mit einbringen, wie **das Geschlecht, das Alter, die soziale, familiäre, sozioökonomische, ethnische und kulturelle Herkunft.** Hier ist eine Abgrenzung zwischen persönlichen Merkmalen und Wirkfaktoren sinnvoll, oftmals ist das in Konzeptionen über Wirkfaktoren vermischt oder ungenau. Auf Wirksamkeit wurden diese persönlichen Merkmale nicht untersucht, allerdings wurden theoretische Überlegungen zu diesen Merkmalen angestellt bzw. zeigen sich Überlegungen zu persönlichen Merkmalen in Diskussionen über Altersbegrenzungen und Zulassungsvoraussetzungen zur psychotherapeutischen Ausbildung. Sprenkle, Davis & Lebow (2013) schreiben, dass die Person des oder der Psychotherapeut*in einen fundamentalen Anteil an der psychotherapeutischen Allianz hat:

> „Therapists differ as people not just in what they do but also in who they are. Clients react to therapists as therapists but also as people. A therapist has an age, a gender, a culture, a way of speaking and being. These factors all may affect alliance formation.“ (S. 92 f.)

In einem Fallbeispiel zeigen sie, dass sich eine fünfzehnjährige Patientin besser auf eine jüngere Psychotherapeutin des eigenen Geschlechts einlassen konnte als auf einen älteren Kollegen mit mehr Berufserfahrung. Sie weisen darauf hin, dass gerade Teenager oft sensibel auf das Geschlecht des oder der Psychotherapeut*in reagieren, und schlagen vor, solche Faktoren sinnvoll zu „matchen“, da sie nicht austausch- oder veränderbar sind. Aus psychoanalytischer Sicht wäre es sinnvoll, die „Auswahl“ des oder der Psychotherapeut*in innerhalb der Übertragungsbeziehung zu reflektieren. Sellschopp (2006, S. 360 ff.) verfasste ebenfalls einen Text über die Bedeutung des Geschlechts für die Psychotherapie und weist in diesem Zusammenhang auf geschlechtsspezifische Erwartungshaltungen, triadische Kompetenzen und Besonderheiten in der Übertragungsbeziehung hin. In derselben Monografie findet sich auch ein Text von Akhtar (2006, S. 192 ff.) über kulturelle Unterschiede zwischen Patient*innen und Psychoanalytiker*innen aus der Sicht eines immigrierten Psychoanalytikers. Der Autor beschreibt die „kulturelle Neutralität" (Akhtar, 2006, S. 194) des oder der Psychoanalytiker*in innerhalb einer Behandlung sowie Fragen, die auf der Ebene der Erwartungen und Übertragung interessant sind. Auch der Umgang mit kulturellen Unterschieden sowie Schwierigkeiten, nicht in der Muttersprache eine Psychotherapie durchzuführen, werden diskutiert. Der Text beschreibt die Behandlung von Erwachsenen. Welche Fragen sich in der Behandlung von Kindern und Jugendlichen auftun, wenn es keine „kulturelle Passung" gibt, wurde in vielen Einzelfallbesprechungen und theoretischen Publikationen ebenfalls beleuchtet. So schreibt beispielsweise Brainin (1996, S. 331 ff.) über die Situation türkischer Jugendlicher in Österreich und die psychosozialen Auswirkungen der kulturellen Differenzen auf die psychoanalytische Behandlung. Meist beziehen sich diese Texte auf behandlungstechnische Überlegungen und Kultursensibilität, aber nicht auf die Frage, welchen Einfluss dies auf die Wirksamkeit der Behandlung hat oder ob kulturelle Passung zwischen Psychotherapeut*in und Patient*in ein Wirkfaktor ist.

Über persönliche Merkmale wurde sowohl aus schulenübergreifender Sicht (siehe Kapitel 5.3) als auch aus schulenspezifischer Sicht geschrieben. Die nachfolgenden, beschriebenen Faktoren sind aus diesem Kapitel entnommen: Grencavage & Norcross (1990, S. 372) schreiben wirksamen Psychotherapeut*innen folgende Qualitäten zu: generelle positive Zuschreibungen, kultiviert Hoffnung und vergrößert Erwartungen, Wärme, positive Wertschätzung, empathisches Verstehen, sozial, anerkannte*r Heiler*in und Akzeptanz. Anders formuliert wird auch von der **Glaubwürdigkeit, Authentizität** und **Überzeugungskraft** des oder der Psychotherapeut*in sowie dessen oder deren **kompetenter** und **vertrauensvoller Ausstrahlung** gesprochen. Ebenso wird auch immer wieder die **persönliche** und/oder **fachliche Erfahrung** als Merkmal/(Wirk-)Faktor beschrieben.

Dass der oder die Psychoanalytiker*in Hoffnungen kultiviert, ist die passive Fähigkeit, deren Gegenspieler die Seite des oder der hoffungsvollen Patient*in ist (siehe 7.2.3). Untersuchungen zur Wirksamkeit der Fähigkeiten der Glaubwürdigkeit, Ausstrahlung oder Authentizität gibt es nicht, nur schulenübergreifende, theoretische Konzeptionen. Diese Fähigkeiten sind einleuchtend, spielen sie auch auf der Ebene der Übertragung eine große Rolle. Sie beginnt nicht erst mit dem Erstkontakt, sondern eigentlich schon bei einer Überweisung zu einer*m Kolleg*in. Dies stärkt bereits die Annahme, dass es sich um eine*n kompetente*n Psychoanalytiker*in handelt. Nancy McWilliams beschreibt in ihrem Buch „Psychoanalytic Psychotherapy – a practitioner's guide" sehr praxisnahe die persönliche Entwicklung und Ausbildung einer psychoanalytischen Identität sowie den realen Praxisalltag. In einem Kapitel widmet sie sich der Frage, wie ein*e Psychoanalytiker*in „er oder sie selbst sein kann". Angeberei und gekünstelte Konversationen haben in der psychoanalytischen Praxis nichts verloren, Ängste (gerade am Beginn der psychotherapeutischen Tätigkeit) sind normal, sollten aber nicht durch gekünstelte Verhaltensweisen kaschiert werden.

> „Perhaps the best antidote to anxiety is the knowledge that psychoanalytic therapy does not require intellectual brilliance or sophisticated social skills or mastery of the literature on technique. Its most elemental ingredients are the therapist's genuine wish to help and nondefensive curiosity. One of the most valuable things to be learned about practicing therapy is how to integrate one's individuality into the role of therapist." (McWilliams, 2004, S. 52)

In einem anderen Kapitel des Buches beschreibt McWilliams die psychoanalytische Sensibilität (2004, S. 27ff.) mit Vorstellungen, Einstellungen und Glaubenssätzen dazu.

> „It is my deep conviction that the attitudes I have discussed – curiosity and awe, a respect for complexity, the disposition to identify empathically, the valuing of subjectivity and affect, an appreciation of attachment, and a capacity for faith – are worth cherishing not only as components of a therapeutic sensibility but also as corrective to some more estranging and deadening aspects of contemporary life. Their opposites – intellectual passivity, opinionated reductionism, emotional distancing, objectification and apathy, personal isolation and social anomie, and existential dread – have often been lamented by scholars and social crisis as the price we pay for our industrialized, consumer-oriented, and technologically sophisticated cultures." (McWilliams, 2004, S. 45)

Hier zeigt sich auch die offene und neugierige Haltung, die bereits im Kapitel 4.3 diskutiert wurde. In meiner klinischen Arbeit mit Kindern und Jugendlichen zeigt sich das täglich – so muss man sich auf Erzählungen über Fortnite, TikTok usw. einlassen können und Kindern und Jugendlichen auch die Möglichkeit geben, als Expert*innen für alle Neuerscheinungen der Jugendkultur aufzutreten.

Die Persönlichkeitsstrukturen und Bindungsstile von Psychoanalytiker*innen und Psychotherapeut*innen im Allgemeinen wurden untersucht, allerdings nie die Persönlichkeitsstrukturen speziell von Psychoanalytiker*innen, die mit Kindern arbeiten. Eine Studie soll hier beispielhaft angeführt werden: Arthur (2000, S. 243f.) untersuchte die Persönlichkeitsmerkmale von kognitiv-behavioralen und psychoanalytischen Psychotherapeut*innen mittels Befragungen und leitete daraus zwei vergleichende Beschreibungen ab. Es zeigten sich sowohl Unterschiede als auch Gemeinsamkeiten, was die Persönlichkeitsmerkmale betrifft. Die zusammenfassende Beschreibung psychoanalytischer Psychotherapeut*innen lautet wie folgt:

> „Compared with cognitive-behaviorists, the data obtained suggest that this orientation tend to be characterized by the desire to avoid pain, unpleasure or negative effect. They are especially sensitive to threats and avoid unnecessary risk. They may be more aware of feelings of anxiety or depression, they did not appear to be unduly active or passive, and there seems to be a balance of the drive towards self or others. Their cognitive-epistemological style is similar to cognitive-behaviorists in the relative amount of attention paid to the internal and external world for information. However, psychoanalytic psychotherapists rely predominantly on their intuition rather than the physical senses for gathering this information. They then process their knowledge through the use of feeling by introspective analysis, insight, and empathy. This group often organize their knowledge in an innovative way, being prepared to step outside cognitive structures and allow their imagination to suggest a unique understanding. They are likely to believe that the universe is a constantly changing system and that it is more important to understand the functioning whole than examine its parts. By rationally examining the relationship between a person and the world through conceptualization and thought, they believe that understanding will develop. Unlike cognitive-behaviorists, there is a marked tendency to use symbolic and metaphorical thought processes, and to test the validity of their perception in terms of the universality of insight and awareness. They are more likely to remain within their theoretical analytic model in both belief and practice. Whilst they may innovate within it, they are unlikely to use other psychological models. Psychoanalytic psychotherapists are not unlike the cognitive-behaviorists, in actual interpersonal behaviour. There are, however, a few differences that would distinguish them from their behavioural colleagues. At the beginning of their careers they may appear less conventional, orderly, responsible, proper and conscientious, but this changes with time until they are similar in these traits to cognitive- behaviorists. Novice psychoanalytic psychotherapists also have a tendency to servility, and adherence to the expectations of those they follow. However, like their conformity, this difference disappears with greater experience.“ (Arthur, 2000, S. 254)

Diese Resultate sind auch deshalb interessant, weil sich hier auch Vorstellungen über die Wirksamkeit der Psychoanalyse und somit implizit angenommene Wirkfaktoren zeigen. So zeigten sich die Wandelbarkeit und Veränderlichkeit von psychischem Geschehen (Psychodynamik) und die Annahme, dass es unmöglich ist, solch komplexe Phänomene zur Gänze zu verstehen.

Diskussionen gab und gibt es beispielsweise immer wieder darüber, welche Bewerber*innen geeignet für die Ausbildung zum oder zur Psychoanalytiker*in sind (siehe auch 7.3.5). Diese Diskussionen spielen sich aber auf der Ebene der persönlichen und interpersonellen Beziehungsfähigkeiten ab, weniger auf den persönlichen Merkmalen mit Ausnahme einer gesetzlichen Altersbeschränkung zum Ausbildungszugang in Österreich.

Interessanterweise fehlt die Diskussion, welche Eigenschaften Psychoanalytiker*innen, die mit Kindern und Jugendlichen arbeiten, haben sollen, in Österreich völlig. Dies mag daran liegen, dass eine Weiterbildung zum oder zur Säuglings-, Kinder- und Jugendlichenpsychotherapeut*in erst nach der Psychotherapieausbildung erfolgt und somit die Eignung der Kandidat*innen als gegeben hingenommen wird. Dies wäre in jedem Fall eine Diskussion wert.

7.3.2 Persönliche und interpersonelle Beziehungsfähigkeiten

Hier sollen vor allem Fähigkeiten beschrieben werden, die als hilfreich und notwendig für das Etablieren einer tragfähigen, psychotherapeutischen Allianz angenommen werden. Die Trennschärfe zu persönlichen Merkmalen ist hier nicht zur Gänze gegeben und die Grenzen zwischen persönlichen Merkmalen und persönlichen und interpersonellen Beziehungsfähigkeiten sind sicherlich fließend. In eigenen Worten zusammengefasst wird immer wieder über **akkurate Empathie („accurate empathy"), Wärme („warmth"), Respekt („respect"), Akzeptanz („acceptance"), Führung („guidance"), Instruktion („instruction") und Beteiligtsein („involvement")** gesprochen. All diese Fähigkeiten unterstützen die Ausbildung einer tragfähigen psychotherapeutischen Allianz und tragen zu einem wesentlichen Wirkfaktor bei.

Erwähnt werden sollen in dem Zusammenhang zwei Begriffe, die aus der Psychoanalyse stammen und oftmals in solchen Konzeptionen vorhanden sind: die **Intersubjektivität** bzw. die Fähigkeit des oder der Psychotherapeut*in anzuerkennen, dass es sich bei einer psychoanalytischen Behandlung um die Begegnung zwischen zwei Menschen handelt, die sich gegenseitig beeinflussen, und die **Relationalität,** also das Verstehen der Beziehungsentwicklung zwischen Psychotherapeut*in und Patient*in. Auf beide Begriffe soll hier nicht näher eingegangen werden, sie finden sich im Kapitel 7.1 wieder. Es liegt auf der Hand, dass die genannten persönlichen und interpersonellen Fähigkeiten bei der Behandlung von Kindern und Jugendlichen ebenso eine wichtige Rolle spielen. Die bereits in Kapitel 7.2 erwähnte Studie von Kernberg, Ritvo & Keable (2012) formuliert vierzehn Empfehlungen für die psychoanalytische Behandlung von Kindern und Jugendlichen. Einige davon betreffen auch die Fähigkeiten der Psychoanalytiker*innen:

> „Recommendation 11. The clinician is knowledgeable about play and skillful at using it in the therapeutic situation … Recommendation 12. The clinician is skillful in the use of the spectrum of psychodynamic verbal interventions … Recommendation 13. The clinician is skillful in monitoring change during the course of treatment and assessing readiness for termination … Recommenda-

> tion 14. The therapist must maintain objectivity and an attitude of consistency and realistic hopefulness and neutrality.“ (S. 541 ff.)

Hier zeigen sich noch weitere Fähigkeiten, die ein*e Behandler*in von Kindern und Jugendlichen unbedingt mitbringen soll und die ich hier wie folgt konzipieren würde:

I. **Spielfähigkeit:** Psychotherapeut*innen, die mit Kindern arbeiten, müssen spielen können, sich auf ein Spiel einlassen können bzw. sich als mitspielendes Objekt verwenden lassen können. Spiel als Wirkfaktor an sich wird im Kapitel 7.6 beschrieben.
II. **Flexibilität**: Die Flexibilität bezieht sich in der Arbeit von Kindern und Jugendlichen nicht nur darauf, flexibel bei Behandlungskonzepten zu sein, sondern auch flexibel zu sein, was die Stadien der Entwicklung betrifft.

> „In fact, the clinical literature emphasizes the importance of therapists varying their behavior based on the developmental characteristics that youth clients bring to treatment, however, there has been extremely little research done that has examined children's social, emotional, peer, biological, and cognitive development and how these characteristics affect therapist behavior toward the child client and their parents.“ (Karver et al., 2005, S. 38)

III. **Fähigkeit zur Triangulierung**: bzw. die Fähigkeit, verschiedene Beziehungen innerhalb einer Familie aufzubauen, dabei aber auch Übertragungen innerhalb von Familienmitgliedern zu erkennen sowie deren spezielle und einzigartige Familiendynamik sowie unbewusste Vorstellungen der einzelnen Familienmitglieder. Gleichzeitig aber auch Loyalitäten und Abhängigkeiten zu erkennen, diese nicht auszuagieren. Das Gegenstück dazu – die Wirkfaktoren auf der Ebene des Umfeldes und der behandlungstechnische Umgang mit Angehörigen – wird im Kapitel 7.4 beschrieben, genauso wie behandlungstechnische Empfehlungen und Standards der psychoanalytischen Arbeit mit dem Umfeld eines Kindes.

7.3.3 Verhältnis zur Methode

Wenn die Wirksamkeit von bestimmten psychotherapeutischen Methoden empirisch untersucht wird, wird auch immer die Einhaltung (englisch: **„adherence“**) der Behandlungsstandards oder der Manuale durch den oder die Psychotherapeut*in gemessen. Dies ist bei einer Wirksamkeitsforschung unerlässlich, aber hilft auch bei Überlegungen, welche Rolle der oder die Psychotherapeut*in spielt. Wampold, Imel & Flückiger (2018) beschreiben Maßnahmen für das Gelingen einer Psychotherapie, welche über das „Einfach-empathisch“-Sein hinausgehen. Eine empathische Haltung allein bringt noch keine Veränderung, Folgendes muss erfüllt sein:

> „Das wesentliche Merkmal der Erklärung und der Behandlung ist, dass sie a) für den Patienten akzeptabel sind, b) zu der Erwartung führen, dass der Patient die Kontrolle über seine Probleme erlangen wird, und c) den Patienten dazu bringen, sich an irgendeiner Art einer therapeutischen Handlung zu beteiligen … Dies legt nahe, dass Therapeuten darin, wie sie die Behandlung präsentieren, flexibel sein sollten … Alles deutet darauf hin, dass die starre Einhaltung eines Behandlungsprotokolls nachteilig ist, insbesondere, wenn dies die Beziehung zwischen dem Patienten und dem Therapeuten schädigt." (S. 344)

Die Autoren betonten außerdem, dass Psychotherapeut*innen für die Behandlungsergebnisse ihrer Patient*innen mitverantwortlich sind und dass es notwendig ist, Patient*innen für ihr Leiden eine sinnvolle Erklärung zu geben. Flexibilität des oder der Psychotherapeut*in innerhalb eines begründeten Vorgehens wird als Vorteil gesehen. Im kontextuellen Metamodell (entwickelt von den genannten Autoren, siehe auch Kapitel 5) wird auch von der Treue oder Loyalität der Psychotherapeut*innen gegenüber der Theorie gesprochen (englisch **„allegiance"**).

> „… gibt es genug Gründe zu der Annahme, dass Therapeuten-Allegiance zur durchgeführten Behandlung wichtig ist. Tatsächlich will kein Patient zu einem Behandler gehen, der nicht an die Verfahren glaubt, die er verwendet." (Wampold, Imel & Flückiger, 2018, S. 345)

Ähnliches schreiben Sprenkle, Davis & Lebow (2013):

> „Before closing this section on allegiance, we wish to emphasize that from a *clinical* perspective allegiance is mostly a good thing since you cannot ‚sell' something that you do not believe in. Allegiance can be a common factor that enhances therapy. As long as it is not ‚blind' allegiance that prevents therapist flexibility and sensitivity to client needs, allegiance can have a positive impact on generating hope, inspiring confidence, and appearing credible. Perhaps one of the reasons that control groups or ‚treatments-as-usual' are sometimes ineffective is because therapists have no allegiance to them." (S. 58)

Die bereits in mehreren Kapiteln erwähnte Studie von Kernberg, Ritvo & Keable (2012) formuliert vierzehn Empfehlungen für die psychoanalytische Behandlung von Kindern und Jugendlichen, bei denen einige auch das Verhältnis zur Methode betreffen, sie lauten

> „Recommendation 1. Psychodynamic psychotherapy requires training in psychodynamic theory and techniques … Recommendation 2. The clinician should understand the full spectrum of psychodynamic therapeutic interventions, from supportive to expressive modalities … Recommendation 3. The therapist is in-

> formed about indications and contraindications for psychodynamic psychotherapy … Recommendation 6. The clinician formulates a psychodynamic understanding of the child and family and communicates it to the family within the context of biopsychological treatment plan.“ (S. 541 ff.)

Auch hier wird deutlich, dass Training und Ausbildung in einer bestimmten psychotherapeutischen Methode unbedingt notwendig sind, vor allem in den Bereichen der theoretischen Fallkonzeption, der Ätiologie, der Psychodynamik und der Behandlungstechnik. Zusammenfassend sagen Wampold, Imel & Flückiger (2018):

> „Der Therapeut sollte sich Gedanken machen und verschiedenste Aspekte abwägen, um sich davon zu überzeugen, dass die Behandlung nach bestem Wissen und Gewissen für ihn selbst und für den Patienten erfolgsversprechend ist, vom Patienten akzeptiert wird und dass der Patient auf diese Behandlung reagiert. Dies ist eine nützliche Haltung, die eher in reflektiertem Selbstvertrauen als in blindem Glauben … resultiert, was dann die Flexibilität ermöglicht, entsprechend zu agieren und zu reagieren, falls der Patient die Behandlung nicht akzeptabel findet oder keine zufriedenstellenden Fortschritte macht.“ (S. 346)

7.3.4 Psychotherapeut*in vs. Patient*in – Wer ist für die Wirksamkeit verantwortlich?

Psychotherapeut*innenvariablen werden ebenso in beiden Metamodellen – dem medizinischen und dem kontextuellen – unterschiedlich gewichtet. Während im medizinischen Metamodell der oder die Psychotherapeut*in wenig als Wirkfaktor betrachtet wird (da es nicht so wichtig sei, wer die Therapie „verabreicht“), nimmt hier das kontextuelle Metamodell die Opposition ein. Die generelle, empirisch belegte Schlussfolgerung lautet, dass Charakteristika von Psychotherapeut*innen eindeutig signifikante Wirkfaktoren für das Outcome von psychotherapeutischen Prozessen sind. „Unfortunately, however, although we can say unequivocally that therapist competence independent of models makes a major contribution to therapy outcome, we know too little about the *why.*“ (Sprenkle, Davis & Lebow, 2013, S. 49) In der Beforschung von Kinder- und Jugendlichenpsychotherapie wurden die Psychotherapeut*innen und deren Merkmale und Fähigkeiten nicht untersucht, wie auch Karver et al. (2005) bemängeln:

> „In mental health literature in general, and specifically in the youth treatment literature, research is needed to see if certain types of therapists are more likely to self-disclose, if certain therapists are more likely to have interpersonal skills and behaviors, and if certain types of therapists are more likely to use direct influence skills/behaviors.“ (S. 38)

Blow, Sprenkle & Davis (2007, S. 207 ff.) beschreiben in ihrem Paper die Rolle des oder der Psychotherapeut*in als allgemeinen Wirkfaktor in der Paar- und Familientherapie. Sie halten den oder die Psychotherapeut*in für ein Schlüsselelement, welches zu einem positiven, therapeutischen Outcome führen soll. Grundsätzlich sei es eindeutig, dass Psychotherapeut*innen in ihrer Effektivität variieren und manche bessere und manche schlechtere Resultate hervorbringen. Trotzdem gibt es in der Literatur und Forschung erstaunlich wenig Wissen darüber, welche Variablen (auf der Ebene des oder der Psychotherapeut*in) einen effektiven Paar- und Familienpsychotherapeuten ausmachen.

> „It is clear that the therapist is intertwined with change in many ways. From a broad common factor perspective, the therapist is central in most models of change, and from a narrow common factors' perspective, the therapist decides when and how change mechanisms play out in the therapy process." (Blow, Sprenkle & Davis, 2007, S. 308)

Sie vergleichen dabei auch den Stellenwert des oder der Psychotherapeut*in im medizinischen und im kontextuellen Metamodell und positionieren sich klar für den „common factor approach". Sie sehen die Rolle des oder der Psychotherapeut*in auch als Annäherung zwischen den verschiedenen Modellen über Wirkfaktoren.

Wie schon in dieser Arbeit oft erwähnt, lassen sich all die genannten Faktoren nicht zur Gänze voneinander trennen, sondern spielen immer in einem feinen Netz zusammen.

> „When we talk about the ‚client' or the ‚therapist' as common factors, we are talking about related and reciprocal dimensions of the process of change; they are not unrelated entities. Although engaged and motivated clients are essential to change, what therapists do or not do in therapy has an impact on the extent to which clients become engaged in that process. The client's engagement in this turn, has an impact on the therapist's motivation and behaviour." (Sprenkle, Davis & Lebow, 2013, S. 71)

Abschließend noch ein treffendes Zitat von Gerd Rudolf (2006, S. 130), der sich in einem Artikel mit der Persönlichkeitsstruktur von Psychoanalytiker*innen beschäftigte: „Menschen sind sehr verschieden, und Psychoanalytiker sind auch Menschen."

7.3.5 Spezifische psychoanalytische Kompetenzen?

Der Titel dieses Unterkapitels widerspricht dem Hauptkapitel, da es sich ja um allgemeine Wirkfaktoren handelt. Dennoch soll hier eine Diskussion angeschlossen werden, die es immer wieder in der Ausbildungsforschung gibt: Welche Fähigkeiten müssen Ausbildungskandidat*innen der Psychoanalyse mitbringen bzw. im Verlaufe der Ausbildung entwickeln, um „gute“ Psychoanalytiker*innen zu werden? Schon in der Diskussion darüber lässt sich erkennen, was implizit an wirksamen und effektiven Fähigkeiten auf der Ebene der Psychotherapeut*innen angenommen wird.

Margarete Mitscherlich-Nielsen (1970, S. 577 ff.) schrieb einen Text darüber, was eine*n gute*n Psychoanalytiker*in ausmachen würde, und machte sich neben der Frage, welche Methoden für die Auswahl von Ausbildungskandidat*innen verwendet werden sollten, auch Gedanken, welche Qualitäten besonders positiv für künftige Psychoanalytiker*innen wären. Neben der Diskussion darüber, wie viel „seelische Normalität“ (Mitscherlich-Nielsen, 1970, S. 582) gut sei, steht auch die Absolvierung einer Lehranalyse im Vordergrund.

> „Es ist zudem klar, daß ein Analytiker mehr von seinen Verhaltensweisen, d. h. von seinen Abwehrmechanismen und Übertragungsinhalten, seinen seelischen Strukturen und seinen unbewußten Motiven in Erfahrung bringen muß als ein Patient, dem es vor allem darauf ankommt, seine störenden Symptome zu verlieren. Denn der Analytiker muß mit seinen inneren Prozessen in intensiver Beziehung bleiben, um die Vielfalt und Verschiedenheit der inneren Prozesse bei seinen Patienten verstehen zu können. Seine selbstanalytischen Fähigkeiten müssen also von besonderer Intensität und Sensibilität sein.“ (Mitscherlich-Nielsen, 1970, S. 584)

Die intensive und lange Lehranalyse von angehenden Psychoanalytiker*innen ist sicherlich ein Alleinstellungsmerkmal von psychoanalytischen (tiefenpsychologischen) Psychotherapiemethoden. Die Autorin beruft sich auch auf weitere Autor*innen, die positive Eigenschaften für Psychoanalytiker*innen formuliert haben, ich fasse in eigenen Worten an dieser Stelle einige wichtige Eigenschaften zusammen: **die Subtilität der Darstellung über sich selbst, Einfühlungs- und Introspektionsfähigkeit, Fähigkeit zur Spontaneität und Flexibilität, Neugierde, Interesse und Sensibilität für unbewusste Prozesse bzw. an Menschen insgesamt, eigene Probleme und Emotionen kritisch beurteilen können bzw. Zugang zum eigenen Unbewussten, Fähigkeit zu verbaler Kommunikation, Talent, Fähigkeit, Objektbeziehungen aufzubauen und zu erhalten, Fähigkeit, Grenzen zu erkennen und Enttäuschungen aushalten zu können, Art der Abwehrmechanismen und die dadurch ausgelösten regressiven Prozesse.** Auch **wissenschaftliche Kreativität, Leidensfähigkeit** sowie die **Möglichkeit der Reifung** werden genannt. Mitscherlich-Nielsen dazu:

> „Die Tätigkeit des Analytikers setzt voraus, daß seine Ichfunktionen es ihm erlauben, flexibel und kritisch mit seinen Abwehrmechanismen umzugehen. Die ‚Ich-Spaltung‘, die vom Analytiker verlangt, gleichzeitig zu fühlen, zu erleben, zu denken und sich hierbei zu beobachten, setzt voraus, daß er ein ziemlich intaktes Ich haben muß.“ (Mitscherlich-Nielsen, 1970, S. 590)

Mit der „Ich-Spaltung“ ist gemeint, dass der oder die Psychoanalytiker*in sich in die primärprozesshaften Denkweisen des/der Patient*in einfühlen und gleichzeitig weiterhin sekundärprozesshaft über den oder die Patient*in nachdenken muss. Ralf Zwiebel unterteilt die Kapitel in seinem Buch „Was macht einen guten Psychoanalytiker aus?“ (2017) in den oder die präsenten, den oder die wünschenden, den oder die träumenden, den oder die bezogenen und den oder die sprechende*n Psychoanalytiker*in und beschreibt anhand dieser Unterteilungen Fähigkeiten von Psychoanalytiker*innen. Diese Unterteilung brachte mich assoziativ zu der Frage, wie es um die **Fähigkeit der Rêverie** – also des träumerischen Ahnungsvermögens – der Kinder- und Jugendlichenpsychoanalytiker*innen bestellt sein sollte. Die beschriebene Fähigkeit geht auf Wilfred R. Bion (1962) zurück und beschreibt (vereinfacht) die Fähigkeit der Mutter, Bedürfnisse des Säuglings in sich aufzunehmen, zu transformieren und dem Säugling in verdauter Form wieder zu geben. Auch diese Fähigkeit ist für eine*n Psychoanalytiker*in wichtig, egal welches Alter die Patient*innen haben. Auch auf Bion geht die Beschreibung des Container-Contained-Modells zurück. Hierbei geht es auch um die **Fähigkeit des oder der Psychoanalytiker*in, den oder die Patient*in zu halten („containen“)** – das ist auf vielschichtiger Ebene gemeint (siehe auch Kapitel 4.1.2). Nach diesem Exkurs noch einmal zu Ralf Zwiebel. Anhand psychoanalytischer Überlegungen und Gesichtspunkte versucht Zwiebel, am Ende ein Modell für professionelle (schulenübergreifende bzw. allgemeine) Psychotherapie aus der Sicht des oder der Behandler*in zu entwickeln, und unterscheidet in einer Empfehlung das Spannungsfeld zwischen „Persönlichem Pol“ und „Technischem Pol“ (Zwiebel, 2017, S. 249 f.). In ersterem Pol sind Persönlichkeit und Subjektivität gemeint, welche Wünsche, Vorstellungen, Werte und Gedanken miteinschließen, der technische Pol hingegen beinhaltet theoretische und technische Grundannahmen. Diese beiden Pole bzw. das Gewahrsein dieser beiden Pole erscheint mir für die Behandlung von Patient*innen essenziell. Erwähnen möchte ich hier noch das letzte Kapitel des Buches, in dem es um gefährdete und kreative Psychoanalytiker*innen geht, und die **Fähigkeit, etwas „nicht zu wissen“ bzw. „nicht (gleich) zu verstehen“**, beschrieben wird.

> „So verstanden ist es kein Wunder, dass die Angst und das Schuldgefühl den Analytiker in seiner Arbeit begleiten, dass die Toleranz für das Nicht-Wissen und die Ungewissheit so wichtig ist, gibt es doch immer wieder lange Phasen, in denen kreative Arbeit (die ja nicht nur von der Fähigkeit des Analytikers abhängt) nicht gelingt und man die Geduld, die Hoffnung und das Vertrauen wohl nur dann aufbringen kann, wenn die narzisstische Position des ‚kleinen Selbst‘ immer wieder durch Erinnerungen an gelungene, kreative Transformation überwunden werden kann.“ (Zwiebel, 2017, S. 280)

Herbert Will (2019) beschreibt in seinem Buch „Psychoanalytische Kompetenzen“ Standards für die Ausbildung und Praxis des oder der Psychoanalytiker*in und sieht drei Schritte des psychoanalytischen Arbeitens:

> „1. Entstehenlassen und Wahrnehmen: Eine äußere und innere Situation herstellen, in der relevantes Material (Affekte, unbewusste Bedeutungen und Beziehungserleben) auftaucht und im Zusammensein mit den Patienten erspürt werden kann. 2. Nachdenken: Das Wahrgenommene konzeptuell erfassen (sei es implizit oder explizit). 3. Sprechen: Auf der Basis dessen Deutungen formulieren sowie deren Wirkung wahrnehmen und damit arbeiten.“ (S. 30f.)

Außerdem formuliert er zehn psychoanalytische Kompetenzen, die in drei Kategorien unterteilt sind. Diese sind sehr treffend und kurz formuliert, weswegen sie hier im Original zitiert werden:

> „Der teilnehmende-beobachtende Rahmen
>
> I. Die Fähigkeit zur gleichschwebenden Aufmerksamkeit und Zurückhaltung
> II. Die Fähigkeit, mit der Gegenübertragung zu arbeiten
> III. Die Fähigkeit zur psychoanalytischen Interaktion und Intersubjektivität
> IV. Die Fähigkeit, eine als hilfreich erlebte Beziehung entstehen zu lassen
> V. Die Fähigkeit, mit Angst, Spannungen und Konflikten umzugehen
> VI. Die Fähigkeit, den Patienten psychischen Raum und Entwicklungsfreiheit zu geben und sie nicht durch eigene Bedürfnisse oder Unzulänglichkeiten einzuschränken
>
> Der konzeptuelle Rahmen
>
> I. Die Fähigkeit, einen analytischen Prozess einzuleiten, zu gestalten und zu beenden
> II. Die Fähigkeit, theoretische Konzepte heranzuziehen
> III. Die Fähigkeit zur Selbstreflexion und fachlichen Kommunikation
>
> Der Interventionsrahmen
>
> I. Die Fähigkeit, in förderlicher Weise zu deuten“
>
> (Will, 2019, S. 33)

Im Text werden jeweils Charakteristika angeführt sowie klinische Beispiele. Die genannten Kompetenzen spiegeln folgerichtig auch Vorstellungen über die Wirksamkeit bzw. die Wirkfaktoren wider und finden sich in den Konzeptionen der Kapitel 6 und 7. Alle diese Eigenschaften finden sich (mehr oder weniger so genau und detailliert) ausformuliert auch in der Diskussion der allgemeinen

Wirkfaktoren auf der Ebene des/der Psychotherapeut*in wieder, sind aber hier eindeutig aus der Denkschule der Psychoanalyse formuliert.

Will schließt eine Frage in der Diskussion an, ob es sich um spezifische psychoanalytische Kompetenzen handelt und inwieweit die Kompetenzen schulenübergreifend gelten bzw. ob die Vereinfachung und/oder Verallgemeinerung dieser Begriffe zielführend ist. Er erläutert das am Beispiel der Empathie (begrifflich verwendet er diesen Terminus nicht). Empathie wird schulenübergreifend als Kernkompetenz von wirksamen Psychotherapeut*innen angenommen, und

> „... aus psychoanalytischer Sicht durch ein komplexes Netz von gleichschwebender Aufmerksamkeit, Gegenübertragungswahrnehmungen, der Wahrnehmung intersubjektiver Prozesse usw. hergestellt. Beginnt man, anhand von klinischem Material eine Kompetenz zu untersuchen, dann stellt sich bald heraus, wie komplex unsere klinische Arbeit ist und wie eng die verschiedenen Kompetenzen miteinander verbunden sind." (Will, 2019, S. 68)

Dies scheint mir ein wesentlicher Punkt zu sein. Oberflächlich kann durchaus über schulenübergreifende Fähigkeiten und Kompetenzen gesprochen werden, allerdings erfassen sie niemals die Komplexität der damit verbundenen Theorie. Der Nachteil von allgemeingültigen Kriterien nimmt ihnen auch die Aussagekraft bzw. die Trennschärfe und es besteht die Gefahr, davon auszugehen, dass alle Methoden „dasselbe machen würden."

Auch in der Frage der psychotherapeutischen/psychoanalytischen Kompetenzen findet sich die Diskussion wieder, ob spezifische und/oder allgemeine Faktoren entscheidend sind bzw. wie sich diese gegenseitig bedingen und wie sie ausformuliert werden sollen. Für mich scheint es eindeutig, dass allgemeine Formulierungen vielleicht die Vergleichbarkeit und den Dialog unter den psychotherapeutischen Schulen erleichtern, allerdings reduzierend auf die Vielfalt und den Reichtum der theoretischen Konzepte wirken.

7.4 Allgemeine Wirkfaktoren auf der Ebene des Umfeldes

„With children, a third dimension is necessary. This measures their developmental status relative to the environmental conditions under which they live." (Fonagy & Moran, 1990, S. 693) Um diesem Kapitel gerecht zu werden und die Mannigfaltigkeit von familiären Konstellationen zu berücksichtigen, ist immer, wenn von „Eltern" die Rede ist, alternativ auch das pflegerische Umfeld, welches nicht aus den biologischen Eltern bestehen muss, mitgemeint. Theoretische Überlegungen, wie die Elternarbeit sinnvoll in die Behandlung von Kindern und Jugendlichen zu integrieren sei, wurden viele gemacht und verschriftlicht. Auch empirische Untersuchungen das Umfeld betreffend sind vorhanden. Barishs (2004, S. 385 ff.) fünfphasiges Modell über psychotherapeutische Veränderung wurde bereits in den Kapiteln 7.2.3 und 7.2.5 beschrieben. Die fünfte Phase beinhaltet die Arbeit mit den Eltern:

> „Our most lasting impact, however, may be achieved through the amelioration of pathogenic family relationships and the development of more empathic and growth-promoting parent-child interactions. Children seen in consultation and treatment are often – on the basis of temperament – impulsive and strong willed, anxious and shy, or challenged in some aspect of physical or academic competence. Their parents – on the basis of character and life circumstance – are often anxious and preoccupied, lacking in playfulness and enjoyment, or angry and critical. Child therapists have always offered both common sense and psychoanalytically informed guidance to parents; with recent advances in our understanding of children's emotional development, we may now be able to do more." (Barish, 2004, S. 288)

Kinder sind von ihren Eltern abhängig. Sie sind also darauf angewiesen, dass die Eltern Termine einhalten und die Kinder zu den Stunden bringen. Die Mitarbeit über die Termineinhaltung ist äußerst wichtig und notwendig, um eine psychotherapeutische Veränderung zu erzielen. „Jede Kinderpsychoanalyse steht und fällt mit der Unterstützung durch die Eltern." (Wittenberger, 2016, S. 154) Wichtig ist, dass der oder die Psychoanalytiker*in die Fähigkeit zur „Allparteilichkeit" (Wittenberger, 2016, S. 154) besitzt, diese vielgerichtet einsetzen kann und so die Triangulierung fördert. Eine historische Betrachtung der begleitenden Arbeit mit den Eltern soll hier nicht stattfinden, da es den Rahmen vorliegender Arbeit übersteigen würde – nur zwei Hinweise: Bei der Analyse des „kleinen Hans'" (1909) arbeitete Sigmund Freud ausschließlich mit dem Vater. Marie-Luise Althoff beschäftigt sich in ihrem Buch „Die begleitende Psychotherapie der Bezugspersonen" (2017, S. 15 ff.) mit der Historie der Eltern- und Angehörigenarbeit innerhalb der Psychoanalyse. Bei Jugendlichen hingegen – wo es um andere Themen wie Ablösung geht – ist die Elternarbeit anders anzulegen bzw. aus einem anderen Blickwinkel zu betrachten.

7.4.1 Prädiktoren und Merkmale des Umfeldes

Grundsätzlich macht die Aussage Sinn, dass die Prädiktoren für gutes psychotherapeutisches Outcome im Umfeld eines Kindes oder eines*r Jugendlichen ähnlich sind jener, die ein*e Patient*in mitbringt und die bereits im Kapitel 7.2.1 beschrieben wurden.

> „In child psychotherapy, however, the child is not a voluntary client. The child's referral to treatment, as well as the client's ability to attend therapy sessions is strongly dependent upon the parents' relationship with the child as well as a commitment to the process of therapy. As might be expected, specific parental

> behavior change was strongly predictive of therapeutic effectiveness." (Gorin, 1993, S. 156)

schreibt Gorin in ihrer empirischen Untersuchung zum Outcome von Kinderpsychotherapie. Die ebenfalls im Kapitel 7.2 beschriebene Studie über Prädiktoren der psychoanalytischen Behandlung von Kindern und Jugendlichen von Fonagy & Target (1995, S. 150ff.) untersucht den Einfluss der **Pathologie der Eltern** auf die Behandlung der Kinder.

> „Es ist kein ungewöhnlicher Fund, daß eine psychiatrische Geschichte eines Elternteils mit psychiatrischer Störung beim Kind einhergeht. Dies ist sowohl mit den biologischen als auch mit den sozialen Erklärungen für Kindheitsstörungen in Einklang … Psychiatrische Störung der Eltern insbesondere in den frühen Entwicklungsstadien kann einer der zahlreichen Gründe sein, weshalb die elterlichen und die kindlichen mentalen Befindlichkeiten immer wieder nicht zusammenpassen." (Fonagy & Target, 1995, S. 179)

Sie beschreiben außerdem, dass Kinder mit psychiatrisch erkrankten Elternteilen mit einer hohen Wahrscheinlichkeit ein gestörtes Bindungsverhalten entwickeln und Mentalisierungsprozesse scheitern werden.

Beispielsweise untersuchten Kazdin & Wassell (2000, S. 27ff.) die Prädiktoren, welche für Barrieren und schlechteres Outcome sorgten, in der psychotherapeutischen Behandlung von antisozialen Kindern empirisch. Die Studie fand in den USA statt und kam unter anderem zu folgendem Ergebnis: „Socioeconomic disadvantage, parent psychopathology, quality of life, and child dysfunction were key domains to predict perceived barriers and treatment outcome." (Kazdin & Wassell, 2000, S. 33) Die Studienautor*innen weisen darauf hin, dass es hilfreich sein könnte, gewisse Faktoren vor Beginn einer Behandlung zu untersuchen, um möglicherweise den Therapiefokus anfangs anzupassen bzw. die Familie vor Beginn der Behandlung durch Beratung oder Interventionen zu stärken, bevor das dysfunktionale Verhalten des Kindes im Vordergrund steht. Der **sozioökonomische Status der Eltern**, mögliche **psychiatrische Vorerkrankungen** und die **Lebensqualität der Familie** spielen eine Rolle als Prädiktoren, die sich vor- und nachteilig auf das Therapiegeschehen auswirken können.

Auch eine adäquate **Aufklärung der Eltern** vor **Beginn der Behandlung** über die Verschwiegenheitspflicht des oder der Behandler*in, die Wichtigkeit der **elterlichen Involviertheit und Kooperation** sowie den Einsatz von Spiel in der Behandlung ist notwendig, damit die Eltern eine akkurate Vorstellung über den Behandlungsablauf bekommen und **Erwartungen** und **Hoffnungen** nicht enttäuscht werden. Manche Eltern kommen mit der Vorstellung, der oder die Psychoanalytiker*in könne das Kind „reparieren" und „falsche Verhaltensweisen korrigieren", oder auch mit der Annahme, nur das Kind müsse etwas verändern, und dann würden alle Probleme verschwinden. Dass Eltern aber eine tragende Rolle spielen und maßgeblich zum Erfolg der psychotherapeutischen Behandlung beitragen, muss oftmals erst erarbeitet werden.

2001 untersuchten Nock & Kazdin (S. 155 ff.) ebenfalls die Auswirkungen der elterlichen Erwartungen auf die Psychotherapie des Kindes (vor allem wurde die Teilnahmerate untersucht). Sie fanden ebenfalls heraus, dass der **sozioökonomische Status**, die **Zugehörigkeit zu einer ethnischen Minderheit**, der Schweregrad der Störung und das Alter des Kindes sowie **elterliche Stressoren** oder Depression signifikant für geringe elterliche Erwartungen an die Psychotherapie waren.

Shuman & Shapiro (2002, S. 3 ff.) untersuchten, wie sich Erwartungen und Vorstellungen von Eltern auf die Psychotherapie des Kindes (im Alter zwischen drei und zehn Jahren) auswirken und wie es möglich ist, diese Erwartungen akkurater zu machen. Sie verwendeten eine Broschüre und ein Video, in denen über psychotherapeutische Behandlungen aufgeklärt wurde (wobei die Broschüre allein keinen Effekt hatte). Die Vorbereitungen verbesserten zwar nicht die Rate der entfallenen Stunden, allerdings hatten die Eltern einen höheren Nutzen aus der Behandlung ziehen können, wenn sie mittels Broschüre und Video aufgeklärt wurden. Auch wie die Eltern die Glaubwürdigkeit des oder der Psychoanalytiker*in sowie die psychotherapeutische Methode („myth") einschätzen, hat einen Einfluss.

> „It is quite similar to child/adolescent willingness to participate in treatment; however, the adult definition has more emphasis on factors that may influence the decision to participate in treatment. It appears to be examining the parents' perception that the therapy offered is relevant and not too difficult to participate in. It seems reasonable to expect that parents who see the therapist as credible and supportive would be more willing to overcome obstacles and participate in treatment and thus would be most likely to adhere to (participate in) treatment and be less likely to drop out of treatment." (Karver et al., 2005, S. 43)

Auch die Frage, wie die **Eltern ihr Kind sehen und wahrnehmen,** scheint in diesem Zusammenhang als Prädiktor bzw. als wichtiger Punkt am Beginn einer Behandlung relevant zu sein. Dazu gehört auch die Frage, welche **unbewussten Wünsche** die Eltern an das Kind haben.

> „Um die Bezugspersonen initial und erst einmal unabhängig von den aktuellen konkreten Problemen verstehen zu können, erscheint es bedeutsam, sich mit den inneren Voraussetzungen, mit denen Eltern zum Kinder- und Jugendlichenpsychotherapeuten kommen, zu beschäftigen. Zu diesen Voraussetzungen gehören die bewussten und unbewussten vergangenen Wünsche und Motive, ein Kind bzw. Kinder zu bekommen … In diesem Eingeständnis (professionelle Hilfe in Anspruch zu nehmen, Anm. der Verfasserin) spielt das (unbewusste) Erleben von Ohnmacht, Hilflosigkeit, Schuld, Scham und Versagen und die Angst

> vor Beschädigung und Abwertung durch Außenstehende eine Rolle." (Althoff, 2017, S. 82)

Meine langjährige Supervisorin gab mir den Rat, Eltern anfangs danach zu fragen, warum sie diesen Namen für das Kind ausgesucht hatten. Es ist erstaunlich, wie viel (un- und vorbewusstes) Material sich an diese Frage heften kann. Auch daran, wann die Eltern professionelle Hilfe aufsuchen, lässt sich die **Fähigkeit der Eltern erkennen, den Schweregrad von Beeinträchtigung einzuschätzen** bzw. auch, ob die Eltern die vorliegende **Problematik relational konzeptualisieren** können.

Erziehungs- und Bindungsstile, individuelle Beziehungserfahrungen, Ich-Stärken und Triangulierungsfähigkeiten der Eltern sowie deren Introspektionsfähigkeit spielen ebenfalls eine Rolle.

> „In der kindlichen Entwicklung kann die intrapsychische Triangulierung nur glücken, wenn auch die Eltern über die Ich-Fähigkeit verfügen. Das ist bei den Eltern unserer Patienten oft nicht der Fall. Im Erleben des Beziehungsdreiecks Kind-Eltern-Therapeut können aber auch sie ein Stück weit diese Entwicklungen nachholen und ihre Paarbeziehung stärken. Denn auch die Arbeit mit den Eltern wirkt therapeutisch für die ganze Familie. Allerdings stellt gerade dieses besondere Setting der Kinderanalyse, das die Eltern notwendigerweise miteinbezieht, hohe Anforderungen an die Reflexionsarbeit des Kinderanalytikers." (Wittenberger, 2016, S. 156)

7.4.2 Psycho- und Familiendynamik und (Gegen-) Übertragungskonstellationen

Das Erfassen der individuellen Psychodynamik des oder der Patient*in gehört zum psychoanalytischen Arbeiten selbstverständlich dazu. Dabei soll die interne, psychische Welt, deren Struktur, Stärken und Schwächen sowie das innere Zusammenspiel von un-, vor- und bewussten Mechanismen verstehbar und als psychotherapeutisches Material nutzbar gemacht werden. Bei der Behandlung von Kindern und Jugendlichen wird die Bedeutung der Familiendynamik deutlich, was mit der realen Abhängigkeit des Kindes von der Familie zu tun hat.

Anfänglich ist es daher erforderlich, sich ein genaues Bild von der Familie zu machen – das betrifft sowohl die Familienbiografie als auch praktische Abklärungen (beispielsweise, wer das Sorgerecht hat etc.). In einigen Familienkonstellationen kommt es zu „typischen" Dynamiken. So ist es häufig, dass Eltern, die sich trennen, eine Psychotherapie für das Kind anstreben, um Schuldgefühle zu mindern. Manchmal kommt es vor, dass Eltern versuchen, in der Person des oder der Psychoanalytiker*in „eine*n Allierte*n im Kampf gegen das andere Elternteil" – meist während einer Trennung – zu finden. In strittigen Trennungsprozessen gilt es genau abzuwägen, wer eine Psychotherapie braucht, sowie um die Vermeidung von Ausagieren durch den oder die Psychoanalytiker*in. Die Kinder auf der anderen Seite befinden sich in einem unlösbaren Loyalitätskonflikt, der vielen Elternpaaren gar nicht bewusst ist.

Auch Patchwork-Familien können eine große Herausforderung darstellen – wer wird in die Elterngespräche miteinbezogen? Möglicherweise vier (stief-)elterliche Personen? Auch Adoptiv- und Pflegeeltern weisen bestimmte Dynamiken auf. So weist Wittenberger (2016, S. 159 f.) darauf hin, dass Kinderpsychoanalytiker*innen oft geneigt sind, „Probleme des Kindes weniger im Kontext der aktuellen Familiensituation zu sehen als in dessen Herkunftsfamilie. So lösen bereits in der Anamneseerhebung Fragen nach ihrer eigenen Genese nicht selten Irritationen aus." Möhring (1999, S. 138 ff.) beschreibt „erkenntnisleitende Gesichtspunkte der Familiendynamik" und unterteilt diese in fünf Punkte:

I. „Der vorgängige Generationenkonflikt
II. Die familiäre Rollenzuweisung
III. Der Modus der Bindung
IV. Die Differenzierung
V. Der adaptive Gesichtspunkt." (Möhring, 1999, S. 146)

Der erste Punkt beinhaltet die bereits erwähnte transgenerative Ebene einer Familie, auf der Konflikte aktiv werden können. Unter Punkt zwei sind auch die Erwartungen der Eltern an die jüngere Generation. Dies ist nicht unbedingt pathologisch, familiäre Zuschreibungen sind Teil eines familiären Gefüges (man denke daran, wie bei Neugeborenen gesucht wird, zu welchem Elternteil sie Ähnlichkeiten aufweisen). Sind die Zuschreibungen allerdings widersprüchlich, überfordernd oder feindselig, kann es zu Störungen kommen. Oftmals ist das Kind „Symptomträger*in" der Familie und agiert gleichsam das pathologische Potenzial der Familie aus. Hier sind Mechanismen wie Projektion, Introjektion, Identifizierung oder projektive Identifizierung wirksam. Unter Punkt drei wird auf die Bindung und den Bindungsstil referenziert, also „wie" sich das Kind mit den vorgefundenen Begebenheiten arrangiert hat. Hier spielen Fragen des Grades der Abhängigkeit, der Trennungsmöglichkeiten, der Autonomie und der Fixierung eine Rolle. Bei dem vierten Punkt der Differenzierung „... geht es um die Selbst- und Objektdifferenzierung, um die Bildung der Selbst- und Objektrepräsentation. Wichtig für diese Entwicklungsschritte ist die Triangulierung der Objektbeziehung." (Möhring, 1999, S. 149) Hier zeigt sich, ob „der Dritte" zugelassen und repräsentiert werden kann. Mit dem letzten Punkt sind die adaptiven Gesichtspunkte einer Familie gemeint oder, anders ausgedrückt, deren Fähigkeiten und Reaktionsmöglichkeiten, mit Belastungen umzugehen. Damit sind gemeint „... Aktivität, Initiative und Engagement als auch Art und Ausmaß von psychopathologisch relevanten Symptombildungen wie Passivität, Destruktivität, Autodestruktivität, Depression etc.". (Möhring, 1999, S. 151)

Empirische Untersuchungen zur Familiendynamik gibt es, um bestimmte Familiendynamiken zu identifizieren, explizit als (allgemeiner oder spezifischer) Wirkfaktor wurden Familiendynamiken nicht empirisch untersucht. Hingegen sind Bewertungsschemata, Prozessmodelle und Ratingskalen zur Erfassung von Familiendynamiken entwickelt worden.

Eine Familie kennzeichnet sich auch dadurch, dass jedes Mitglied unterschiedliche Niveaus der (Ich-)Entwicklung erreicht hat, verschiedene Probleme oder Störungen aufweist und unterschiedliche Motivationen und Widerstände für und gegen die Behandlung mitbringt. Auch spielen **Familienfantasien** sowie die **Übertragungsbeziehungen** untereinander eine Rolle. Konflikte können generationenübergreifend wirken, psychische Abwehrmechanismen und -strukturen sind wirksam. Auch die Dynamik der (Stief-, Halb-, Adoptiv-, Pflege-) Geschwister spielt eine wesentliche Rolle im familiären Gefüge. Reich & Cierpka (2008) unterscheiden die **intrafamiliäre** und die **transfamiliäre Übertragung**.

> „Bei der intrafamiliären Übertragung werden Objekt- und Selbstrepräsentanzen der Eltern auf die Kinder übertragen … Aber auch Kinder können frühkindliche Einstellungen auf ihre Eltern übertragen, … Bei transfamiliären Übertragungen werden aus der Familie stammende Verhaltens- und Erlebensmuster in anderen Beziehungen wiederbelebt." (S. 373)

Zweiteres schließt auch die Übertragungsbeziehung mit ein, die die Familie mit dem oder der Psychoanalytiker*in eingeht. Die Autoren beschreiben einige initiale Übertragungsmuster, z. B. kann der oder die Psychoanalytikerin*in als Retter*in fantasiert oder dem oder der Psychoanalytiker*in die Rolle des oder der Richter*in unbewusst zugeschrieben werden. Trennungskonflikte können reaktiviert werden oder überhaupt erst aus der Abwehr emporkommen, die Psychotherapie kann als Bloßstellung erlebt werden und mit Schamaffekten einhergehen oder der oder die Psychoanalytiker*in ödipal verführerisch als „bessere*r Elternteil/Partner*in" fantasiert werden. Der oder die Kinderpsychoanalytiker*in bedient sich dahingehend in bekannter Weise auch seiner/ihrer Gegenübertragungsanalyse, behält seine/ihre neutrale Haltung bei und vermeidet ein Ausagieren. Auch Wittenberger (2016) beschreibt mögliche Gegen-/Übertragungskonstellationen:

> „Der Therapeut genießt die idealisierende Übertragung der Eltern, indem er die ihm übertragenen Allmachtsgefühle unreflektiert agiert. Damit hält er die Eltern in Abhängigkeit und verhindert eine Mobilisierung ihrer eigenen Ressourcen. Wichtiges Signal ist hier für den Therapeuten das Gefühl, in den Elterngesprächen besonders ‚gut', kompetent, vielleicht sogar brillant zu sein. Dies sollte ihn veranlassen, sein Verhalten den Eltern gegenüber dahingehend zu ändern, daß

> er sie zum Entwickeln eigener kompetenter Lösungsmöglichkeiten motiviert und damit ihren Handlungsspielraum ausweitet, um so das häusliche Umfeld der Entwicklung des Kindes förderlicher zu gestalten. Der Therapeut rivalisiert mit den Eltern darum, wer der ‚bessere Vater' bzw. die ‚bessere Mutter' ist. Dies können Eltern als schwere Kränkung erleben, was dazu führen kann, daß sie die Therapie abbrechen, um ihm zu demonstrieren, daß er es auch nicht besser kann als sie. Der Therapeut unterliegt einem Erfolgszwang und erträgt daher nicht, daß Eltern mangelnde Therapieerfolge oder Rückschritte beklagen, da sie in ihm unerträgliche Insuffizienzgefühle bzw. Schuldgefühle auslösen. Dies wirkt sich deshalb nachteilig auf den therapeutischen Prozeß aus, weil es die freischwebende Aufmerksamkeit des Therapeuten einschränkt und seine Beziehung zum Kind stört. Das Kind versucht den Therapeuten als Bundesgenossen gegen die Eltern (oder andere wichtige Bezugspersonen) zu gewinnen. Gibt der Therapeut der Bitte des Kindes um Intervention in Elternhaus (oder Schule) nach, agiert er in der Regel den Widerstand des Kindes mit: Anstatt den Konflikt analytisch durch Wiederholen, Erinnern und Durcharbeiten zu lösen, versucht er eine Lösung durch Veränderung in der Außenwelt. (Natürlich kann es auch einmal einen realen äußeren Konflikt geben, in den der Therapeut eingreifen muß. Doch sollte dem immer eine gründliche Gegenübertragungs-Analyse vorausgehen, um ein Gegenübertragungs-Agieren auszuschließen.)". (S. 91)

Theoretisch-klinische Überlegungen zu Gegen-/Übertragungskonstellationen des Umfeldes (seien es Eltern, Pflegepersonen, Geschwister etc.) gibt es viele innerhalb der psychoanalytischen Literatur. Empirische Studien fehlen allerdings.

7.4.3 Allianz und psychotherapeutische Beziehung mit dem Umfeld

In diesem Kapitel sollen – in Abgrenzung zum Kapitel 7.1 – Überlegungen zur psychotherapeutischen Allianz und Beziehung mit dem Umfeld und nicht mit dem oder der kindlichen oder jugendlichen Patient*in beschrieben werden. Wie in diesem Kapitel bereits erläutert, spielen die Eltern eine wichtige Rolle in der Behandlung von Kindern und Jugendlichen. Das betrifft nicht nur die Bereitschaft und Motivation, die Kinder zu den Terminen zu bringen, sondern auch die Ebene der Beziehung. Auch bei den bereits viel zitierten Empfehlungen von Kernberg, Ritvo & Keable (2012, S. 550) findet sich folgende „Recommendation 9. The clinician establishes an ongoing collaborative alliance with the family through which they participate as partners in treatment". Dies diene zum Austausch von Informationen, zum Ausräumen von Widerständen und der Benennung von möglichen negativen Gefühlen der Psychotherapie gegenüber, genauso wie für Psychoedukation und Beratung.

> „Eine gute Beziehung des Kinderanalytikers zu den Eltern ist auch deshalb wichtig, weil Kinder leicht in einen Loyalitätskonflikt geraten können, wenn sie spü-

> ren, dass die Eltern oder ein Elternteil die Therapie ablehnen oder gar heimlich oder offen sabotieren. Dann schlagen sie sich selbstverständlich – aufgrund der realen Abhängigkeit – auf die Seite ihrer Eltern, zum Schaden der Therapie.“ (Wittenberger, 2016, S. 155)

Es entwickelt sich also eine Triade, bestehend aus Kind, Eltern und Psychoanalytiker*in. Die psychotherapeutische Allianz wird gleichsam „ausgeweitet“ auf die Eltern. Wie bereits angedeutet kann es den oder die Psychoanalytiker*in vor behandlungstechnische Herausforderungen stellen, welche Familienmitglieder in diese erweiterte Arbeit miteinbezogen werden.

Der oder die Psychoanalytiker*in muss eine vertrauensvolle Basis mit den Eltern aufbauen – gleichzeitig aber auch penibel und genau die Verschwiegenheitspflicht dem Kind gegenüber einhalten.

> „Gibt man den Eltern – in einer Atmosphäre ohne Scham und Schuld – Raum, um einen Einblick in ihre eigenen mentalen Zustände zu gewinnen, können sie eventuell verstehen, welche eigenen Aspekte auf die Psyche des Kindes ‚abgeladen‘ werden. Wenn die psychische Verfassung der Eltern nicht erfasst wird, wird es schwer, die reaktiven Teile im Selbst des Kindes wahrzunehmen.“ (Rass, 2021, S. 122)

Die Autorin weist auch darauf hin, wie wichtig es ist, dass die Eltern sich an positive Erfahrungen und gemeinsame familiäre Momente erinnern können, um Hoffnungen für die Zukunft zu evozieren. Der oder die Psychoanalytiker*in übernimmt, in meinem Verständnis der Elternarbeit, die Funktion des oder der Übersetzer*in. Er oder sie versucht Verständnis für das Verhalten des Kindes zu schaffen und die unbewussten Anteile den Eltern verständlich zu machen. So kann ein neues Narrativ über das Kind entstehen und das Verhalten wird nicht mehr nur „verteufelt“ oder als störend erlebt. Die Eltern können die Pathogenese erfassen sowie die Begebenheiten, welche das Verhalten noch immer notwendig machen. Außerdem sind die Eltern Quelle des biografischen und aktuellen Wissens über das Kind und diese Informationen sind für den oder die Psychoanalytiker*in absolut notwendig.

Sobald die psychotherapeutische Allianz erweitert wurde, steht der oder die Psychoanalytiker*in vor der Herausforderung, dass es unterschiedliche Motivationen, Fantasien über die Behandlung und Übertragungskonstellationen gibt. Eltern können die Behandlung als Bedrohung erleben, die Behandlung entwerten, massive Ängste verspüren etc. (siehe auch 7.4.2). Trotz aller Widerstände mehrere vertrauensvolle und tragfähige Beziehungen aufzubauen ist eine der großen Herausforderungen der Behandlung von Kindern. Empirisch untersucht wurden die Beziehung zu den Eltern und deren Modalitäten. So schreiben Karver et al. (2005):

> „These definitions also include an element of emotional connection referred to as the emotional bond or therapeutic helpfulness. Several definitions have also included the cognitive connection component of agreement on goals and agreement on tasks, and have also included positive working relationship and parent willingness to participate in treatment, parent perception that treatment is clear, makes sense, and is appropriate. Once again, some researchers have also had as part of the parent-therapist relationship the behavior of the parent toward the therapist. This includes treatment defeating or undermining behavior such as being hostile toward the therapist or positive treatment behaviors such as actual participation, collaboration, or engagement in therapeutic activities. It is believed that the therapeutic relationship with the parent might impact outcomes of treatment in several ways: the treatment may be focused on directly changing parent behavior that will impact child behavior and thus engaging the parent will be critical, or, if the treatment is focused on the child, engaging the parent will be important because parents schedule and keep appointments, provide information about the child to the therapist, encourage the child's treatment adherence, and promote generalization of treatment gains outside of therapy sessions." (S. 46)

Neben vielen anderen wissenschaftlichen Befunden kann davon ausgegangen werden, dass die **elterliche Bereitschaft zur Mitarbeit und Involviertheit** ein wichtiger Faktor ist, der durch eine **tragfähige, therapeutische Allianz** evoziert oder verbessert werden kann.

2003 untersuchten DeVet et al. die Qualitäten der psychotherapeutischen Beziehung von 157 Kindern und deren Müttern. Die Familien stammten aus finanziell schwachen Verhältnissen, die Kinder wiesen schwerwiegende emotionale Störungen auf. Die Autor*innen fanden Folgendes heraus:

> „Children's relationships to mothers were positively associated with their perceptions of the therapy bond. However, contrary to our hypotheses, child age was negatively related to the therapy bond, whereas welfare status was positively related to the therapeutic relationship. For mothers, consistent with our prediction, mental health services efficacy and maternal social support were positively associated with their relationship with their children's therapists." (S. 277 ff.)

Interessanterweise waren mütterliche Stressoren sowie die emotionalen oder Verhaltensstörungen des Kindes keine signifikanten Prädiktoren für die psychotherapeutische Beziehung.

Accurso, Hawley & Garland (2013, S. 244 ff.) untersuchten die Reliabilität, zeitliche Stabilität und Validität von „Therapeutic Alliance Scale for Caregivers and Parents (TASCP)" durch eine Stichprobe von 209 Eltern bzw. Pflegepersonen, deren Kinder (zwischen vier und dreizehn Jahren alt) wegen Verhaltensstörungen in Behandlung waren. Die Autor*innen weisen darauf hin, dass es empirische Untersuchungen das Umfeld des Kindes betreffend gibt, sie allerdings rarer gesät sind als Untersuchungen der therapeutischen Allianz zum Kind.

> „... the examination of alliance in child and family therapy may be more complex than in adult therapy, in part because it involves both child and caregivers relationship with the therapist. Even with the most child-focused interventions, caregivers are involved at some level throughout treatment.“ (Accurso, Hawley & Garland, 2013, S. 244ff.)

Interessant für vorliegende Arbeit sind die Items des TASCP, welche in der Tabelle 12 aufgeführt sind und Hinweise darauf geben, was als Wirkfaktor für positive, psychotherapeutische Veränderung und gutes Outcome sprechen würde.

Therapeutic Alliance Scale for Children—Revised (TASC–R; Creed & Kendall, 2005; Shirk & Saiz, 1992)	**Therapeutic Alliance Scales for Caregivers and Parents (TASCP)**
1. I like spending time with my therapist.	1. I like spending time with my child's therapist.
2. I find it hard to work with my therapist on solving problems in my life.	2. I find it hard to work with my child's therapist on solving problems in our lives.
3. I feel like my therapist is on my side and tries to help me.	3. I feel like my child's therapist is on my side and tries to help me.
4. I work with my therapist on solving my problems.	4. I work with my child's therapist on solving our problems.
5. When I'm with my therapist, I want the sessions to end quickly.	5. When I'm with my child's therapist, I want the sessions to end quickly.
6. I look forward to meeting with my therapist.	6. I look forward to meeting with my child's therapist.
7. I feel like my therapist spends too much time working on my problems.	7. I feel like my child's therapist spends too much time working on our problems.
8. I'd rather do other things than meet with my therapist.	8. I'd rather do other things than meet with my child's therapist.
9. I use my time with my therapist to make changes in my life.	9. I use my time with my child's therapist to make changes in our lives.
10. I like my therapist.	10. I like my child's therapist.
11. I would rather not work on my problems with my therapist.	11. I would rather not work on our problems with my child's therapist.
12. I think my therapist and I work well together on dealing with my problems.	12. I think my child's therapist and I work well together on dealing with our problems.

Tabelle 12: TASC-R und TASCP Items. Quelle: Accurso, Hawley & Garland, 2013, S. 252

Diese Resultate decken sich mit einer älteren Studie von Hawley & Weisz (2005), in der die psychotherapeutische Allianz mit Jugendlichen und die psychotherapeutische Allianz mit deren Eltern untersucht wurden (u. a. ebenfalls mittels TASC). Die Ergebnisse gestalten sich folgendermaßen:

> „Parent (but not youth) alliance was significantly related to more frequent family participation, less frequent cancellations and no-shows, and greater therapist concurrence with termination decision. In contrast, youth (but not parent) alliance was significantly related to both youth and parent reports of symptom

> improvement. Youth and parent alliances were each significantly related to their satisfaction with services.“ (S. 117)

Die Autor*innen sehen diese Ergebnisse als erste vielversprechende Hinweise für weitere Forschung und schlagen vor, Charakteristiken von Jugendlichen, Eltern und Psychotherapeut*innen zu entwickeln, die auf positives Outcome hinweisen.

Zwei Studien sollen hier noch Erwähnung finden: Núñez et al. (2021, S 1 ff.) untersuchten in einem qualitativen Studiendesign die psychotherapeutische Beziehung aus der Sichtweise von Kindern, Eltern und Psychotherapeut*innen. Dabei untersuchten sie Kinder (im Alter von sechs bis elf Jahren) und deren Eltern in Chile. Die Psychotherapeut*innen arbeiteten nach verschiedenen Methoden (systemisch, psychoanalytisch oder verhaltenstherapeutisch). In individuellen semi-strukturierten Interviews wurden den Kinder, den Eltern und den Psychotherapeut*innen folgende (auf die Perspektive angepasste) Fragen gestellt:

> „What did you think about your psychologist? How was he/she? How did you feel with him/her? Were there changes? How did you get along with him/her? How were your feelings towards him/her? What did you like most/least about him/her? What did you like/dislike doing with him/her? Did the psychologist sometimes talk to your mom/dad? How did your mom/dad get along with him/her? How was your mom/dad towards him/her?“ (Núñez et al., 2021, S. 3)

Zusätzlich wurden die Kinder gebeten, Zeichnungen anzufertigen mit dem Titel „My psychologist and me“. Auf Basis der Auswertung stellten die Autor*innen fest, dass eine positive therapeutische Beziehung als dynamischer und konstruktiver Prozess beschrieben wurde, bei der alle Personen sich gut eingebunden fühlten. Außerdem arbeiteten die Autor*innen vier Kernthemen heraus:

> „a) a new encounter: meeting an adult who intends to help, b) a mutually involved encounter: having fun and playing together, c) construction of a trustful, supportive and caring relationship, d) role of the therapeutic relationship in shaping children' and parents' motivations towards therapy and as a facilitator of change.“ (Núñez et al., 2021, S. 5)

Daraus entwickelten die Autor*innen folgendes hilfreiches Schema (siehe Abbildung 6) einer guten psychotherapeutischen Beziehung und Allianz zwischen Kindern, Eltern und Psychotherapeut*innen.

Es lässt sich gut erkennen, wie sich das Kind innerhalb der wachsenden psychotherapeutischen Beziehung entwickelt, sowie die Fähigkeiten und Haltungen der einzelnen Akteure.

In einer weiteren (qualitativen Längsschnitt-)Studie untersuchten Núñez et al. (2022, S. 103 ff.) erneut die psychotherapeutische Beziehung sowie die Verän-

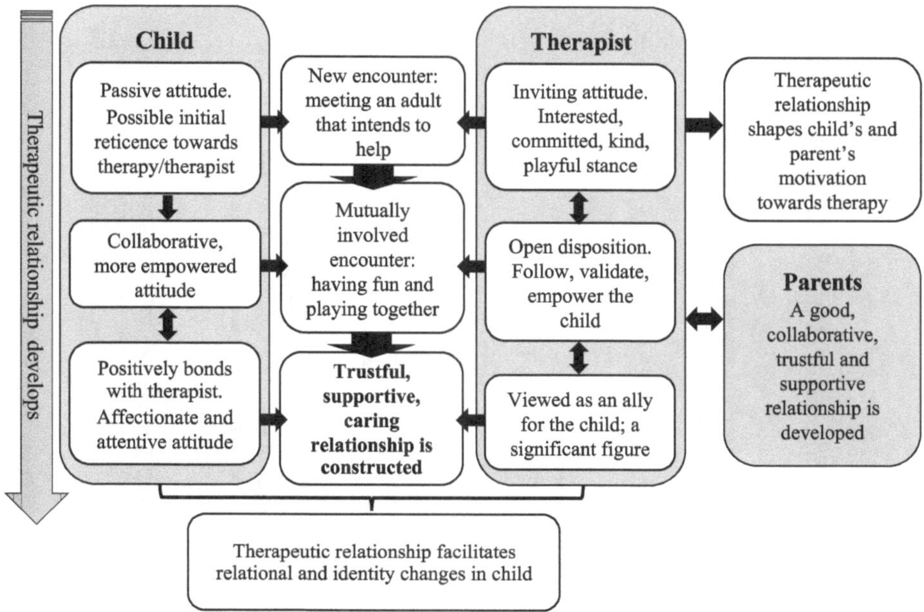

Abbildung 6: Aufbau einer positiven therapeutischen Beziehung. Quelle: Núñez et al., 2021, S. 6

derungsprozesse aus der Sicht von Kindern, Eltern und Psychotherapeut*innen. Am Beginn und vier Monate nach Behandlungsbeginn wurden wiederum semistrukturierte Interviews geführt und wieder wurden die Kinder ermutigt, etwas zu zeichnen.

> „This study supports the view that a positive therapeutic relationship facilitates early changes in the motivation of children and parents, and provides them with a healing, relational experience as it develops. A positive parent-therapist relationship is also key for changes to further progress." (Núñez et al., 2022, S. 103)

Die Autor*innen zeigen anhand von fünf Schritten, wie sich die psychotherapeutische Beziehung entwickelt. Am Beginn der Behandlung steht das Verständnis des Problems im Vordergrund sowie die Anordnung der Therapie. Dann kommt es zum ersten Zusammentreffen mit dem oder der behandelnden Psychotherapeut*in und die ersten Veränderungen. Diese ersten Zusammentreffen sollten einen positiven Effekt auf die Motivation des Kindes und der Eltern haben sowie Selbstvertrauen aufbauen. Im dritten Schritt entwickelt sich die erste Veränderungsvermittlung mit den Kindern, im vierten Schritt dann die auf der Ebene der Eltern. Als Letztes sollten eindeutige Veränderungen sowohl beim Kind als auch bei den Eltern bemerkbar sein. Detaillierter ist die Veränderung in der therapeutischen Beziehung auf folgender Grafik (siehe Abbildung 7) zu sehen.

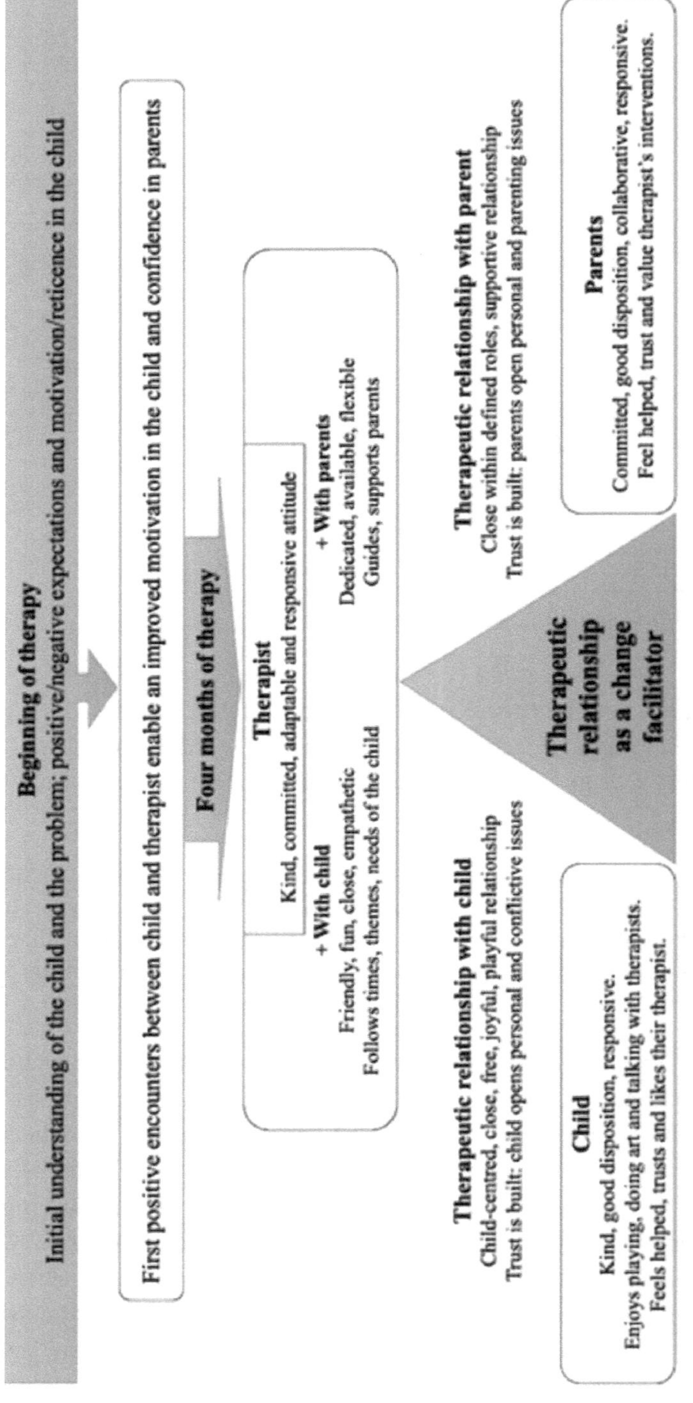

Abbildung 7: Die Therapeutische Beziehung als Vermittler von Veränderungen. Quelle: Núñez et al., 2022, S. 107

Die Autor*innen fassen am Ende ihres Artikels Implikationen für die Praxis zusammen: So sei es wichtig, dass der oder die Psychotherapeut*in sich spielerisch und flexibel zeigen und auf die Interessen des Kindes eingehen muss. Auch Spaß zu haben ist wichtig und soll keineswegs Schuldgefühle im oder in der Psychotherapeut*in auslösen. So können die Kinder motiviert werden bzw. erleben die Behandlung als positiv. Außerdem sollte immer reflektiert werden (sowohl von Psychotherapeut*innen als auch von den Eltern), was die Psychotherapie für eine Bedeutung für das Kind hat, um anfängliche Widerstände aufzulösen. Eine positive Eltern-Psychotherapeut*innen-Allianz ist notwendig, um therapeutische Veränderung herbeizuführen, und braucht besondere Aufmerksamkeit. Die Bedeutung der Motivation für die Behandlung aufseiten der Eltern wird hervorgehoben.

7.4.4 Wirksame Aspekte der Elternarbeit

In diesem Kapitel soll untersucht werden, wie die Elternarbeit klinisch-theoretisch und empirisch untersucht wurde bzw. aus welchen behandlungstechnischen Empfehlungen sich mögliche Wirkfaktoren ableiten lassen. Auch hier wird sich erneut zeigen, wie fließend die Grenzen zwischen den einzelnen angenommenen Wirkfaktoren ist. Wie bereits in Kapitel 5.3.3 beschrieben, postulieren Sprenkle, Davis & Lebow (2013, S. 35 f.) u. a. drei allgemeine Wirkfaktoren in der Paar- und Familientherapie, die an diesem Punkt ebenfalls diskutiert werden sollen. Es handelt um die Konzeptualisierung von Problemen und Schwierigkeiten in Beziehungen und dem Beziehungsgefüge (siehe auch Kapitel 7.4.2). Es geht hier nicht darum, psychische Störungen eines Individuums zu behandeln, sondern darum, die Symptomatik aus dem Blickfeld der Beziehungen zu betrachten. Welche Beziehungen stützen und verstärken die Symptomatik, welche hingegen verhelfen zu einer Linderung? „Another way of stating this unique common factor is that relational therapies pay special attention to the interactional cycles among the various subsystems that constitute the larger system in which the problem is embedded." (Sprenkle, Davis & Lebow, 2013, S. 36) Die Autoren führen empirische Studien an, in denen die Effektstärke dieses Wirkfaktors gemessen wurde: In der Paartherapie ergibt sich eine hohe, in der Familientherapie eine moderate Effektstärke.

Der zweite Wirkfaktor ist jener, dysfunktionale Muster in Beziehungen zu durchbrechen. Auch hier zeigt sich nach den Autoren ein Unterschied zu der Behandlung von Individuen, es gehe vielmehr um die Essenz und Bedeutung dieser dysfunktionalen Muster innerhalb der Symptomatik des oder der Patient*in. Beim dritten Wirkfaktor, nämlich der Erweiterung des direkten Behandlungssystems, meinen die Autoren, auch andere Personen, meist Familienmitglieder, in die Behandlung miteinzubeziehen, um auch durch deren Subsysteme ein Verständnis über die Symptomatik des oder der Patient*in zu bekommen (siehe Kapitel 7.4.5).

Ich habe mich daher an folgenden Wirkfaktoren für das vorliegende Kapitel orientiert: Klärung, **Motivation**, elterliche Teilnahme bzw. Involviertheit in die Therapie, Mentalisierungsfähigkeit der Eltern und Psychoedukation.

Dass die Eltern für die Kinder reale Objekte sind, mit denen sie in Beziehung sind, wurde in diesem Kapitel bereits hinreichend diskutiert. Je nach Alter stehen behandlungstechnische Überlegungen im Vordergrund, wie die Eltern in die Behandlung miteinzubeziehen sind. Auch Kehr & Köpp (2018) weisen auf die Wichtigkeit der anfänglichen Klärung hin:

> „In der Elternarbeit geht es wie bei den jugendlichen Patienten zunächst darum, die Mitarbeit zu gewinnen und den Rahmen zu halten. Auch in der Elternarbeit steht zu Beginn der gemeinsamen Arbeit die Klärung im Vordergrund. Damit macht der Therapeut deutlich, dass er an der Sichtweise der Eltern interessiert ist, und das fördert den Blick aus einer dritten Position. Häufig ist die triadische Konstellation von Elternpaar und Therapeut schon an sich eine Herausforderung, die der Therapeut beachten muss." (S. 75 f.)

Zur Klärung gehört nicht nur, anfänglich zu explorieren, wer welche Vorstellungen in die Behandlung mitbringt und wer welche Ziele mit der Behandlung verfolgt, sondern auch die informierte Zustimmung von allen relevanten Familienmitgliedern („informed consent").

Die ethischen Herausforderungen wurden bereits in Kapitel 4.4 diskutiert. In drei Diskussionsbeiträgen von Tessa Baradon, Björn Salomonsson und Kai von Klitzing (2014, S. 71 ff.) stellt sich die Frage, wer denn überhaupt der oder die Patient*in sei, wenn Eltern mit ihren Kleinkindern zur psychotherapeutischen Behandlung kommen. Auch durch die Fallbeispiele zeigt sich, dass diese „einfache" Frage nicht immer einfach beantwortbar ist, was sicherlich mit der massiven Abhängigkeit von Säuglingen, Babys und Kleinkindern ihren Eltern gegenüber zu tun hat. Auch die verschiedenen Entwicklungsstufen aller Beteiligten haben einen großen Einfluss auf die Behandlung. Von Klitzing (2014) schreibt in seinem Beitrag:

> „Die Frage ‚Wer ist der Patient?' löst in mir ambivalente Gefühle aus. Meine erste Reaktion: Es ist klar, das Baby ist der Patient. Es leidet angesichts der Liebe und des Hasses, der Projektionen und der Verführung von Seiten der Eltern. Meine zweite Reaktion: Aber wie kann ich damit umgehen, dass das Baby/der Patient auf einer völlig anderen Entwicklungsstufe steht als die Eltern und der Therapeut, dass ich mich als Therapeut – natürlich – der Entwicklungsposition der Eltern näher fühle und dass ich die Symptome des Babys, die in Verhalten und Körperausdruck deutlich werden, aus den Augen verlieren kann?" (S. 85)

Baradon (2014, S. 71 ff.) argumentiert, dass die Definition, wer der oder die Patient*in ist, auch veränderlich innerhalb der Behandlung ist, und Salomonsson (2014, S. 78 ff.) schreibt dem oder der Psychoanalytiker*in die Rolle des oder der Übersetzer*in der kindlichen Bedürfnisse zu. Stark miteinander verwoben sind die Klärung und die Motivation bzw. die damit verbundenen Hoffnungen (darauf wurde auch bereits in Kapitel 7.4.1 eingegangen). Auch hier können sich gravierende Unterschiede innerhalb eines Familiengefüges auftun.

> „Die Therapiemotivation und die Formulierungen von Therapiezielen durch die Eltern unterscheiden sich häufig von der Motivation und den Zielen des Kindes oder Jugendlichen. Der Therapeut steht damit im Spannungsfeld zwischen Eltern und Kind.“ (Horn, 2003, S. 767)

Theoretische Überlegungen dazu gibt es viele, auch was die Probleme in der Elternarbeit betrifft, u. a. zeigte Diez Grieser (1996, S. 241 ff.) mittels Fallbeispielen, wie es zu einem Verlust der neutralen Haltung der Psychoanalytikerin durch Parteinahme oder Überidentifizierung kam. Dies führe zu unauflösbaren (Gegen-)Übertragungskonstellationen. Auch Kernberg, Ritvo & Keable (2012, S. 547 ff.) formulieren Empfehlungen, die auf Klärung und **Motivation** abzielen. So sollte der oder die Behandler*in über Indikationen und Kontraindikationen aufklären, die Verschwiegenheitspflicht gegenüber dem Kind den Eltern erklären und einhalten sowie ein psychodynamisches Verständnis über das Kind bei den Eltern durch klare Kommunikation schaffen. Zusammenfassend kann gesagt werden, dass mit Klärung mehrere Ebenen gemeint sind: Klärung der Erwartungen, Ziele und Vorstellungen aller Familienmitglieder, Klärung des Settings und damit verbundenen Komponenten wie der Verschwiegenheitspflicht oder der informierten Zustimmung, Klärung der Problematik und der Störung. Prägnanter formuliert schließt dieser Punkt Auf-, Er- und Klärung mit ein. Empirische Studien dazu gibt es nicht, dafür viele klinisch-theoretische Studien und Einzelfallbeschreibungen. Die elterliche Motivation hingegen wurde empirisch untersucht: Ellis et al. (2012, S. 75 ff.) untersuchten die Motivation für die psychotherapeutische (verhaltenstherapeutisch ausgerichtete) Behandlung von Jugendlichen und Eltern bei Jugendlichen, die einen schlecht kontrollierbaren Blutzuckerspiegel aufwiesen. Dabei wurden 74 Jugendliche und deren Eltern bzw. Betreuungspersonen untersucht und diese Interviews, sowie die Verbesserung der Blutzuckerwerte miteinander verglichen. Es zeigte sich, dass die elterliche Motivation mit dem Outcome korrelierte.

> „In summary, the present study showed the importance of both parent and youth initial motivational status in predicting treatment outcomes in a treatment trial of home-based family therapy for youth with poorly controlled diabetes. Future attempts to improve behavioral treatment technology for difficult-to-manage youth with diabetes and their parents would be enhanced by better

> specification of those treatment techniques that promote motivation for behavior change in family therapy.“ (Ellis et al., 2012, S. 82)

Als ein weiterer allgemeiner Wirkfaktor in der Elternarbeit kann die Teilnahmebereitschaft, besser gesagt, die Involviertheit angenommen werden.

> „It has been defined minimally as the attendance of one or both parents at therapy sessions. We do not consider this to be an adequate measure of parental participation, as merely being present for sessions does not inform us about the degree of participation and engagement in treatment. Parent participation includes constructs that have been labeled as parent involvement and parental treatment investment.“ (Karver et al., 2005, S. 44)

Es geht nicht um die bloße Teilnahme an Elterngesprächen oder das Einhalten von Terminen für die Kinder, sondern auch um das aktive Einbringen der Eltern während Eltern- und/oder Familiengesprächen. Welche Widerstände, Abwehrmechanismen, Übertragungskonstellationen oder ausagierendes Verhalten die Involviertheit stören oder auf die Probe stellen können, wurde in dieser Arbeit immer wieder gestreift. Da es sich um eine Diskussion der Behandlungstechnik per se handelt, soll dies ausgespart werden. Darüber gibt es in der Literatur viele Besprechungen und Überlegungen, samt klinischem Material. Rachel Haine-Schlagel et al. (2012, S. 646) untersuchten die elterliche Involviertheit in der Annahme, dass es sich um einen starken Wirkfaktor handeln wird. Es handelt sich dabei um eine Längsschnittstudie, an der sechs Kliniken teilnahmen, die Psychotherapeut*innen arbeiteten nach unterschiedlichen Methoden (psychodynamische Orientierung war ebenso vertreten). Die 191 untersuchten Kinder waren zwischen vier und dreizehn Jahren alt und wiesen Verhaltensstörungen auf. Das Datenmaterial waren neben Videoaufnahmen der Sitzungen mit Kindern und/oder Eltern Fragebögen und Interviews. Interessanterweise definieren die Studienautorinnen das „involvement“ folgendermaßen: „Parent involvement is defined as the proportion of time in the session that therapists direct treatment strategies towards parents. Results indicated that therapists directed treatment strategies towards parents an average of 44% of the time within a session.“ (Haine-Schlagel et al. 2012, S. 646) Es bildet also die Bewegung des oder der Psychotherapeut*in ab, die Eltern zu involvieren. Zu diesen direkten Hilfestellungen für die Eltern gehörten Psychoedukation, die Definition bzw. Anpassung an Ziele der Behandlung, Informationen zu transportieren oder über externe Betreuung zu sprechen. Dies führte auch zu folgenden Resultaten:

> „Multilevel modeling was used to examine client-level (child, parent, and family functioning) and provider-level (therapist experience and background) predictors of parent involvement. Therapists involved parents more when the child had higher levels of behavior problems, when the parent reported higher levels of internalized caregiver strain, and when the therapist was more experienced.

> The results highlight potential areas to target in efforts to increase parent involvement, including training less experienced therapists to increase their focus on directing strategies towards parents." (Haine-Schlagel et al., 2012, S. 646)

Aus dieser Empfehlung lässt sich ablesen, dass angenommen wird, dass das Outcome sich verbessert, wenn die Eltern mehr in die Behandlung involviert werden und dies direkt und aktiv vom oder von der Psychotherapeut*in in die Elternarbeit miteingebracht wird.

Psychoedukation mit den Eltern oder dem Umfeld des Kindes wird innerhalb der Elternarbeit durchgeführt und beinhaltet mehrere Komponenten „Psychoeducation encompasses a range of educational strategies used to inform people about psychological problems and how to overcome them." (Hayes & Brunst, 2017, S. 153) Aus der Sicht der Psychoanalyse gesprochen beinhaltet Psychoedukation auch die Vermittlung von psychodynamischen Überlegungen das Kind oder den Jugendlichen betreffend. So kann tieferes Verständnis – nicht nur für die Symptomatik, sondern auch für die innere Lebenswelt des Kindes – geschaffen werden. Kernberg, Ritvo & Keable (2012 S. 551) führen „parent education" und „parent counseling" als Bestandteil der Allianz mit den Eltern an. Bei Ersterem soll die Neugierde der Eltern an der inneren Welt ihrer Kinder, persönlichen Charakterzügen, subjektiven Erfahrungen und Erleben des Kindes erweckt und/oder gestärkt werden. Zweiteres meint auch die psychologischen Probleme der Eltern zu klären und wie diese mit der Entwicklung des Kindes zusammenhängen. Hier kann es auch darum gehen, eigenen Erfahrungen aus der Kindheit oder pathogenen Glaubenssätzen auf die Spur zu kommen und dies auf die derzeitige Lebenssituation mit dem eigenen Kind zu legen. Hier ergibt sich auch eine Gratwanderung, ab wann den Eltern eine eigene Einzeltherapie zu empfehlen ist und was im Rahmen der begleitenden Elternarbeit erreicht werden kann.

Martinez et al. (2015, S. 1 ff.) untersuchten Psychoedukation als Mediator die elterliche Involviertheit betreffend. Es wurden 46 Kinder im Alter von sieben bis dreizehn Jahren untersucht, die an Verhaltensstörungen leiden. Sie wurden nach unterschiedlichen psychotherapeutischen Methoden behandelt, aber nach zwei unterschiedlichen Manualen. Es wurden Codes für Elemente der Psychoedukation sowie für die elterliche Involviertheit bewertet. Diese sind samt Definition in untenstehender Tabelle zu sehen und geben Aufschluss über die verschiedenen Aufgaben der Psychoedukation bzw. auch die Verstrickung mit elterlicher Involviertheit (siehe Tabelle 13).

Die Resultate aus dieser empirischen Studie lassen sich wie folgt zusammenfassen:

> „Findings revealed that modular treatment therapists provided more psychoeducation and other engagement strategies compared with usual care therapists. Furthermore, psychoeducation strategies employed by therapists early

Variable	*1*	*2*	*3*	*4*	*5*
1. Describing Child Behavior Problems	—				
2. Discussing Causes of Child's Misbehavior	.63	—			
3. Describing Goals of Treatment	.33	.06	—		
4. Providing Rational for Treatment	.13	.02	.31	—	
5. Providing Strategies to Manage Misbehavior	.25	.32	.40	.46	—

Tabelle 13: Interitem-Korrelationen von Psychoedukationsstrategien. Quelle: Martinez et al., 2015, S. 5

> on uniquely predicted subsequent parent involvement in treatment, over and above the use of other engagement strategies. Finally, therapists' use of the psychoeducation strategy of discussing causes of child's misbehavior mediated the effect of treatment condition on parent involvement in their child's therapy. These findings suggest that the implementation of psychoeducation strategies upon entry into care promotes parent involvement in child psychotherapy for disruptive behavior." (Martinez et al., 2015, S. 1)

Umgekehrt kann Psychoedukation der Kinder oder Jugendlichen ebenfalls eine Rolle spielen, wenn Eltern beispielsweise (psychiatrisch) erkrankt sind. Dann ist die Psychoedukation oftmals Teil der Behandlung der Kinder.

Als letzter wirksamer Aspekt soll die **Mentalisierungsfähigkeit der Eltern** kurz diskutiert werden. Zum einen kann diese Fähigkeit als ein Prädiktor gesehen werden, auf der anderen Seite ist die Verbesserung der Mentalisierungsfähigkeit der Eltern auch in der Elternarbeit ein mögliches Ziel. Walter (2001, S. 245 ff.) äußert sich in einem kurzen Text zu dem Text „Mentalisation und die sich ändernden Ziele der Psychoanalyse des Kindes" von Fonagy & Target (2001, S. 292 ff.; Anmerkung der Autorin: In vorliegender Arbeit wird die englische Variante des Textes zitiert (Fonagy & Target, 1998, S. 87 ff.) und hebt – untermauert von zwei empirischen Untersuchungen – die Wichtigkeit der Mentalisierungsfähigkeiten der Eltern hervor:

> „Es wird hervorgehoben, welche Folgen es hat, wenn Eltern nichts zu den Mentalisationsfähigkeiten des Kindes beitragen. Wenn wir diesen Teufelskreis durchbrechen wollen, müssen wir akzeptieren, daß es Eltern mißlingen kann, diese elementare Gestaltung eines mentalen Raumes zu bewerkstelligen, und daß wir nach Hilfe und Ausgleich zu suchen haben … Mentalisation erzeugt Mentalisation." (Walter, 2001, S. 247)

Die Autor*innen gehen in ihren Überlegungen noch weiter: Auch das soziale, pädagogische und politische Umfeld von Kindern brauche Mentalisation. Nach dieser Prämisse scheint es außer Frage, dass die Mentalisationsfähigkeit der Eltern bzw. des Umfeldes als Wirkfaktor angenommen werden kann. Siehe auch 7.5.

7.4.5 Erweitertes Behandler*innenumfeld und Helfersysteme

Immer wieder kommt es vor, dass Eltern sich wünschen, dass der oder die Psychoanalytiker*in Kontakt mit Lehrer*innen, Sozialarbeiter*innen, Psychiater*innen oder anderen Personen im psychosozialen Feld aufnimmt. Dies stellt den oder die Psychoanalytiker*in oftmals vor heikle Situationen, die individuell beurteilt werden müssen. Der psychotherapeutische Rahmen muss für das Kind absolut geschützt werden, das Vertrauen darf nicht missbraucht und die Verschwiegenheitspflicht nicht gebrochen werden.

> „Der psychoanalytische Therapeut wird sehr genau abwägen, ob er trotz einer schriftlichen Entbindung von der Schweigepflicht selbst diese Kontakte eingeht. In der Regel wird er die psychoanalytische Arbeitsweise am Unbewussten auch hier durch Abstinenz schützen. Stattdessen wird er sich bemühen, die Eltern des Kindes oder die Jugendlichen selbst in die Lage zu versetzen, mit den genannten Fachkräften zu reden." (Borowski et al., 2018, S. 39)

Nach einer Abwägung des Für und Wider kann so eine Kontaktaufnahme aber auch sinnvoll sein:

> „Andererseits kann der Kinderanalytiker auch dazu beitragen, mehr Verständnis und Geduld für seinen Patienten bei erziehenden Erwachsenen im Kindergarten oder in der Schule zu erreichen, denen sie ja gerade aufgrund ihrer Probleme oft sehr zusetzen. Insofern wäre es unklug, derartige Wünsche rigoros abzulehnen." (Wittenberger, 2016, S. 160)

Eine verallgemeinerte oder generelle Empfehlung kann hier nicht gegeben werden, die Situationen sind immer im Einzelfall zu beurteilen. Auch verschiedene Finanzierungsmöglichkeiten verändern die Bedingungen, unter denen eine Psychotherapie stattfindet. So ist es in Wien möglich, von der Wiener Kinder- und Jugendhilfe (Magistratsabteilung 11) Kinder und Jugendliche überwiesen zu bekommen. Die Kosten werden ebenfalls getragen. Von Beginn an ist klar, dass Bericht erstattet werden muss, wenn die Stunden nicht eingehalten werden, bzw. dass bei Verlängerung der Therapie ein kurzes schriftliches Ansuchen gestellt wird. Gerade in solchen „Multiproblemfamilien" ist es oft wichtig, das Helfer*innensystem miteinzubeziehen. Auch fachlicher Austausch mit Psychiater*innen ist erfahrungsgemäß immer wieder hilfreich.

> „Die einzige Ausnahme, für die es sich empfiehlt, im Interesse der Familie auch inhaltliche Informationen weiterzugeben, liegt in Berichten an Kollegen in Praxis oder Klinik, wenn dort eine von uns begonnene Psychotherapie weitergeführt werden soll, sowie im regelmäßigen Austausch mit einem Arzt, wenn eine begleitende Behandlung indiziert ist." (Wittenberger, 106, S. 161)

Notwendig ist es auch, dass der oder die Psychoanalytiker*in klar auftritt, keine Wünsche nährt, die nicht erfüllt werden können, oder sich nicht in Situationen bringen lässt, die den psychotherapeutischen Rahmen des Kindes oder des oder der Jugendlichen gefährden.

Ob sich aus diesen theoretischen Überlegungen ein Wirkfaktor ableiten lässt, ist zu bezweifeln. Wie ausgeführt kann es in manchen Fällen sinnvoll sein, Verständnis für seine*n Patient*in zu evozieren, auch die Stärkung, dass Jugendliche oder Eltern mit dem Behandler*innenumfeld Gespräche suchen, kann psychotherapeutisch wirken. Empirisch untersucht wurde „fachlicher Austausch“ oder die „Erweiterung des Behandler*innenumfeldes“ nicht, was sicherlich an Komplexität und Individualität der jeweiligen Lebensrealitäten der Patient*innen scheitert. Vorstellbar ist, dass es sich – nach genauer Abwägung des oder der Psychoanalytiker*in – positiv auf das psychotherapeutische Geschehen auswirken kann.

7.5 Allgemeiner Wirkfaktor: Mentalisieren

Mentalisieren oder Mentalisierung ist ein modernes Konzept von Peter Fonagy. Es ist ein Modell der psychischen Entwicklung, welches die psychoanalytische Theorie mit der Bindungstheorie, der Säuglingsforschung und der Entwicklungspsychologie verknüpft. Es wurde in dieser Arbeit als erwünschter, klinischer Prozess und Spezifikum für die psychoanalytische Behandlung aufgenommen, ausgeschlossen sind daher Arbeiten und Studien, die sich z. B. auf Konzepte der Metakognition beziehen. Metakognition beschreibt Mentalisierungsprozesse, allerdings mit anderer Begrifflichkeit. Die Konzepte überlappen sich stark. Die Metakognition stammt aus den Neurowissenschaften und der Psychologie sowie verhaltenstherapeutischem Hintergrund. Nach einer kurzen Definition von Mentalisierung wird sich dieses Kapitel damit beschäftigen, ob und warum Mentalisierung als allgemeiner Wirkfaktor angenommen werden kann. Im zweiten Teil werden empirische und klinisch-theoretische Studien angeführt, die Mentalisierungsprozesse in der psychoanalytischen Behandlung von Kindern und Jugendlichen untersuchen. „Mentalisierung ist eine Form der vorwiegend vorbewussten Fähigkeit, das eigene Verhalten oder das Verhalten anderer Menschen durch Zuschreibung mentaler Zustände (z. B.: Bedürfnisse, Wünsche, Gefühle, Annahmen, Ziele, Absichten und Gründe) zu interpretieren.“ (Göttken & von Klitzing, 2015, S. 67) oder mit Fonagys Worten:

> „Mentalization or reflective function is the developmental acquisition that permits children to respond not only to another person's behavior, but to the child's conception of others' attitudes, intentions, or plans. Mentalization enables children to ‚read‘ other people's minds. By attributing mental states to others, children make people's behavior meaningful and predictable. As children learn to understand other people's behavior, they can flexibly activate, from the multiple sets of self-object representations they have organized on the basis of prior experience, the one(s) best suited to respond adaptively to particular relationships.“ (Fonagy & Target, 1998, S. 92)

Es handelt sich um eine Vorstellungskraft, die ermöglicht zu erfassen, wie andere Menschen denken oder fühlen, was sie für Wünsche oder Bedürfnisse haben bzw. deren Verhalten vorauszusagen im gleichzeitigen Bewusstsein, dass es nie absolute Gewissheit darüber geben kann. Diese Fähigkeit ist implizit, unbewusst und eine kognitive Leistung. Menschen, die sich in Leidenszuständen befinden, sind in ihrer Fähigkeit zu mentalisieren eingeschränkt. Mentalisierung übernimmt eine komplexe Funktion der Beziehungsregulierung, dies zu erproben ist Teil jeder psychotherapeutischen Behandlung. Mit den ätiologischen Modellen der Fähigkeit des Mentalisierens wird sich diese Arbeit nicht auseinandersetzen, dies würde die eigentliche Frage nicht beantworten. Nur so viel: Primäre Bezugspersonen und deren Affektspiegelungen sind notwendig, um die Mentalisierungsfähigkeit auszubilden. Die „theory of mind", die durch die Nachahmungsfähigkeit des Kindes entsteht, sowie Perspektivenübernahme und Empathieentwicklung sind Wurzeln des Konzeptes der Mentalisierung. Es gibt wesentliche Entwicklungsschritte im Erwerb der Mentalisierungsfähigkeit, dazu gehören u. a. die Spielfähigkeit, das „Als-ob-Spiel" und zwei Modi des Denkens – der „Als-ob-Modus" und der „Modus der psychischen Äquivalenz". Negativ beeinflusst werden kann die Mentalisierungsfähigkeit durch strukturelle Störungen, aber auch durch unreife Abwehrmechanismen, „da durch sie die Realität maßgeblich verzerrt und falsch repräsentiert und interpretiert wird." (Göttken & von Klitzing, 2015, S. 79) Es wird grundsätzlich unterschieden zwischen neurotischen Störungen und strukturellen Störungen (auch bei Kindern und Jugendlichen, nicht nur bei Erwachsenen) oder auch Störungen der Mentalisierungsfähigkeit genannt. Das Konzept der Mentalisierung, die Erkenntnisse aus der Bindungs- und Säuglingsforschung sind in jedem Fall von unschätzbarem Wert für die Psychoanalyse und bieten wichtige Erklärungsmodelle für psychopathologische und entwicklungspsychologische Entwicklung.

Wie kann bei einem aus der Psychoanalyse stammenden Konzept von einem allgemeinen Wirkfaktor gesprochen werden? Bateman und Fonagy (2017, S. 32f.) führen vier Hauptargumente an, warum Mentalisierung ein Herzstück von psychotherapeutischen (nicht nur psychoanalytischen, psychodynamischen oder tiefenpsychologischen!) Behandlungen ist: Der oder die Psychotherapeut*in fokussiert mit dem oder der Patient*in auf die psychischen Aspekte eines bestimmten Verhaltens und fragt beispielsweise, was genau zu diesem Verhalten geführt hat. So werden automatische Annahmen über sich oder das Gegenüber des oder der Patient*in automatisch reflektiert und es zeigen sich verzerrte oder vereinfachte Annahmen. Dieser Prozess geschieht in jeder Psychotherapie – unabhängig von einer bestimmten Methode oder Schule. Zweitens aktiviert eine psychotherapeutische Behandlung das Bindungsmuster, und zwar über die therapeutische Allianz hinaus.

> „In attachment, a whole panoply of relational processes are activated, such as internal working models that lead people to anticipate patterns in social situations and endow them with the capacity to navigate these situations through appropriate affect regulation and interpersonal sensitivity." (Bateman & Fonagy, 2017, S. 32)

Außerdem erleichtert das Gefühl, verstanden und gehalten zu werden, die Mentalisierungsprozesse durch das erhöhte Gefühl von Sicherheit innerhalb der therapeutischen Beziehung. „… this can be thought of as mental exploration, the exploration of the mind of the other to find oneself." (Bateman & Fonagy, 2017, S. 32). Da das Bindungssystem aktiviert wird, kommt es auch zum Nacherleben von negativen oder traumatisierenden Bindungserfahrungen. Auch hier soll der oder die Psychotherapeut*in die Mentalisierung weiterhin aufrechterhalten. Als dritten Grund führen die Autoren an, dass Psychotherapeut*innen ständig dem Prozess unterliegen, die diffus und verwirrend erlebte Welt des oder der Patient*in zu konstruieren und zu dekonstruieren. Dabei werden Gefühle benannt, Denkprozesse erklärt oder innere Glaubenssätze analysiert. Solche Prozesse verbessern die Mentalisierungsfähigkeit. Als letzten Grund nennen Bateman und Fonagy die dyadische Natur von psychotherapeutischen Prozessen. Dadurch könne der oder die Patient*in verschiedene und diverse Perspektiven erfahren und möglicherweise auch generieren. „For example the interpretation of transference may be seen as presenting an alternative perspective in the patient's subjective experience." (Bateman & Fonagy, 2017, S. 33) Die Autoren kommen zu dem Schluss, dass Mentalisierung jeden psychotherapeutischen Prozess untermauert – unabhängig von Ausrichtung oder Psychotherapieschule. Mentalisierung hängt eng mit dem Bindungssystem bzw. Bindungsstil zusammen, beides gibt es nicht ohneeinander. „Psychotherapy, whatever the model, flourishes when the mutually facilitating cycle of attachment and mentalizing is stimulated and epistemic trust develops." (Bateman & Fonagy, 2017, S. 36) Im genannten Text konzipieren die beiden Autoren außerdem ein „Mentalization-Based Treatment (MBT)" zur Behandlung von Borderlinepersönlichkeitsstörungen und präsentieren Kohortenstudien, die die Effektivität der Methode belegen.

Goodman (2013, S. 179 ff.) beschäftigt sich ebenfalls mit der Frage, ob Mentalisierung ein allgemeiner Wirkfaktor sein könnte, und untersucht „transference focused psychotherapy (TFP)" und „dialectical behavior therapy (DBT)" in der Behandlung von Borderlinepersönlichkeitsstörungen (BPD). Beiden psychotherapeutischen Methoden wurde die Wirksamkeit der Behandlung von Borderlinepersönlichkeitsstörungen in Studien bereits bewiesen. Als Wirkfaktor bei den Behandlungen wurde „reflective functioning (RF)" angenommen. Mittels Psychotherapy Process Q-Set sollten Experten 45-minütige Therapiestunden (Audio- oder Videoaufnahmen) mit erwachsenen Patient*innen bewerten. Drei Hypothesen wurden getestet, die sich auf Korrelationen zwischen TFP und psychodynamischer Psychotherapie sowie DBT und kognitiv-behavioraler Psychotherapie beziehen, sowie die Korrelation zwischen „reflective functioning (RF)", TFP und BPD. Die beiden ersten Hypothesen wiesen eine positive Korrelation auf (was der Autor von vornherein annahm). Auch letztere Hypothese wurde bestätigt: RF korreliert positiv zwischen TFP und BPD, was die Aussage stützt, dass Mentalisierung ein allgemeiner Wirkfaktor ist. „Mentalization, which this study demonstrated is a process factor universally claimed by not only TFP and DBT but also PDT and CBT, needs to be publicly acknowledged by the purveyors of these treatment models as a unifying change process." (Goodman, 2013, S. 189f.)

Fonagy und Allison (2014, S. 372ff.) beschäftigen sich mit der Frage, welche Rolle Mentalisierung und epistemisches Vertrauen in der psychotherapeutischen Beziehung (siehe auch Kapitel 7.1) spielen. Die Frage nach dem Stellenwert der Mentalisierung und des epistemischen Vertrauens ist auch für die Behandlung von Kindern und Jugendlichen äußerst interessant. Die Mentalisierungsfähigkeit hängt mit dem Bindungssystem und den Bindungserfahrungen stark zusammen. Die Affekte von Säuglingen und Kleinkindern müssen adäquat von einer Vertrauensperson gespiegelt und gehalten werden. Es gibt deutliche Hinweise darauf, dass die Mentalisierungsfähigkeit der ersten Pflegepersonen eines Kindes die Bindungssicherheit maßgeblich prägen. Sichere Bindungserfahrungen sichern aber nicht nur die Mentalisierungsfähigkeit ab, sondern fördern epistemisches Vertrauen.

> „... that secure attachment experiences do not just pave the way for the acquisition of mentalizing, but that they are also key to the formation of epistemic trust – that is, an individual's willingness to consider new knowledge from another person as trustworthy, generalizable, and relevant to the self." (Fonagy & Allison, 2014, S. 373)

Personen, die wenig sichere Bindungserfahrungen gemacht haben, leiden unter einem vulnerablen Selbstvertrauen, neigen zu dogmatischer Weltanschauung und Konservatismus und sind von Informationen, die das bestehende Wissen übersteigen oder überfordern, bedroht. Dies führt zu einer emotionalen Dysregulation und die Bedrohung wird als real angenommen. Außerdem leben sie in Angst, Beziehung stabilisierende Objekte zu verlieren, daher sind die sozialen Fähigkeiten weniger stark ausgebildet bzw. die sozialen Erfahrungen nicht in derselben Art und Weise effizient wie bei sicher gebundenen Personen. Das bedeutet für den psychotherapeutischen Prozess Folgendes:

> „To ‚learn' to mentalize in treatment is not, in our view, an appropriate therapeutic aim. In fact, mentalizing is a key part of the therapeutic process because it enhances our general ability to learn in and from social situations and to generally benefit from interpersonal experience. Mentalizing in therapy is a generic way of establishing epistemic trust between the patient from rigidity,

> so that they can begin to learn from new experiences and achieve change in their understanding of their social relationships and their own behavior and actions." (Fonagy & Allison, 2014, S. 375)

Die Autor*innen stellen drei Kommunikationssysteme innerhalb einer psychotherapeutischen Behandlung auf, die Psychotherapie effektiv machen: (1) das Lehren und Lernen von Inhalten („the teaching and learning of content"), gemeint ist hier, dass jede evidenzbasierte Psychotherapiemethode einen theoretischen Rahmen hat und somit auch eine Vorstellung über die Psyche und über psychische Störungen und über Veränderungsmechanismen, die innerhalb einer Behandlung erfahrbar werden. (2) Das Wiederauftauchen von robuster Mentalisierung („the reemerge of robust mentalizing") meint, dass die Erfahrung, verstanden zu werden, die interpersonelle Kommunikation und Kompetenz verbessert. In einer offenen sozialen Situation wird ein Raum geschaffen, in dem der oder die Patient*in Glaubenssätze, Wünsche oder Begehren erkunden und dadurch Verhalten oder soziale Interaktionen verstehen lernen kann. (3) Das Wiederauftauchen von sozialem Lernen („the reemerge of social learning") bedeutet, dass soziale Erfahrungen innerhalb des psychotherapeutischen Raums automatisch auf das soziale Umfeld des oder der Patient*in übertragen werden. Über Mentalisierung als allgemeinen Wirkfaktor lässt sich sagen:

> „Mentalizing is a common tool for achieving this sense of being individually responded to. Feeling understood in therapy restores trust in learning from social experiences (epistemic trust) but at the same time also serves to regenerate a capacity for social understanding (mentalizing). Improves social understanding alongside increased epistemic trust makes life outside therapy a setting in which new information about oneself and about the world can be acquired and internalized. Ultimately, it may be that therapeutic change is not due to new skills or new insights gained in the consulting room but rather to the capacity of the therapeutic relationship to create a potential for learning about oneself and others in the world outside of therapy." (Fonagy & Allison, 2014, S. 378)

Um die Diskussion darüber abzuschließen, dass es sich beim Mentalisieren um einen allgemeinen Wirkfaktor handelt, soll hier noch einmal die Schleife zur eingangs genannten Metakognition gemacht werden: Semerari et al. (2003, S. 245) fassen die Metakognition in einer Skala („Metacognition Assessment Scale, MAS") zusammen und beschreiben folgende Achsen: Verstehen der eigenen Psyche („Understanding of one's own mind, UownM"), Verstehen der Psyche des anderen („Understanding of others' mind, UOM") und Beherrschung („mastery, M") sowie deren Unterfunktionen. Diese bestehen neben Grundvoraussetzungen („basic requirements") auch aus Identifikation, Differenzierung, Integration etc. Es zeigt sich also, wie ähnlich diese Konzepte sind und sich vor allem auf begrifflicher, aber nicht auf inhaltlicher Ebene unterscheiden.

Warum Mentalisierung als ein allgemeiner Wirkfaktor innerhalb der psychotherapeutischen Forschung gesehen wird, wurde hinreichend beantwortet. Der Blick richtet sich nun auf die psychoanalytische Behandlung von Kindern und Jugendlichen und die Rolle der Mentalisierung. Fonagy & Target (1998, S. 87ff.) schlagen vor, dass sich die Ziele der psychoanalytischen Behandlung verändern sollten: „We recommend a shift in analytic technique for certain particularly disturbed or traumatized children, from the conflict- and insight-oriented approach to a focused, mentalization-oriented therapy, which we believe is already widely used by those treating severe psychological disturbance." (Fonagy & Target, 1998, S. 110) Dies sei in der Praxis zwar schon der Fall, würde aber von vielen noch nicht so wahrgenommen werden. Dieser Vorschlag fußt auch auf den Angriffen auf die psychoanalytische Behandlung von anderen psychotherapeutischen Schulen. Diese vorgeschlagenen Veränderungen, die Ziele und Prioritäten zu verändern, seien dabei nicht besonders radikal, sondern als Erweiterung zu betrachten. Es ginge darum, einen neuen „Jargon" (Fonagy & Target, 1998, S. 110) zu entwickeln und auch die Sprache und verwendeten Begriffe anzupassen und um Begriffe aus der Entwicklungspsychologie zu erweitern und zu harmonisieren. Grundsätzlich lässt sich sagen, dass über Mentalisierungsprozesse sehr viele empirische und klinisch-theoretische Studien vorliegen. Im „Handbook of Mentalizing in Mental Health Practice" (Bateman & Fonagy, 2012) werden verschiedene Arten des „mentalization-based treatment (MBT)" besprochen und mit empirischen Studien untermauert. So gibt es etwa die „mentalization-based family therapy (MBFT)" oder die „mentalization-based therapy for children (MBT-C)". MBT-C ist die Erweiterung des Manuals für die Behandlung von Kindern zwischen dem vierten und dem zwölften Lebensjahr von MBT für Erwachsene. Einige relevante Punkte daraus sollen hier dargestellt werden: Vorerst werden entwicklungspsychologische Überlegungen angeführt, z. B. dazu, in welchem Alter Kinder sich selbst wie wahrnehmen können. Übergreifende Ziele werden so definiert:

„1. To facilitate the emergence of a coherent sense of self 2. To foster the capacity to handle emotional reactions 3. To enhance the conviction that the child is the owner of his or her behavior". (Zevalkink, Verheugt-Pleiter & Fonagy, 2021, S. 131) Auch die Haltung des oder der Psychotherapeut*in gegenüber dem Kind und den Eltern/Pflegepersonen wird beschrieben und in vier wesentliche Ansätze aufgeteilt: eine nicht-wissende Haltung („not-knowing-stance"), Schwerpunkt vermehrt auf den Prozess als den Inhalt („emphasis on process content"), eine spielerische Haltung („a playful attitude") und die Miteinbeziehung von bedeutenden Erwachsenen („the integration of significant adults") (Zevalkink, Verheugt-Pleiter & Fonagy, 2021, S. 137).

Alle genannten Punkte finden sich in vorliegender Arbeit bei den allgemeinen Wirkfaktoren wieder. Im Kapitel 7.6 wird noch einmal auf diese Punkte eingegangen. Im Manual wird beschrieben, wie mentalisierungsfördernde Interventionen aussehen könnten. Es kann auf mentalen Inhalt eingegangen werden, was die Autor*innen auch interpretatives Mentalisieren („interpretive mentalizing“) nennen.

> „First, the therapist can comment on mental content during play, altering the context of play so that playing can take on greater emotional and mental content, for example by helping the child to think about psychological traits of play figures. Second, the therapist can discuss thoughts and feelings of attachment figures. This can promote differentiation between attachment figures and also contributes to creating object relations. Third, the therapist can comment on the mental content that the therapist infers from the child's behavior or play when the feelings are present with reasonable clarity and when the therapist marks this with a phrase …“. (Zevalkink, Verheugt-Pleiter & Fonagy, 2021, S. 155)

Dies würde den kindlichen Patient*innen eine neue Perspektive eröffnen und das eigene Verhalten erklärbar machen. Beim komplexen interpretativen Mentalisieren („complex interpretive mentalizing“) würden außerdem noch Überlegungen mit psychischen Vorgängen wie Erinnern, Vergessen, Fantasieren, Begehren und Verbindungen zwischen all den genannten Vorgängen integriert werden. So werden Affekte mit inneren Themen verknüpft. Als dritte Technik wird die Mentalisierung der Übertragung genannt („comments on interactive mental processes: mentalizing the transference“). Auf der Ebene der Technik befindet sich MBT-C dort, wo auch die psychoanalytischen Behandlungen ansetzen – mehr in den Fokus gerückt wurde der klinische Prozess des Mentalisierens, der manchmal eng verknüpft sein kann mit dem Prozess des Einsicht-Gewinnens. Siehe auch die Kapitel 6.1.2 und Kapitel 6.1.3.

Was sagen empirische Studien zum Mentalisieren in der Behandlung von Kindern und Jugendlichen? 2015 führten Di Lorenzo, Maggiolini & Suigo (S. 102 ff.) eine Befragung mittels Adolescent Psychotherapy Q-Set (APQ) und Therapist Response Questionnaire (TRQ) unter 49 italienischen, psychodynamischen Psychotherapeut*innen durch, die mit Jugendlichen arbeiten. Ziel der Studie war es zu erfragen, was idealerweise in einer Behandlung mit Jugendlichen prozessual enthalten sein sollte, erwartet wurde eine Mischung aus psychodynamischer, mentalisierungsbasierter und verhaltenstherapeutischer Ausrichtung. Obwohl die Studie nicht repräsentativ ist, zeigen sich zwei therapeutische Stile.

> „The first is pragmatic and goal oriented, it works on cyclical psychodynamics, interpersonal problems, and affective regulation … The second style primarily aims to promote new insights: the therapist frequently asks for more elaboration in order to help the adolescent ‚working through' …“. (Di Lorenzo, Maggiolini & Suigo, 2015, S. 110)

Außerdem wurden starke Ähnlichkeiten mit Mentalization-Based Psychotherapy (MBT) gefunden, milde oder keine Korrelationen mit Cognitive-Behavioral Psychotherapy (CBP) und klassischer Psychoanalyse.

Muñoz Specht et al. (2016, S. 281 ff.) untersuchten, welche Techniken verwendet werden können, um Mentalisierungsprozesse bei Kindern und Jugendlichen zu fördern bzw. diesen klinisch-erwünschten Prozess in Gang zu setzen.

Zwei psychodynamische Psychotherapeut*innen wählten jeweils einen Fall aus (ein Junge war 10 Jahre und einer 13 Jahre alt). Bei der Methodik der Studie handelt es sich um ein „single-case naturalistic research methodology" (Muñoz Specht et al., 2016, S. 311). Die Stunden wurden mittels Videos aufgenommen, die Psychotherapeut*innen sollten dann fünf Stunden am Anfang, in der Mitte und am Ende der Behandlung auswählen, die sie selbst als besonders repräsentativ empfanden. Diese Stunden wurden transkribiert, aus der bestehenden Literatur sieben Techniken herausgefiltert und software-gestützt ausgewertet. Es ergaben sich aus dem Coding-Prozess insgesamt 24 Techniken (also 17 zusätzliche Techniken als bisher), die in drei Kategorien aufgeteilt wurden: „(1) supporting mentalization stance interventions, (2) the basic mentalizing techniques, and (3) the mentalizing the play context." (Muñoz Specht et al., 2016, S. 308) Es zeigte sich, dass mentalisierungsfördernde Techniken oft und in vielfältiger Weise eingesetzt werden. Klärung und Erklärung als Technik haben eine zentrale Funktion, wenn es darum geht, Verhalten und innerpsychische Konflikte zu verstehen, und geben umgekehrt dem oder der Psychotherapeut*in die Möglichkeit, facettenreich und nuanciert das Problem des Kindes zu verstehen. Ein Resultat aus der Studie war die neue Intervention „mentalizing trauma" (Muñoz Specht et al., 2016, S. 309), die durch den Codierungsprozess entstand.

> „This technique was used on specific occasions by the child therapist to help the child put into words feelings and reactions regarding an important trauma experienced by the child in order to arrive at a more adequate account of traumatic experience and where trauma-related impacts, including guilt feelings and mistrust, are put into words and addressed." (Muñoz Specht et al., 2016, S. 309)

Die Technik kann zur Verwendung eines neuen Narratives führen, welches überflutende Affekte kanalisiert und eine realistischere, kontrollierbare Repräsentation des Traumas bereitstellt. Acht aus dieser Studie hervorgehende Techniken fördern den Mentalisierungsprozess über das psychotherapeutische Spiel, was die Wichtigkeit von Spiel in der Behandlung von Kindern noch einmal eindrucksvoll zeigt. Die teilnehmenden Psychotherapeut*innen gaben außerdem an, dass mentalisierungsfördernde Interventionen in ihrer Arbeit immer vorhanden seien. Die Autor*innengruppe schließt ihr Paper mit der Bemerkung, dass Mentalisierung ein vereinender, konzeptueller Rahmen für die Behandlung von Kindern und Jugendlichen sei. In folgender Grafik sind die Interventionen aufgeführt:

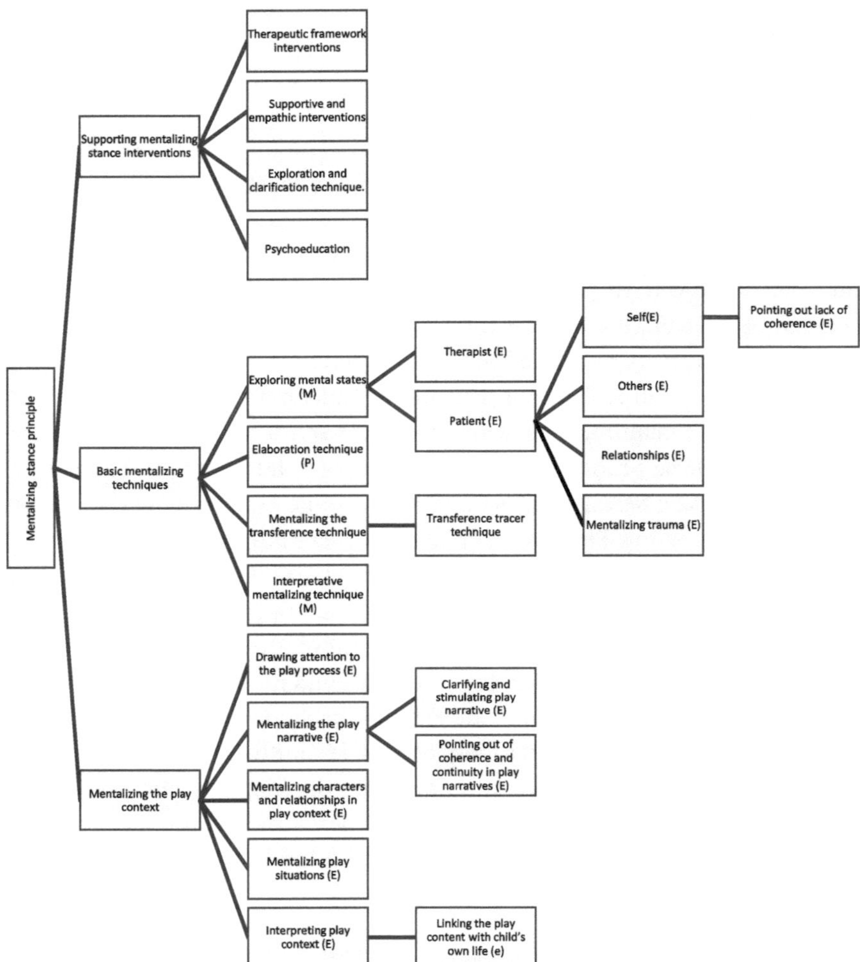

Abbildung 8: Konzeptioneller Rahmen mit allen mentalisierungsbasierten Techniken. Quelle: Muñoz Specht et al., 2016, S. 288

Eine Studie von Prout et al. (2018, S. 401 ff.) beschäftigte sich mit der „regulation-focused psychotherapy (RFP-C)“ für Kinder. Dabei handelt es sich um eine manualisierte, psychodynamische Behandlung für Kinder mit Verhaltensstörungen. Vor allem „reflective functioning“ wurde mit RFP-C und in dieser Studie assoziiert. „Results also demonstrate that promoting reflective functioning is highly characteristic of RFP-C, providing further support for reflective functioning as a common factor across many types of psychotherapy paradigms.“ (Prout et al., (2018, S. 407) oder noch deutlicher an anderer Stelle: „Reflective functioning was also associated with the RFP-C prototype, providing additional evidence for mentalization as a common factor in child psychotherapy“. (Prout et al., 2018, S. 401)

Halfon, Bekar & Gürleyen (2017, S. 207 ff.) untersuchten in einer empirischen Analyse zwei Einzelfällen mit der Frage, ob und wie „mental state talk“ mit Affektregulation korreliert. Dabei ist mit dem „mental state talk“ nicht explizit der Vorgang der Mentalisierung gemeint, sondern eine Technik, um Mentalisierung zu fördern. Dabei versucht der oder die Psychotherapeut*in, mentale Befindlichkeiten auszusprechen, um eine Verbindung zwischen Verhalten und psychischen Zuständen herzustellen. In Worten der klassischen Psychoanalyse ausgedrückt, handelt es sich um Verbalisieren. Die Studie zeigte, dass „mental state talk“ Emotionsregulierung für die kindlichen Patient*innen vereinfacht und in einem Fall mit einem positiven Outcome korrelierte. Im zweiten Fall kam es zu keiner Verbesserung der Symptomatik, es zeigen sich Unterschiede bei den beiden Psychotherapeut*innen in Anwendung der mentalisierungsfördernden Techniken. Auch im familiären Background der beiden kindlichen Patient*innen finden sich signifikante Unterschiede. Die Autorinnen kommen zu folgendem Schluss: „Psychodynamic play therapy provides a fundamental platform for facilitating the development as well as the practice of mentalization and affect regulation in children.“ (Halfon, Bekar & Gürleyen, 2017, S. 217) In diesem Paper wird anfangs auf die klinische Wichtigkeit von Mentalisierung und symbolischem Spiel eingegangen sowie deren empirische Basis beschrieben. Dabei wird noch einmal betont, dass symbolisches Spiel ein Vermittler für Mentalisierungsprozesse innerhalb der Behandlung sei. Siehe auch Kapitel 7.6

Eine bereits im Kapitel 6.1.8 zitierte Studie von Halfon & Bulut (2017, S. 1 ff.) beschäftigte sich mit dem Zusammenhang von Mentalisierungsprozessen, dem symbolischen Spiel und der Affektregulation von Kindern. Die Resultate dieser Prozessstudie zeigten, dass es eine Verbindung zwischen mentalisierungsfördernden Interventionen und dem Wachsen und Verbessern von Affektregulation und symbolischem Spiel gibt. Auch hier soll wieder deutlich werden, wie sehr Wirkfaktoren miteinander verknüpft sind:

> „Symbolic play and mentalization are closely intertwined. Symbolic play is also related to language development, as they assume a representational capacity, where one thing is treated as something else, and both follow a parallel pattern of development, beginning at pre-symbolic levels towards combining mental representations of several symbols …“. (Halfon & Bulut, 2017, S. 2)

Die beforschte Patient*innengruppe rekrutierte sich aus 48 Kindern (329 Therapiestunden) mit Verhaltensstörungen, die eine langfristige psychodynamische Psychotherapie erhielten.

Eine weitere Studie von Halfon, Yılmaz & Çavdar (2019, S. 555 ff.) untersuchte, ob mentalisierungsfördernde Interventionen, der Ausdruck von negativen Effekten und symbolisches Spiel Erfolge in der Affektregulation vorhersagen können bzw. ob die Veränderung dieser Variablen auch eine Veränderung in den Symptomen hervorrufen könnte. Dabei wurden vierzig Kinder untersucht, die eine langfristige psychodynamische Psychotherapie erhielten, 975 Psychotherapiestunden wurden auf das symbolische Spiel, Affektäußerungen (Ärger oder Dysphorie) und Affektregulation untersucht sowie das Einhalten von Mentalisierungsprinzipien. Die Wichtigkeit von symbolischem Spiel und mentalisierungsfördernden Interventionen haben einen Einfluss auf die Affektregulation und das Outcome. Für Kinder mit Internalisierungs- und Externalisierungsstörungen gibt es sehr wenige Studien, die die Bedeutung von Mentalisierung hinterfragen, im Clinical Impact Statement des Papers heißt es: „This study is the first to indicate that mentalization practices in treatment may provide a context for containing and processing dysphoric affect, such as sadness, anxiety, and fear expressed in symbolic play." (Halfon, Yılmaz & Çavdar, 2019, S. 555)

Carvalho, Goodman & Ramires (2019, S. 468 ff.) benennen Mentalisierung ebenfalls als einen allgemeinen Wirkfaktor innerhalb der effektiven Psychotherapiemethoden. Die Studienlage für empirische Beweise sei allerdings rar. Daher haben die Autor*innen in einer systematischen Fallanalyse drei Latenzkinder in 273 Psychotherapiesitzungen untersucht. Dies erfolgte u. a. mit einer Codierung über das Child Psychotherapy Process Q-Set und einem Vergleich mit dem Mentalisierungsprototypen. Die Studie verdeutlichte, dass mentalisierungsfördernde Interventionen („reflective functioning") in der psychodynamischen Behandlung von Kindern vorhanden ist und dass es sich somit um einen möglichen Veränderungsfaktor handelt.

Oehlman Forbes, Lee & Lakeman veröffentlichten 2021 (S. 50 ff.) eine Rahmenuntersuchung („scoping review") über die Rolle von Mentalisierung, Trauma und Heilung und suchten systematisch empirische Studien nach bestimmten Schlagwörtern. In dieser Review sind einige der genannten Studien der vorliegenden Arbeit enthalten und ebenso mit ausgewertet worden. 425 Studien wurden auf die Einschlussmerkmale gescreent, davon blieben 18 Studien übrig mit diversen Studiendesigns. Ein Resultat aus dieser Review ist, dass Mentalization-based therapy (MBT) eine effektive Behandlung für Kinder mit psychischen Störungen sein kann. Im Clinical Impact Statement heißt es außerdem:

> „Although the authors do not ignore that mentalization theory and some of its core processes are linked to the analytic schools such as the psychoanalytic and psychodynamic approaches, mentalization in practice goes well beyond explaining early development relative to attachment trauma, to the ‚how' of repairing damaged mentalization and to the measures used in charting milestones in recovery." (Oehlman Forbes, Lee & Lakeman, 2021, S. 50)

Natürlich sind in der Literatur auch Einzelfallbeschreibungen vorhanden, die sich mit der Mentalisierungsfähigkeit beschäftigen. Zwei aktuelle Kasuistiken möchte ich hier exemplarisch anführen. Der erste Text beschäftigt sich mit der Behandlung von Kindern, der zweite mit der Behandlung von Jugendlichen. Diez Grieser (2021, S. 301 ff.) beschreibt, wie der Äquivalenzmodus in der psychoanalytischen Behandlung von Kindern und Jugendlichen mit Angststörungen überwunden werden kann. Dazu führt sie auch theoretische Konzeptionen der prämentalisierenden Modi an sowie technische Überlegungen zur Überwindung des Äquivalenzmodus. Die Autorin beschreibt zwei Fälle (einen neun- und einen vierzehnjährigen Jungen) und deren Mentalisierungseinbrüche, die sich in Ängsten äußerten. Dabei sind auch Gesprächspassagen aus den psychotherapeutischen Sitzungen enthalten, in denen die offene Haltung, über sich und andere nachzudenken, wiedergegeben ist.

> „Die Sicherheit im therapeutischen Raum und in der Beziehung zur Psychotherapeutin ist die Basis und der Ausgangspunkt für Begegnungsmomente, in denen mentalisiert und die Fähigkeit der betroffenen Kinder und Jugendlichen zur Selbst- und Beziehungsregulation gefördert werden können. Affekte sind dann nicht mehr unfassbare und nicht benennbare Körpersensationen oder von außen kommende Wellen, die den psychischen Innenraum überfluten, sondern sie bekommen Struktur, Formen und Namen, womit sie bewältigt oder besser ausgehalten werden können." (Diez Grieser, 2021, S. 318)

Taubner, Kornhas & Hauschild (2020, S. 90ff.) beschreiben, wie mentalisierungsbasierte Psychotherapie (MBT) zur Symptomreduktion bei einer Sechzehnjährigen mit einer diagnostizierten Störung des Sozialverhaltens eingesetzt wird und auch zur Verbesserung des Persönlichkeitsfunktionsniveaus beiträgt. Die MBT wurde für die Behandlung von Jugendlichen weiterentwickelt und modifiziert (MBT-A). So finden beispielsweise nur Einzelbehandlungen bei Jugendlichen mit einer Störung des Sozialverhaltens statt. Da ein hohes Risiko für ausagierendes Verhalten besteht, ist eine enge Zusammenarbeit mit öffentlichen oder privaten Einrichtungen vonnöten sowie eine Zusammenarbeit mit der Familie. Folgende Interventionen werden hervorgehoben, um das Persönlichkeitsfunktionsniveau zu verbessern: „Unterstützung von Agency (Handlungsurheberschaft) statt Verhaltenskontrolle, aktive Motivierung, Einsatz einer Fallformulierung, Mentalisierungsschleife zum Explorieren von Verhalten und Erlebtem sowie Familientherapiesitzungen." (Taubner, Kornhas & Hauschild, 2020, S. 97) Es zeigen sich einige Elemente in der Behandlung, die auf den ersten Blick vielleicht als „nicht-psychoanalytisch" eingestuft werden könnten – so ist die Technik der Fallformulierung als ein Brief des oder der Psychotherapeut*in an den oder die Patient*in zu verstehen. Dieser Brief findet sich ebenfalls in der Kasuistik wieder und zeigt den Wert, den verschriftlichte Gedanken des oder der Psychotherapeut*in für eine*n Patient*in haben können, und den mentalisierungsfördernden Gehalt einer solchen Intervention.

In vielen Studien wird immer wieder darauf verwiesen, dass Mentalisierung ein allgemeiner Wirkfaktor sei und allen evidenzbasierten, psychotherapeutischen Methoden innewohnt. Es zeigen sich begriffliche Unterschiede, je nach methodischer Herkunft (z. B.: durch den Begriff „Metakognition"). In der Zusammenschau der genannten empirischen und klinisch-theoretischen Studien zeigt sich, dass der Fokus in der Forschung mehr und mehr auf Mentalisierungsprozesse gerichtet wird und gleichzeitig eine weitgehend starke Einigung darüber herrscht, dass es sich um einen allgemeinen Wirkfaktor handelt.

Mentalisieren ist ein klinisch erwünschter Prozess, der durch psychoanalytische Techniken hervorgerufen und gefördert werden kann und als solcher nicht nur der psychoanalytischen Schule, sondern allen psychotherapeutischen Methoden inhärent ist. Somit handelt es sich um einen allgemeinen Wirkfaktor.

> „Die Theorie des Mentalisierens beschäftigt sich intensiv mit der Affektentwicklung im Rahmen von Bindungsbeziehungen in den ersten Lebensjahren sowie mit der Frage, wie durch vertrauensvolle, mentalisierende Beziehungen (epistemisches) Vertrauen gefördert werden kann. Epistemisches Vertrauen stellt die Basis für soziales Lernen dar." (Diez Grieser, 2021, S. 302)

Mentalisieren fördert – sehr vereinfacht und allgemein ausgedrückt – die Fähigkeit, über sich und andere nachzudenken, und dies in einem psychischen Innenraum. Diese Fähigkeit verhindert ein Ausagieren, gibt Symptomen eine Bedeutung (die durch Mentalisierungseinbrüche verloren ging), integriert Beziehungserfahrungen, hilft, Affekte zu kontrollieren und zu verstehen, ermöglicht soziales Lernen, verbessert die Sozialkompetenz und Beziehungsfähigkeit und hilft, epistemisches Vertrauen auszubilden.

7.6 Allgemeiner Faktor: Spiel – Mittel zum Zweck oder Wirkfaktor?

Bereits im Kapitel 6.1.8 wurde ausführlich über den psychoanalytischen Zugang zum Spiel in der Behandlung von Kindern Stellung genommen sowie klinisch-theoretische und empirische Studien dazu angeführt. Wieso findet sich das Spiel als allgemeiner Faktor noch einmal hier?

Im Kapitel 6.1.8 ging es vor allem um Spiel als Technik und dass diese Technik non-direktiv und non-utilitaristisch in den tiefenpsychologischen und psychodynamischen Methoden eingesetzt wird. Dies ist ein spezifischer Faktor. Auch dass dem manifesten Spielinhalt ein latenter Inhalt zugrunde liegt, der gedeutet werden kann (analog zu (Tag-)Traum, Fantasie, Zeichnung etc.), ist ein Spezifikum der tiefenpsychologischen Richtungen.

Spiel als Technik wird schulenübergreifend eingesetzt (wenn auch nicht non-direktiv oder non-utilitaristisch), insofern ist es eine schulenübergreifende Technik. In diesem Kapitel soll allerdings der Frage nachgegangen werden, ob das psychotherapeutische Spiel nicht als schulenübergreifender, also allgemein gültiger Wirkfaktor angenommen werden kann, der über die Ebene der Technik hinausgeht. In nahezu jeder psychotherapeutischen Behandlung von Kindern findet sich Spiel (mitgemeint ist auch kreatives Gestalten, Basteln, Zeichnen etc.).

Schaefer & Drewes (2013, S. 1 ff.) entwickelten beispielsweise ein transtheoretisches, eklektisches Modell von Spieltherapie („play therapy“) und beschrieben die psychotherapeutischen Wirkfaktoren dieses Modells. Es wurden Theorien (hohes Level an Abstraktion) aus der humanistischen, psychoanalytischen und kognitiv-behavioralen Psychotherapie als Referenzrahmen herangezogen. In mittlerer Abstraktion finden sich klinische Strategien wie die Katharsis oder Gegenkonditionierung. Auf der Ebene der Techniken, und damit dem geringsten Abstraktionsniveau, finden sich beispielsweise Sand-, Puppen- oder Rollenspiele sowie Geschichtenerzählen. Das Modell wurde entwickelt, um über den schulenspezifischen Tellerrand zu blicken.

> „In our opinion, we need the full arsenal of the therapeutic powers of play to effectively and efficiently overcome the many forces of psychopathology … We believe these change mechanisms are the essence, the ‚heart and soul‘ of play therapy and, as such, deserve much greater attention by play therapists and researchers.“ (Schaefer & Drewes, 2013, S. 4)

Die Autorenschaft des Buches teilt die Wirkfaktoren des Spiels in der Einleitung in drei Kategorien ein, je nach der Problemstellung des oder der kindlichen Patient*in:

I. Kognitive Prozesse: direkte und indirekte Lehre, kreative Problemlösung, Resilienz, Verstärken der psychologischen Entwicklung, Selbstwertgefühl, Selbstdarstellung und Zugang zum Unbewussten.
II. Emotionale Prozesse: Katharsis, Abreaktion, positive Emotionen, Stressinokulation, Stressmanagement und Empathie.
III. Interpersonale Prozesse bzw. soziale Schwierigkeiten: direkte Lehre, therapeutische Beziehung, Bindung, positive Beziehungen zu Gleichaltrigen, kreatives Problemlösen und moralische Entwicklung.

Im Buch selbst sind die genannten Wirkfaktoren folgenden übergeordneten Kapiteln zugeteilt, die ebenfalls hilfreich sind, um zu verstehen, welches psychotherapeutische Potenzial dem Spiel innewohnt: Erleichterung der Kommunikation, Förderung von emotionalem Wohlbefinden, Verbesserung von sozialen Beziehungen, Verbesserung von persönlichen Stärken. Spiel ist also weit mehr als eine Intervention.

Die in der vorliegenden Arbeit oft zitierten Autorinnen Hayes und Brunst (2017, S. 148 ff.) gehen in einem Text der Frage nach, was zu psychotherapeutischer Veränderung auf der Ebene der Techniken führt, und schreiben zum Einsatz der Spieltechnik in der Psychotherapie allgemein:

> „Psychoanalysis began the tradition of using play to help children work through their psychological difficulties by understanding play as a form of symbolic communication that represents psychological states. Whether it is a technique or better described as a therapeutic medium, the use of play with children in

> therapy is now very well supported … The power of this technique perhaps lies partly in the ability of play transcend language and so is an important means of symbolization for those with limited access to language.“ (Hayes & Brunst, 2017, S. 158)

Obwohl die Autorinnen das psychoanalytische Spiel schon auf der Ebene der Technik verorten und als „Mittel zum Zweck“ oder „Ersatz für die erwachsene Sprache“ sehen, um klinisch erwünschte Prozesse hervorzurufen, sagen sie auch, dass die Symbolisierung durch das Spiel befördert werden. Neben Spiel werden in dem Text auch Musik, Kunst und Drama genannt. Sie beschreiben schulenübergreifend verschiedene Techniken, ordnen diese aber kontextuell ein (z. B. kommen Selbstoffenbarungen aus der verhaltenstherapeutischen Psychotherapietradition etc.). Sie kommen zu dem Schluss, dass Evidenz darüber besteht, dass eine Reihe von Techniken aus diversen Psychotherapieschulen einen hilfreichen Einfluss auf den therapeutischen Prozess hat. Die psychodynamische Forschung hebt vor allem die Techniken hervor und wie der oder die Behandler*in sie einsetzt, genauso wie die Antwort des oder der Patient*in darauf. Die Interaktionsstrukturen seien wichtig, um zu verstehen, wie die psychodynamische Methode funktioniere. (Hayes & Brunst, 2017, S. 168)

Das Spiel rein als Technik oder „Mittel zum Zweck“ zu sehen, erscheint mir als zu kurz gegriffen. Um meiner These zu folgen, dass das Spiel bzw. der Prozess des Spielens an sich wirksam sein kann, muss das Phänomen des Spielens über die Psychotherapie hinaus untersucht werden. Johan Huizinga (2011[1938], S. 1 ff.), ein niederländischer Kulturhistoriker, beschreibt in seinem Buch „Homo ludens“ (zu deutsch: „Der spielende Mensch“) das Spiel als kulturelles Phänomen. Er postuliert, dass Spiel älter als Kultur sei, denn auch die Tiere weisen spielerisches Verhalten auf.

> „Hier hat man nun sogleich einen sehr bedeutsamen Punkt anzumerken: Schon in seinen einfachsten Formen und schon im Tierleben ist das Spiel mehr als eine rein physiologische Erscheinung oder eine rein physiologisch bestimmte psychische Reaktion … Es ist eine sinnvolle Funktion. Im Spiel „spielt“ etwas mit, was über den unmittelbaren Drang nach Lebensbehauptung hinausgeht und in die Lebensbetätigung einen Sinn hineinlegt. Jedes Spiel bedeutet etwas.“ (Huizinga, 2011[1938], S. 9)

Das Spiel ist eben auch ein Kulturphänomen, tief verwoben in der menschlichen Gesellschaft. Auch auf der Ebene der Sprache lässt sich Spielerisches erkennen.

> „Spielend springt der sprachschöpfende Geist immer wieder vom Stofflichen zum Gedachten hinüber. Hinter einem jeden Ausdruck für etwas Abstraktes steht eine Metapher, und in jeder Metapher steckt ein Wortspiel. So schafft sich die Menschheit immer wieder ihren Ausdruck für das Dasein, eine zweite erdichtete Welt neben der Welt der Natur.“ (Huizinga, 2011[1938], S. 13)

Dieses Zitat könnte aus der psychoanalytischen/psychotherapeutischen Theorie stammen und erinnert unweigerlich an Freuds Zitat über das spielende Kind aus dem Kapitel 6.1.8:

> „Die liebste und intensivste Beschäftigung des Kindes ist das Spiel. Vielleicht dürfen wir sagen: Jedes spielende Kind benimmt sich wie ein Dichter, indem es sich eine eigene Welt erschafft oder, richtiger gesagt, die Dinge seiner Welt in eine neue, ihm gefällige Ordnung versetzt. Es wäre dann unrecht zu meinen, es nähme diese Welt nicht ernst; im Gegenteile, es nimmt sein Spiel sehr ernst, es verwendet große Affektbeträge darauf. Der Gegensatz zu Spiel ist nicht Ernst, sondern – Wirklichkeit." (Freud S, 2010 [1908]), S. 101 f.)

Das menschliche Spiel ist eng verwoben mit der kindlichen Entwicklung und die Bedeutung des Spiels zeigt sich durchaus im alltäglichen Sprachgebrauch (z. B.: Spielverderber, eine Rolle spielen, spielend leicht, Schauspiel etc.) Mit dem kindlichen Spiel und dessen Potenzial beschäftigt sich nicht nur die Psychotherapie, sondern natürlich auch die Pädagogik, die Psychologie, die Neuro- und Kulturwissenschaften sowie die Anthropologie. Der Pädagoge und Buchautor André Frank Zimpel (2014, S. 10) schätzt in einem Elternratgeber, dass Kinder bis zu ihrem sechsten Lebensjahr ca. 15.000 Stunden gespielt haben, das entspricht etwa sieben Stunden täglich. Überhaupt wird die Wichtigkeit des freien Spiels auch in der Erziehungsberatung betont und es findet sich entsprechende Literatur für Eltern im Buchhandel. Das kindliche Spiel ist individuell, es ist abhängig vom Alter bzw. kultur-, geschlechter- und symptomspezifisch und von biografischen Begebenheiten gespeist. Die fantastische Vielfalt des kindlichen Spiels ist schwer zu fassen und schwer zu beschreiben mit all seiner Schöpfungskraft und seinem Potenzial. Auch mag es manchmal merkwürdig erscheinen:

> „Glückliche Kinder spielen. Bei genauer Betrachtung erweist sich ihr Spiel jedoch als ein ziemlich wunderliches Verhalten. Selbstvergessen bewegen sie sich in einem Kokon aus Hirngespinsten: Mit Kreide gezeichnete Linien gelten ihnen als unüberwindbare Mauern, Äste dienen ihnen als Laserschwerte, Sand kredenzen sie als leckere Speisen, Blumenkränze tragen sie wie die diadembesetzte Krone einer verwunschenen Feenprinzessin und Steine steuern sie über den Boden im Sandkasten, als handle es sich um Unterseeboote, die sich ihren Weg durch bizarre Korallenriffe bahnen." (Zimpel, 2016, S. 14)

Auch der bekannte Neurobiologie Gerald Hüther (2016, S. 1 ff.) schreibt ein Plädoyer für das Spiel mit seinem Buch „Rettet das Spiel!" und unterstreicht, dass auch im Leben von Erwachsenen das Spiel weiterhin ein Teil unseres Selbst ist: „Als denkender Erwachsener haben Sie genau genommen nur die Spielweise verändert: Gedankenspiele statt Kinderspiele. So oder so aber Spiele. Herzlich willkommen in der Welt, in der der Mensch nur dort ganz Mensch ist, wo er spielt.“ (Hüther & Quarch, 2016, S. 13)

Spielen ist etwas Besonderes, Komplexes und Individuelles und tief mit dem menschlichen Leben verbunden. In der psychoanalytischen Literatur und Forschung wurde unfassbar viel über das kindliche Spiel und dessen Funktionen geschrieben, und es ist nahezu unmöglich, eine ausreichende Zusammenfassung in vorliegender Arbeit darzustellen. Es soll auch nur kurz auf die wesentlichen Prozesse eingegangen werden, die das Spiel auslöst und befördert und somit die psychische Entwicklung ankurbelt. Spiel wird als die kindliche Sprache verstanden, als Ausdruck der Innenwelt und als Kommunikationsform zwischen Psychoanalytiker*in und Kind. „Spielen schafft ein Wohlgefühl, weil das Kind etwas bewegt, weil es etwas bewirkt und weil es etwas kann. Nirgends strengen sich Kinder mehr und ausdauernder an, um ein eigenes Ziel zu erreichen, als beim spontanen, freien Spiel.“ (Lehmhaus & Reiffen-Züger, 2018, S. 20)

Auch in der Pädagogik wird immer wieder auf die heilende Entwicklung des Spiels hingewiesen sowie auf die Notwendigkeit, dass Spiel wiederholt werden muss. Die bereits viel zitierten Psychoanalytikerinnen Lehmhaus und Reiffen-Züger fassen das komplexe Phänomen des Spiels wunderbar prägnant zusammen:

> „Spielen ist eine anthropologische Grundgegebenheit und als universelle und basale Kommunikationsform ein Handeln besonderer Art. Es ist eine vielfältige und komplexe, aus der Neugierde geborene, freiwillige, spontane, aktive und lustvolle, manchmal auch bedrohliche, sicher hochbesetze Auseinandersetzung der Kinder mit sich und der Welt … Dabei ist die Spielfähigkeit immer eng verbunden mit Bindung, Neugier und Intentionalität, mit der Entwicklung von Fantasiesystemen, von affektiver Regulation und der Als-Ob-Funktion. Im guten Fall schöpfen Kinder große Kraft aus den spezifischen Möglichkeiten der Symbolisierung, der Imagination und der kreativen Inszenierung im Spiel. Denn nichts eignet sich mehr als das Spiel, eigene Ideen Wirklichkeit werden zu lassen, Affekte und Fantasien auszuleben und Wünsche zu realisieren, aber auch Abwehr einzusetzen. Spiel hat nicht nur die Funktion des Einübens, Wissenserwerbs oder der Entwicklung von Fähigkeiten, sondern dient zur Abreaktion von Affekten und zur Erholung (Flow-Erlebnisse bzw. Versunken-sein). Es trägt im Speziellen zur Kreativitätsentwicklung bei und ist allgemein Teil der menschlichen Entwicklung. Ein psychotherapeutisches Setting sollte daher die Wertschätzung für das Spiel als kindliche Lebens- und Ausdrucksform umfassend und nachdrücklich repräsentieren. Gelingt das, eignet sich Spiel nicht nur als Königsweg zum Erwerb struktureller Fähigkeiten oder als Fenster ins kindliche Unbewusste. Darüber hinaus ermöglicht es ein Verständnis der kindlichen Persönlichkeitsentwicklung und Selbstwerdung ebenso wie einen Blick auf die Welt des kindlichen Erlebens.“ (Lehmhaus & Reiffen-Züger, 2018, S. 20)

Im (zweck-)freien Spiel ist der Platz für Affekte, Wünsche, Inszenierungen, Fantasien und Verstehen. In Kapitel 6.1.8 habe ich bereits den klinisch-theoretischen und empirischen Forschungsstand über das Spiel in psychodynamischen und tiefenpsychologischen Schulen dargelegt und diskutiert. Hier sollen schulenübergreifende Überlegungen gezeigt werden, um mein Argument zu untermauern, dass das Spiel an sich als allgemeiner Wirkfaktor in der psychotherapeutischen Behandlung von Kindern und Jugendlichen gesehen werden kann. Das in diesem Kapitel eingangs genannte transtheoretische Modell der Spieltherapie von Schaefer & Drewes (2013, S. 1ff.) beschäftigt sich genau mit dieser Frage: *Warum* und *wie* funktioniert Spielpsychotherapie? Was sind die darunterliegenden Mechanismen und Prozesse? In folgender Tabelle (siehe Tabelle 14) sind noch einmal die von den Autor*innen vorgeschlagenen zwanzig Hauptelemente des Spiels aufgelistet.

1.	Introduction
I. Facilitates Communication	
2.	Self-Expression
3.	Access to the Unconscious
4.	Direct Teaching
5.	Indirect Teaching
II. Fosters Emotional Wellness	
6.	Catharsis
7.	Abreaction
8.	Positive Emotions
9.	Counterconditioning of Fears
10.	Stress Inoculation
11.	Stress Management
Ill. Enhances Social Relationships	
12.	Therapeutic Relationship
13.	Attachment
14.	Social Competence
15.	Empathy
IV. Increases Personal Strengths	
16.	Creative Problem Solving
17.	Resiliency
18.	Moral Development
19.	Accelerated Psycho!oglcal Development
20.	Self-Regulation
21.	Sell-Esteem

Tabelle 14: Die wichtigsten therapeutischen Stärken des Spiels. Quelle: Schaefer & Drewes, 2013, preface

Sie argumentieren ebenfalls, Spiel nicht nur als Technik abzutun: „In other words, the play actually helps produce the change and is not just a *medium* for applying other change agents nor does it just *moderate* the strength or direction of therapeutic change.“ (Schaefer & Drewes, 2013, S. 2) Schulenübergreifende Spieltherapie wurde auf die Effektivität beispielsweise von Bratton et al. (2005, S. 376ff.) mittels Metaanalyse untersucht. Andere schulenübergreifende, empirische Untersuchungen über das Spiel als allgemeinen Wirkfaktor gibt es nicht.

Ein weiteres Argument, um den Spielprozess an sich als allgemeinen Wirkfaktor zu sehen, könnte die Bedeutung der Spielunfähigkeit von Kindern sein. Wenn ein Kind nicht spielen kann, ist dies ein Hinweis auf gravierende Probleme.

> „Wir machen uns zwar ganz viele Sorgen, wenn Kinder schlecht essen oder schlafen, aber wenn ein Kind unzulänglich spielt oder gar nicht ins Spielen findet, sind Erwachsene oft weniger beunruhigt. Dabei müssten eigentlich die Alarmglocken anspringen, wenn man sich die hohe Relevanz des Spielens vor Augen führt und bedenkt, wie unverzichtbar es für Persönlichkeit, Entwicklung und soziale Integration ist.“ (Lehmhaus & Reiffen-Züger, 2018a, S. 109)

In diesem Artikel beschreiben die Autorinnen auch Formen der Störung der Spielfähigkeit sowie deren Entwicklung. Hier kommen wir nicht umhin, uns die Verbindung zwischen Mentalisierung, welche ja als allgemeiner Wirkfaktor gilt, und dem (symbolischen) Spiel anzusehen. Bereits in Kapitel 7.5 wurden die Überlegungen von Bateman & Fonagy (2012, S. 129ff.) dargelegt. Kinder, die nicht spielen können, sind laut den Autoren im psychischen Äquivalenzmodus gefangen. Sie zeigen in diesem Paper auch, wie aus Spiel, das im psychischen Äquivalenzmodus verankert ist, symbolisches (Als-ob-)Spiel werden kann. Dies ist in untenstehender Grafik (siehe Tabelle 15) zusammengefasst und zeigt, wie durch Inventionen Prozesse der Aufmerksamkeits- und Affektregulation entstehen bzw. sich daraus mentalisierende Prozesse entwickeln können (siehe nächste Seite).

Die Autoren sprechen noch einmal die inneren Prozesse an, die durch das gemeinsame, sichere und begrenzte Spiel entwickelt werden: „Playing safely is a prerequisite for affect regulation. Exaggeration and dramatization offer important opportunities for children to get to know their emotional life and to experiment with boundaries: what is inside and what is outside.“ (Bateman & Fonagy, 2012, S. 153)

Zusammenfassend kann gesagt werden: Das heilsame Potenzial von spielerischer Betätigung sollte als allgemeiner Wirkfaktor der (Kinder-)Psychotherapie gelten und nicht „nur“ als Technik gesehen werden. Außerdem ist das Spiel eng mit Fantasie, (Tag-)Traum, Sprache und jeder gestalterischen Betätigung (Zeichnen, Basteln etc.) verbunden.

	Psychic equivalence mode	Pretend mode
Preschoolers		
Characteristic play	Play is often very wild and destructive because feelings can become too real. Playing with wild animals, etc., often leads to murder and destruction. Things might break.	The child plays in a secluded world; for instance, a farmhouse. Play has a rigid and monotonous character and is often rather boring.
Interventions	For instance, the therapist says, "Does the little lion get a bit frightened of all this fighting?" *Attention regulation:* attuning and making contact. *Affect regulation:* playing within boundaries.	To enrich the emotional content, the affect of animals or puppets can be verbalized. *Attention regulation:* attuning and making contact. *Affect regulation:* giving reality value. *Mentalization:* comments on mental contents and processes.
Younger-latency children		
Characteristic play	Losing is not acceptable. Play often gets obstructed because of too much tension when feelings get too real.	The child draws butterflies over and over again or performs other activities with almost no progress in the drawings or in contact development.
Interventions	For instance, the therapist verbalizes her or his feeling of disappointment at losing and joy in playing. *Attention regulation:* making contact. *Affect regulation:* giving reality value. *Mentalization:* comments on mental processes.	For instance, after also drawing butterflies, the therapist tries to start a new project together and adds bees, asking what the butterflies think about them (and similar interventions as described above for preschoolers).
Older-latency children		
Characteristic play	Board games can become rather chaotic and lead to throwing pawns if, for instance, the goose ends up in the well.	The child plays without affect and rather compulsively during a board game.
Interventions	The therapist talks about mental processes in play figures, for instance, the feelings of the goose in the well. *Attention regulation:* making contact. *Affect regulation:* giving reality value. *Mentalization:* comments on mental processes.	For instance, the therapist adds a bit excitement to the game while confirming his or her qualities in board game rules. *Attention regulation:* intentional behavior and own style. *Mentalization:* comments on mental processes.

Tabelle 15: Spiel in psychischen Äquivalenz- und Als-Ob-Modi und mögliche Interventionen. Quelle: Bateman & Fonagy, 2012, S. 144

7.6.1 Exkurs: Zur Bedeutung von Zeichnungen

Trotz der Verbundenheit zum Spiel soll hier noch einmal gesondert auf Kinderzeichnungen und deren Bedeutung für den psychotherapeutischen Prozess eingegangen werden. Neben der diagnostischen Funktion von Zeichnungen (und auch von Spiel!) hat diese besondere Form der Gestaltung schulenübergreifend eine Bedeutung für die psychotherapeutische Behandlung von Kindern und Jugendlichen (und auch Erwachsenen). Dies zeigt sich in verschiedenen Zeichentests, z. B. „Familie in Tieren", „Baumtest", „Verzauberte Familie" oder „Winnicotts Squiggle-Game", aber auch in der klinisch-theoretischen und empirischen Auseinandersetzung mit Zeichnungen.

> „In der therapeutischen Situation entfalten Gestaltungen eine Wirksamkeit innerhalb des Übertragungsgeschehens und durch den Gestaltungsprozess an sich. Im Bild materialisiert sich ein unbewusster Mitteilungswunsch, der sich auf den anderen bezieht und die therapeutische Beziehung mit einbezieht." (Lehmhaus & Reiffen-Züger, 2017, S. 135)

Über den Einsatz von Zeichnungen als psychotherapeutisches Material wurde in Einzelfallbeschreibungen in klinisch-theoretischen Schriften oft eingegangen, und häufig finden sich Zeichnungen von Kindern in diesen Fallbeschreibungen wieder. Auch in empirischen Studien wurden Kinderzeichnungen als Material verwendet, um beispielsweise die Beziehung zum oder zur Psychotherapeut*in abzubilden (siehe Kapitel 7.4.3, die Studie von Núñez et al. 2021, S. 1 ff.). An sich handelt es sich um eine Technik, die ähnliche Prozesse hervorruft wie das Spiel an sich. Es ist ein Mittel der Darstellung, eine Möglichkeit der Kommunikation und ein manifestes Produkt mit latentem, unbewusstem Inhalt. Auf der Ebene der Beziehung und des Übertragungsgeschehens spielen Zeichnungen eine wichtige Rolle und in der gemeinsamen Bearbeitung und Betätigung werden ähnliche Prozesse wie beim Spiel angestoßen und freigesetzt. Aus psychoanalytischer Sicht sind Zeichnungen ebenso ein spielerisches Produkt wie eine Fantasie oder ein (Tag-)Traum.

7.7 Andere allgemeine Wirkfaktoren

Dieses Kapitel bietet eine Art „Restkategorie" und zeigt Faktoren, die einen „äußeren Rahmen" schaffen sollen, damit eine Behandlung möglich wird. Diese „Restkategorie" streift auch berufspolitische Fragen. Vieles überschneidet sich, reicht aber durch die bisherigen Beschreibungen nicht aus. Genauso berührt sie die Frage, welchen Stellenwert die psychotherapeutische Behandlung in der (österreichischen / europäischen) Gesellschaft hat. Die unten genannten Punkte sollen kurz aufgelistet und diskutiert werden, meist wird in klinisch-theoretischen Schriften auf Problematiken mit diesen Punkten hingewiesen, empirische Untersuchungen gibt es keine.

7.7.1 Setting, Zeit und Sicherheit

Die Wahl des Settings hat sicherlich Einfluss auf die Wirksamkeit der Behandlung und stellt Psychoanalytiker*innen bei der Behandlung von Kindern und Jugendlichen vor spezielle Herausforderungen – siehe auch Kapitel 7.4. Auch Sprenkle, Davis & Lebow (2013, S. 55 f.) verwenden in ihrer Beschreibung von Wirkfaktoren eine Art Restkategorie aller Variablen, die vermittelnde und moderierende Variablen im therapeutischen Prozess miteinschließen. „‚Mediators' are variables that explain why and how treatment have effects … ‚Moderators' explain the circumstances under which treatments work or do not work … Some variables can be both mediators and moderators depending on the circumstances." (Sprenkle, Davis & Lebow, 2013, S. 56)

Als Beispiel geben sie die Entscheidung des oder der Behandler*in an, den oder die Partner*in nicht in die psychotherapeutische Behandlung miteinzubeziehen, da es zu gewaltsamen Handlungen innerhalb der Beziehung kam. So würde diese Entscheidung, momentan keine gemeinsamen Sitzungen durchzuführen, die Effektivität der Behandlung moderieren. In Bezug auf schwergestörte Kinder schreiben auch Zevalkink, Verheugt-Pleiter & Fonagy (2012):

> „The setting must enable the child to feel safe and comfortable. Apparently unimportant features of the physical environment can have massive significance for a nonmentalizing child. The setting must be not only stable but also resistant to emotional turmoil and sufficiently soundproofed so that neither child nor therapist fear humiliation following storms of emotion." (S. 136)

Hier zeigen sich sowohl Überlegungen zur Praxisausstattung (niemand soll mithören können) als auch Überlegungen dazu, wie ein „sicherer Rahmen" etabliert werden kann. Dies erfordert meistens Zeit und ist damit auch mit Kosten verbunden (siehe Kapitel 7.7.3). Die Bedeutung von Zeit findet sich auch immer wieder in der Diskussion über Wirkfaktoren wieder – siehe auch Kapitel 5.3. Es erscheint logisch, dass Behandlungen, die für den oder die Patient*in ein zeitliches Muster (beispielsweise in Frequenz und Dauer) vorgeben, zur Sicherheit und zur Ausbildung einer tragfähigen, therapeutischen Allianz beitragen.

7.7.2 Mythos und Kultur

Bereits in Kapitel 5.1 wurde im kontextuellen Metamodell auf die Notwendigkeit eines „therapeutischen Mythos" (engl. „myth" oder „rationale") hingewiesen, an den sowohl der oder die Patient*in als auch der oder die Psychotherapeut*in glaubt. Sicherlich ist es für Kinder und Jugendliche genauso wichtig, einem*r Psychotherapeut*in vorgestellt zu werden, die als eine Person gilt, die helfen kann. Dies wird in entwicklungspsychologisch angepasster Sprache dem Kind (idealerweise auch durch die Eltern oder das Umfeld) so kommuniziert. Dieser Mythos passt auch zur kulturellen Herkunft der beteiligten Personen – siehe auch Kapitel 7.2 und Kapitel 7.3.

7.7.3 Finanzierbarkeit und niederschwelliger Zugang

Es ist offensichtlich, dass die Möglichkeit der Finanzierbarkeit von Psychotherapie dazu beiträgt, dass eine fruchtbare Behandlung entstehen kann. In der Praxis taucht immer wieder die Frage auf, weniger Stunden bzw. Termine in längeren Zeitabständen zu vereinbaren, weil nicht mehr finanzielle Mittel vorhanden sind. Dies ist teilweise kontraindiziert, zum Beispiel im Falle von Persönlichkeitsstörungen oder schweren Depressionen. In Österreich gibt es mehrere Modelle der Kostenübernahme bzw. Kostenzuschüsse, abhängig von Wohnort und Sozialversicherungsträger. Kassenfinanzierte Psychotherapie ist weiterhin mit Kontingenten gedeckelt. Behandlungen, die mehr als eine Sitzung pro Woche benötigen, werden selten bis gar nicht bewilligt. Private Organisationen oder die Wiener Kinder- und Jugendhilfe (Magistratsabteilung 11, Wien) finanzieren psychotherapeutische Behandlungen. Durch die Kontingente kommt es zu langen Wartezeiten für kassenfinanzierte Psychotherapie und die Kostenzuschüsse von 28,00 € bis 40,00 € (bei Stundenhonoraren von durchschnittlich 90,00 € bis 150,00 €) führen bei vielen Menschen nicht dazu, dass Psychotherapie leistbar ist. Für Laien ist es auch nicht immer einfach, sich im Angebot der „Psy-Berufe“ in Österreich zu orientieren bzw. Zugang zur Psychotherapie zu finden. Die finanzielle Belastung für Patient*innen und Familien ist dementsprechend hoch und für viele Menschen schlicht nicht leistbar. In Österreich bedürfte es einiger Reformen, um den Zugang zur psychotherapeutischen Behandlung niederschwellig und einfach für Patient*innen zu gestalten. Die Gesundheit Österreich GmbH hat Möglichkeiten der gesamthaften Versorgung in Österreich untersucht und Forderungen erstellt – siehe auch Grabenhofer-Eggerth & Sator (2020, https://jasmin.goeg.at/id/eprint/1522)

7.7.4 Erreichbarkeit

Auch die Erreichbarkeit der nächsten Klinik oder des oder der nächsten Psychotherapeut*in kann als wichtiger Faktor beschrieben werden, ob eine Behandlung erfolgreich ist. Sicherlich hat die (derzeit zeitlich begrenzte) Erlaubnis der österreichischen Krankenkassen zur „telemedizinischen Behandlung“ während der COVID-19-Pandemie in Österreich dazu beigetragen, dass andere Patient*innengruppen erreichbar wurden, allerdings lebt die Behandlung von Kindern vom Spiel und der gemeinsamen Tätigkeit. Dieser angeführte

Punkt meint auch eine Versorgungsdifferenz im Stadt-Land-Gefälle. Hierunter fällt auch eine vernetze Betreuung. Löffler-Stastka & Hochgerner (2021, S. 60) schreiben in ihrem Text „Versorgungswirksamkeit der Psychotherapie in Österreich“ Folgendes: „Es besteht ein deutlicher Mangel an Möglichkeiten zur biopsychosozial vernetzten Betreuung in einer geschlossenen Versorgungskette mit individuell abgestimmten Therapien in Dosis und Zeit.“

8. Allgemeine Zusammenfassung

Bedeutende spezifische Interventionen (siehe Kapitel 6.1) sowie erwünschte klinische Prozesse (siehe Kapitel 6.2) innerhalb der Psychoanalyse mit Kindern und Jugendlichen herauszufiltern und in eine Ordnung zu bringen, stellte den ersten und – eindeutig einfacheren – Teil der Beschreibung der spezifischen Wirkfaktoren dar. Sobald es um empirisches Material zu den genannten spezifischen Wirkfaktoren geht, wird es deutlich schwieriger: Es zeigt sich, wie eng verwoben Techniken und Interventionen mit klinischen Prozessen und relationalen Faktoren sind. Dies macht es sehr schwierig, einzelne Wirkfaktoren isoliert zu untersuchen. Besonders klinische Prozesse, die sich intrapsychisch abspielen, lassen sich schwer isoliert untersuchen. An mehreren Stellen in dieser Arbeit habe ich bereits erwähnt, dass angenommene Wirkfaktoren nicht explizit genannt werden, sondern implizit als solche verstanden werden und in ein Studiendesign wie „ganz selbstverständlich" miteinfließen. Auch das erschwert es, empirisches Material zu sammeln. Studien sind eine Menge vorhanden – es fehlt nur oftmals der direkte Bezug zu spezifischen Wirkfaktoren.

Bereits im Kapitel 5.3.2 habe ich eine kleine (unvollständige) Tabelle erstellt, welche Interventionen welche klinischen Prozesse auslösen sollen. Es wird allerdings nach diesem Kapitel noch einmal deutlich, wie alle diese Wirkfaktoren ein komplexes Netz in der psychoanalytischen Behandlung von Kindern und Jugendlichen bilden.

Zur Untermauerung möchte ich noch einmal das Modell zur Veränderung des Spielverhaltens von Terradas & Asselin (2021, S. 9ff.) in Erinnerung rufen, welches bereits in Kapitel 6.1.8 ausführlich besprochen wurde. Die Autoren beschreiben verschiedene Interventionen, deren Ziele und dazugehörige Beispiele. Hier werden noch einmal die Interventionen angeführt, die ebenso im Kapitel 6 beschrieben wurden. Sie bieten eine gute Zusammenfassung von psychoanalytischen Interventionen:

I. Interventions aiming at the development of a sense of security and the mentalizing capacity in children
II. Developmental interventions
III. Normalizing interventions
IV. Interventions centered on fantasy world, the capacity to make-believe, and symbolic play
V. Interventions centered in a fantasy world, the capacity to make-believe, and symbolic play
VI. Clarifying
VII. Mirroring

VIII. Confronting
IX. Interpretation while playing (joining in on play)
X. Verbal interpretation
XI. Perlaboration
XII. Soliciting child's metacognition
(Terradas & Asselin, 2021, S. 9ff.)

Auch in diesem Paper zeigt sich das Zusammenspiel verschiedener Interventionen – im Rückschluss lässt sich jedenfalls sagen, dass eine Technik allein nicht wirksam wäre.

> „In practice, effective therapy is never going to be based on the use of individual techniques used in isolation but on how a therapist's technique changes across the course of a therapy, partly in response to changes in how a child engages and the kind of interaction structures that develop between therapist and child. Studies that explore the interaction of different techniques and patterns are a promising area of research to explore what factors contribute to therapeutic change, beyond the study of individual ‚techniques'." (Hayes & Brunst, 2017, S. 158)

Zu den gestellten Fragen, wie und warum diese Wirkfaktoren wirken, lässt sich Folgendes festhalten: Innerhalb der psychoanalytischen Community scheint Einigkeit darüber zu herrschen, dass diese Interventionen und Techniken zu einem positiven Outcome führen. Die Wirkungsweise lässt sich mithilfe der psychoanalytischen Theorie erklären, allerdings nicht empirisch untersuchen. An dieser Stelle noch einmal ein Wort zu den möglichen Zielen einer psychoanalytischen Behandlung. Die Ziele können sehr unterschiedlich sein, in der Behandlung von Kindern und Jugendlichen kommt es öfter vor, dass diese Ziele nicht von allen Familienmitgliedern dieselben sind. Symptomreduktion wird oft von Eltern als Wunsch an die psychoanalytische Behandlung herangetragen, während die Kinder bestimmte Verhaltensweisen möglicherweise nicht als so störend erleben wie ihre Eltern (dies kommt vor allem bei oppositionellem und externalisierendem Verhalten vor). Erreicht werden kann Symptomreduktion z. B. durch eine strukturelle Entwicklung der Persönlichkeit, angeleitet durch den oder die Psychoanalytiker*in, der oder die bestimmte Techniken und Interventionen in einem bestimmten zeitlichen Maß dem Kind und den Eltern zur Verfügung stellen und so klinisch erwünschte Prozesse auslösen soll, die zu einer Veränderung führen.

Bei der Beschreibung der allgemeinen Wirkfaktoren (siehe Kapitel 7) schien es anfänglich recht eindeutig, welche Wirkfaktoren als schulenübergreifend bezeichnet werden könnten. Die Aufteilung in verschiedene Ebenen soll helfen, verschiedene Faktoren besser einordnen zu können, aber auch hier wird schnell deutlich, wie komplex und eng verwoben diese Faktoren immer wieder sind. Zur Untermauerung dieser Faktoren konnte ich schulenübergreifende klinisch-theoretische und empirische Studien heranziehen, natürlich fällt auf, dass ich auch hier nicht „allgemein“ bleiben konnte, sondern mich im Zweifel für psychodynamisch / tiefenpsychologisch ausgerichtete Studien entschieden habe. Obwohl ich versucht habe, in Beziehungsaspekten, die allgemein gelten, mich nicht immer auf (Gegen-)Übertragungsbeziehungen zu fokussieren, finden diese doch immer wieder Erwähnung. Viele Aspekte der allgemeinen Wirkfaktoren scheinen einen „common sense“ widerzuspiegeln. Dass es herausfordernder ist, mit Kindern eine tragfähige, psychotherapeutische Allianz aufzubauen, die desorganisierte Bindungserfahrungen gemacht haben, erscheint logisch. Trotzdem ist es wichtig, diese Aspekte auch immer wieder zu betonen. Ebenfalls unerlässlich erschien es mir in der Beschreibung von allgemeinen Wirkfaktoren, „Mentalisieren“ und das „Spiel“ bzw. durch das Spiel ausgelöste Prozesse auszuarbeiten. Beide sind Wirk- und Veränderungsfaktoren in der Behandlung von Kindern und Jugendlichen.

9. Konklusion

Rückkoppelnd zur Forschungsfrage möchte ich noch einmal auf das Ziel dieser Arbeit eingehen: Die Ausgangsüberlegung war, für die psychoanalytische Behandlung von Kindern und Jugendlichen spezifische und allgemeine Wirkfaktoren zu definieren und zu konzipieren, um spezielle Herausforderungen, die mit der Behandlung dieser Altersgruppe einhergehen, auch adäquat abbilden zu können.

Als ersten Schritt definierte ich die Begriffe, um eine disziplinäre Zuordnung zu erleichtern, und stellte danach das Konzept der Psychoanalyse dar. Dabei ging ich besonders auf die Geschichte der Behandlung von Kindern und Jugendlichen ein sowie auf die Haltung, die Behandlungsstruktur, das Verständnis von Veränderung und die Ziele einer psychoanalytischen Behandlung. Dies soll tieferes Verständnis für die Methode der Psychoanalyse und die psychotherapeutische Arbeit mit Kindern und Jugendlichen schaffen. Im nächsten Schritt sollte der Erkenntnisgewinn aus der Psychotherapieforschung kommen, genauer gesagt sowohl aus der Wirkfaktorenforschung mit erwachsenen Patient*innen als auch mittels implizit angenommener Wirkfaktoren in Prozess-, Prozess-Outcome- oder Wirksamkeitsstudien von psychoanalytischen Behandlungen von Kindern, Jugendlichen und Erwachsenen (siehe Kapitel 5.3). Ich versuchte bestehende Konzepte heranzuziehen und neu zueinander in Verbindung zu stellen. Daraus sollte eine synthetische Zusammenfassung von Techniken und/oder spezifischen und allgemeinen Wirkfaktoren definiert werden, die für die psychoanalytische Behandlung von Kindern und Jugendlichen gelten. Diese Wirkfaktoren habe ich mit klinisch-theoretischen und empirischen Studien untermauert bzw. belegt. Außerdem versuchte ich eine theoretische Erklärung dafür zu schaffen, wie und warum diese Faktoren wirksam sind – siehe die Kapitel 6 und Kapitel 7. Aus dem (unsystematischen) Studium der wissenschaftlichen Literatur (meinem Forschungsgegenstand) habe ich folgenden konzeptionellen Vorschlag grafisch (siehe Abbildung 9) dargestellt.

Aus Platzgründen sind die Wirkfaktoren „Ebene der Beziehung“, „Ebene des oder der Patient*in“, „Ebene des oder der Psychotherapeut*in“ und „Ebene des Umfeldes“ hier noch einmal im Detail grafisch (siehe Abbildung 10) dargestellt.

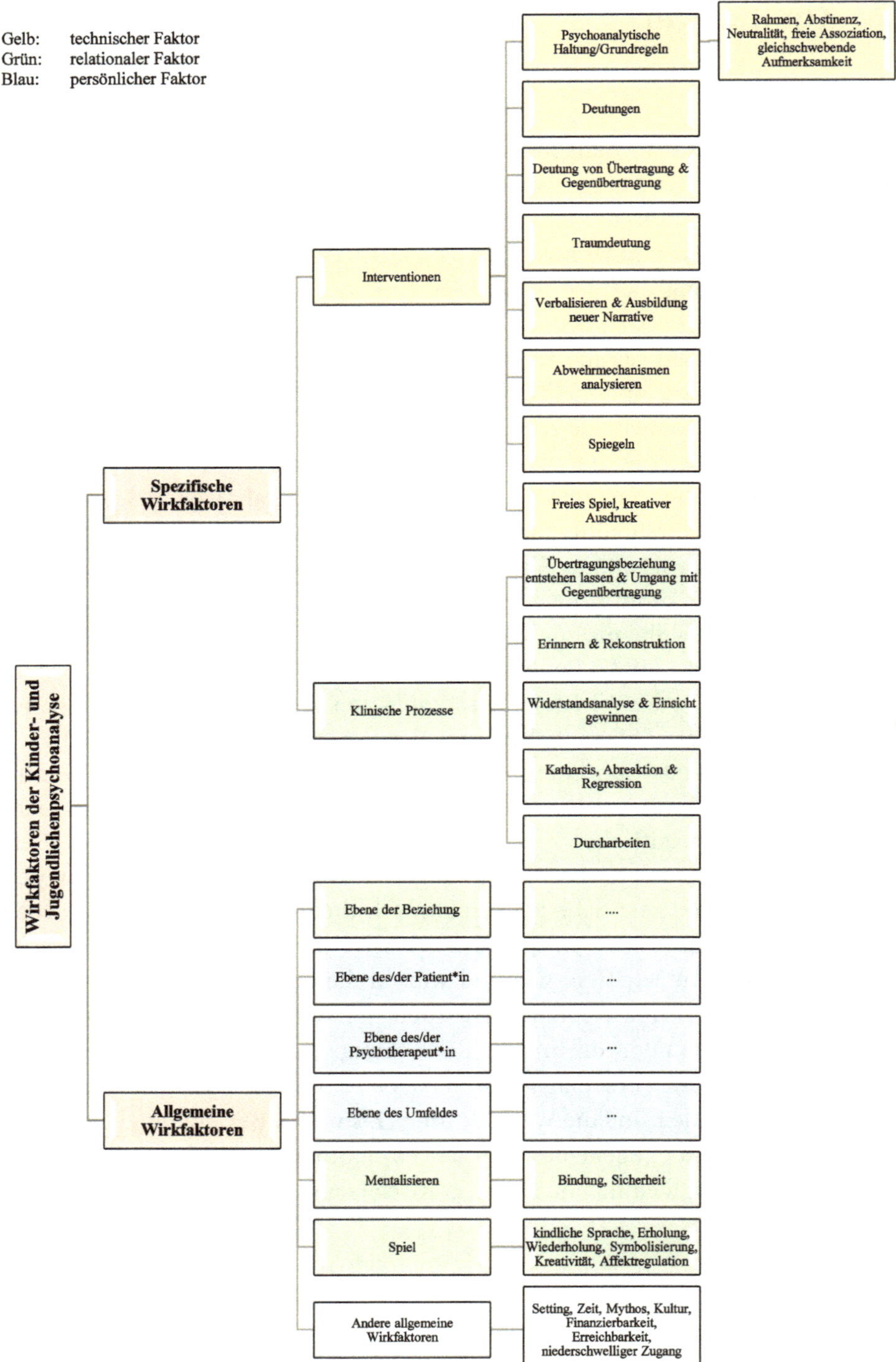

Abbildung 9: Wirkfaktoren der Kinder- und Jugendlichenpsychoanalyse
Quelle: eigene Darstellung

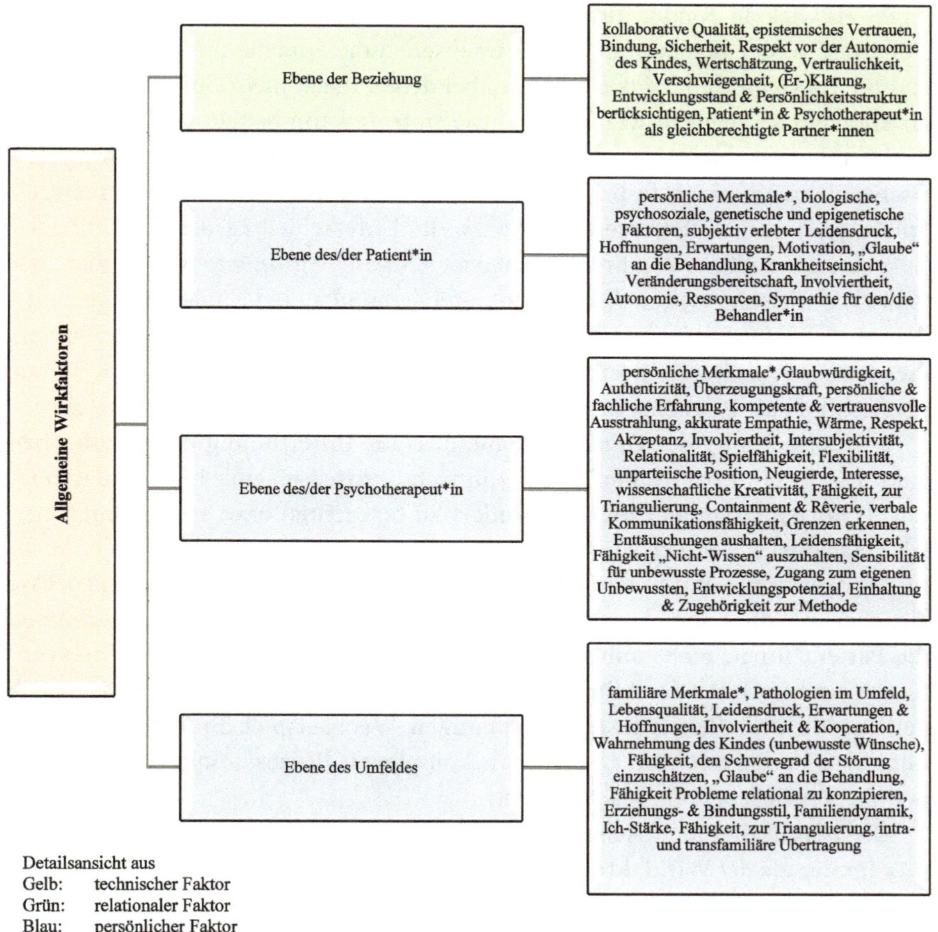

Abbildung 10: Detailansicht der allgemeinen Wirkfaktoren. Quelle: eigene Darstellung

Auch die Einfärbungen sind nicht zufällig gewählt. Gelb unterlegte Kästchen meinen einen Faktor, der sich vorwiegend auf der technischen Ebene abspielt, während grüne Kästchen vor allem eine relationale Dimension haben. Blau hingegen sind jene Kästchen, die einen vorwiegend personalen Charakter haben. Ich schreibe deswegen „überwiegend", da auch hier nicht immer eine klare Trennschärfe gegeben werden kann. So hängt beispielsweise die psychoanalytische Haltung natürlich stark mit der persönlichen Haltung des oder der Psychotherapeut*in zusammen. Trotzdem ist es eine technische Empfehlung.

Eine anfängliche Hypothese war, dass es Anpassungen geben müsse im Vergleich zur Behandlung von Erwachsenen. Nun könnte man das Konzept fast durchgehend auch als Wirkfaktorenkonzeption für die psychoanalytische Behandlung von Erwachsenen sehen – bis auf zwei wesentliche Unterschiede. Zum einen entwickeln Kinder aus dem Spiel heraus die Sprache, deswegen ist das „Medium" in der Behandlung von Erwachsenen die Sprache und die freie Assoziation, im Gegensatz zu den Kindern, bei denen meist mehr Spielassoziationen als sprachliche gegeben werden. Nichtsdestotrotz kann behauptet werden, dass auch in der psychoanalytischen Behandlung von Erwachsenen (sprach-)spielerische Elemente einen festen Bestandteil bilden, allerdings nicht mehr mittels Spielzeuges ausgedrückt werden. Der zweite Unterschied ist der des Umfeldes. Bei einer Behandlung von Erwachsenen ist – bis auf begründete Ausnahmen, wie (suizidale) Krisen – selten das Umfeld miteingebunden. Bei Kindern hingegen ist dies ein fixer Bestandteil der Behandlung. Viele Prädiktoren oder Eigenschaften, die sich von vornherein positiv auf die weitere Behandlung auswirken könnten, übernehmen die Erwachsenen – für die Kinder / Jugendlichen stellvertretend.

Bei Betrachtung der Grafik fällt auf, dass die Unterteilung der spezifischen Faktoren in „Interventionen" und „Klinische Prozesse" eine Lösung darstellt, um technische Manöver nicht gesondert zu betrachten bzw. in verschiedenen Abstraktionsebenen verhaftet zu bleiben. Wie bereits beschrieben, sollen technische Manöver – durch den oder die Psychotherapeut*in – klinische Prozesse auslösen, die die Entwicklung des oder der Patient*in befördern. Davon müssen die Patient*innen nicht unbedingt bewusste Kenntnis erlangen. Die Interventionen sind stark mit den klinischen Prozessen verflochten, sie beeinflussen sich gegenseitig und stehen in einem ständigen Wechselspiel. Eine Trennschärfe künstlich herbeizuführen, würde den komplexen Prozess eines psychotherapeutischen Geschehens beschneiden.

Die psychotherapeutische Allianz, welche ja in der Wissenschaftscommunity immer als *der* Wirkfaktor schlechthin beschrieben wird, habe ich versucht, möglichst schulenübergreifend zu beschreiben, auch wenn man mir den psychoanalytischen Blick natürlich nicht absprechen kann. Die meisten Psychotherapieschulen haben eine Vorstellung davon, wie psychotherapeutische Allianz mit dem oder der Patient*in hergestellt werden soll. Die Herangehensweise mag divergieren (beispielsweise in der Frage, wie mit Selbstoffenbarungen umgegangen wird), der Kern der Allianz bleibt allerdings gleich, nur die Form ist anders. Das Gesamterleben der Allianz ändert sich somit. Wenig Unterscheidung gibt es auch, ob Kinder, Jugendliche oder Erwachsene behandelt werden – dass eine tragfähige, psychotherapeutische Allianz gleichzeitig sowoh Nährboden als auch Rahmen für Veränderung ist, liegt auf der Hand. Es wird immer wieder diskutiert, ob die psychotherapeutische Allianz per se wirksam ist oder eine Art „Medium", um die Behandlung zu „vermitteln". Diese Diskussion ließe sich sicherlich auch vor dem Hintergrund des kontextuellen und medizinischen Metamodells führen.

Auffallend erschien mir in der Detailansicht der allgemeinen Wirkfaktoren auch das besonders große Kästchen auf der Ebene des oder der Psychotherapeut*in. Es ist naheliegend, dass viele Faktoren auf dieser Ebene zusammenspielen – sind in der Person des oder der Psychotherapeut*in ja auf der einen Seite der „Mensch“ und auf der anderen Seite die „Fachkraft“ vereint. Daher weisen die Aufzählungen persönliche Merkmale sowie solche auf, die durch die Ausbildung angestrebt werden müssen. Was mich verwunderte, war, dass in den vielen Beschreibungen über die Eigenschaften und Fähigkeiten von Psychotherapeut*innen sehr selten – genau genommen einmal – von der Leidensfähigkeit der Psychotherapeut*innen gesprochen wurde. Ich erachte dies als eine ebenso wichtige Fähigkeit, denn Psychotherapeut*innen sind oft mit langwierigen Prozessen konfrontiert, in denen die Erfolge in äußerst kleiner Dosis sichtbar werden. Die Ausdauer, trotzdem den Prozess aufrecht zu erhalten, ist enorm wichtig. Ich wage zu behaupten, dass dies in der Behandlung von Kindern und Jugendlichen besonders zum Tragen kommt: Kinder sind oft veränderungsbereiter als ihr Umfeld und Erfolge stellen sich immer nur in einer Zusammenarbeit aller Beteiligten ein, alle sind aber nicht immer auf „demselben Level“ der Veränderungsbereitschaft, und es gibt auch Eltern, die solche Veränderungen offen oder versteckt sabotieren. Auch bei Jugendlichen stellt sich oft Frustration ein – allein durch die Entwicklung in der Pubertät kommt es häufig zu Provokationen durch den Jugendlichen, die ausgehalten und gedeutet werden müssen, ohne ins Ausagieren zu fallen. Besonders wichtig war es mir, die Konzepte des Mentalisierens und des Spiels noch einmal deutlich als allgemeine Wirkfaktoren hervorzuheben und dies in Einklang mit der modernen und zeitgemäßen Psychotherapieforschung zu bringen. Die sogenannte „Restkategorie“ der allgemeinen Wirkfaktoren war mir ebenfalls wichtig zu beschreiben, da ich in der Berufspolitik tätig bin. Durch äußere Faktoren, wie die Finanzierbarkeit, ist es manchmal unmöglich, eine Behandlung durchzuführen, wenn ständig ein Abbruch oder eine Stundenreduktion aus finanziellen Überlegungen heraus droht. Die Miteinbeziehung dieser Faktoren möchte ich als Appell an die psychotherapeutische Community richten, sich auch mit Fragen der Finanzierbarkeit, Erreichbarkeit und des niederschwelligen Zugangs auseinanderzusetzen. Entscheidungen auf dieser Ebene betreffen die klinische Arbeit massiv.

Nachdem ich mich entschieden habe, die Kästchen einzufärben und nach überwiegend technischer, relationaler und personaler Dimension zu ordnen, kann die Frage gestellt werden, was wirksamer ist: Technik oder Beziehung? Diese Diskussion wurde bereits im Kapitel 5 diskutiert. Es ist wahrscheinlich davon auszugehen, dass die relationalen Dimensionen mehr wiegen als die Technik allein. Eine isolierte Intervention führt zu keiner Veränderung, genauso wenig wie eine stabile Beziehung ohne psychotherapeutische Inhalte. Es ist wieder der Komplexität des menschlichen Zusammentreffens geschuldet, dass wahrscheinlich die feine Interaktion zwischen Technik und Beziehung den Unterschied macht und ein vielschichtiges Beziehungsmuster bildet. Dies möchte ich mit folgender Auflistung untermauern:

Spezifische Wirkfaktoren – Interventionen

Intervention: Psychoanalytische Grundregel

Klinisch-theoretische Studien:
    Trempler (1998)*
    Döser (2014)*
Empirische Studien:
    X

Intervention: Deutungen

Klinisch-theoretische Studien:
    Diatkine & Simon (2001)*
    Terradas & Asselin (2021)
Empirische Studien:
    Fonagy & Moran (1990)
    Luzzi et al. (2015)

Intervention: Deutung von Übertragung und Gegenübertragung

Klinisch-theoretische Studien:
    X
Empirische Studien:
    della Rosa (2016)
    Luzzi et al. (2015)

Intervention: Traumdeutung

Klinisch-theoretische Studien:
    Lempen & Midgley (2006)
    Gillman (1987)*
    Ablon & Mack (1980)*
Empirische Studien:
    Lempen & Midgley (2006)
    Colace (2010)

Intervention: Verbalisierung und Ausbildung neuer Narrative

Klinisch-theoretische Studien:
    Katan (1961)*
Empirische Studien:
    Buchsbaum & Emde (1990)
    Moran & Fonagy (1987)
    Buchsbaum et al. (1992)
    Hodges et al. (2009)

Intervention: Abwehrmechanismen analysieren

Klinisch-theoretische Studien:
    Prout et al. (2019)
Empirische Studien:
    Truax & Wittmer (1973)
    Di Giuseppe et al. (2020)

Intervention: Spiegeln

Klinisch-theoretische Studien:
    Schact (1981)*
    Terradas & Asselin (2021)

Empirische Studien:
- Manna & Boursier (2018)
- Trowell et al. (2003)
- Trowell et al. (2009)

Intervention: Freies Spiel und kreativer Ausdruck

Klinisch-theoretische Studien:
- Kernberg (2006)*
- Terradas & Asselin (2021)
- Crenshaw & Tillman (2014)*
- Yanof (2013)*

Empirische Studien:
- Cohen et al. (1987)
- Leudar et al. (2007)
- Carlberg (2006)
- Kernberg, Chazan & Normandin (1998)
- Marans et al. (1991)
- Halfon & Bulut (2017)
- Halfon (2017)
- Halfon et al. (2020)

Spezifische Wirkfaktoren – Klinische Prozesse

Klinischer Prozess: Übertragungsbeziehung entstehen lassen und Umgang mit Gegenübertragung

Klinisch-theoretische Studien:
- Gil & Rubin (2005)*
- Gabel & Bemporad (1994)*

Empirische Studien:
- Ulberg (2013)
- Luborsky et al. (1995)
- Waldinger et al. (2002)

Klinischer Prozess: Erinnern und Rekonstruktion

Klinisch-theoretische Studien:
- Freud A (2018 [1965])
- Diatkine (1993)*
- Prot (2010)*
- Brainin (2009)*
- Terr (1989)

Empirische Studien:
- Muratori et al. (2003)

Klinischer Prozess: Widerstandsanalyse und Einsicht gewinnen lassen

Klinisch-theoretische Studien:
- Freud A (2018 [1965])
- Windaus (2006)
- Miller (2002)*
- Fonagy et al. (2018)

Empirische Studien:
- Danneberg & Eppel (1980)
- Göttken & von Klitzing (2015)

Goodman & Athey-Lloyd (2011)
Rohnelt Ramires et al. (2015)
Bräutigam et al. (2003 [1990])

Klinischer Prozess: Katharsis, Abreaktion und Einsicht gewinnen

Klinisch-theoretische Studien:
Lehmhaus & Reiffen-Züger (2018)*
Terradas & Asselin (2021)
Wälder (1933)
Levenson & Herman (1991)*
Wittenberger (2018)
Winnicott (2010 [1971])
Wiese (1993)*
Freud A (2018 [1965])
Schaefer & Drewes (2014)**
Prendiville (2014)**
Empirische Studien:
Bräutigam et al. (2003 [1990])

Klinischer Prozess: Durcharbeiten

Klinisch-theoretische Studien:
Rosenblum et al. (1999)*
Delgado & Strawn (2012)*
Normandin et al. (2015)
Empirische Studien:
Horn et al. (2005)
Kornmüller et al. (2005)

Allgemeine Wirkfaktoren

Allgemeine Wirkfaktoren auf der Ebene der Beziehung

Klinisch-theoretische Studien:
Bordin (1979)
Horvath & Luborsky (1993)
Karver et al. (2005)
Koole & Tschacher (2016)
Sprenkle, Davis & Lebow (2014)
Wampold, Imel & Flückiger (2018)
Fonagy, & Allison (2014)
Wampold & Budge (2012)
Novick & Novick (2009)
Kernberg, Ritvo & Keable (2012)
Terr et al. (2006)*
Karver et al. (2005)
Empirische Studien:
Baylis, Collins & Coleman (2011)
Karver et al. (2006)
Shirk, Karver & Brown (2011)
Atzil-Slonim, Tishby & Shefler (2015)
Halfon, Goodman & Bulut (2018)
Karver et al. (2018)

Halfon, Özsoy & Çavdar (2019)
Carlberg (1997)

*Allgemeine Wirkfaktoren auf der Ebene des oder der Patient*in*

Klinisch-theoretische Studien:
Grencavage & Norcross (1990)
Wittenberger (2016)
Sprenkle, Davis & Lebow (2014)
Berns (2003)*
Barish (2004)*
Urwin (2009)
Seiffge-Krenke (2007)
Empirische Studien:
Gorin (1993)
Fonagy & Target (1995)
Arbeitskreis OPD-KJ-2 (2016)
Göttken & von Klitzing (2015)
Mempel (1989)
Carlberg et al. (2009)
Kernberg, Ritvo & Keable (2012)

*Allgemeine Wirkfaktoren auf der Ebene des oder der Psychotherapeut*in*

Klinisch-theoretische Studien:
Sellschopp (2006)
Sprenkle, Davis & Lebow (2014)
Akhtar (2006)
Brainin (1996)*
McWilliams (2004)
Wampold, Imel & Flückiger (2018)
Karver et al. (2005)
Blow, Sprenkle & Davis (2007)
Mitscherlich-Nielsen (1970)
Bion (1962)
Zwiebel (2017)
Will (2019)
Empirische Studien:
Arthur (2000)
Kernberg, Ritvo & Keable (2012)
Rudolf (2006)

Allgemeine Wirkfaktoren auf der Ebene des Umfeldes

Klinisch-theoretische Studien:
Barish (2004)*
Wittenberger (2016)
Althoff (2017)
Karver et al. (2005)
Möhring (1999)
Reich & Cierpka (2008)
Wittenberger (1993)
Rass (2021)
Sprenkle, Davis & Lebow (2009)
Kehr & Köpp (2018)
Baradon, Salomonsson & von Klitzing (2014)*

Horn (2003)*
Diez Grieser (1996)*
Hayes & Brunst (2017)
Walter (2001)
Fonagy & Target (1998)
Borowski et al. (2018)

Empirische Studien:

Gorin (1993)
Fonagy & Target (1995)
Kazdin & Wassell (2000)
Nock & Kazdin (2001)
Shuman & Shapiro (2002)
Kernberg, Ritvo & Keable (2012)
DeVet et al. (2003)
Accurso, Hawley & Garland (2013)
Hawley & Weisz (2005)
Núñez et al. (2021)
Núñez et al. (2022)
Ellis et al. (2012)
Haine-Schlagel et al. (2012)
Martinez et al. (2015)

Allgemeine Wirkfaktor: Mentalisieren

Klinisch-theoretische Studien:

Fonagy & Target (1998)
Fonagy & Bateman (2018)
Fonagy & Allison (2014)
Semerari et al. (2003)
Bateman & Fonagy (2012)
Zevalkink, Verheugt-Pleiter & Fonagy (2012)
Diez Grieser (2021)*
Taubner, Kornhas & Hauschild (2020)*

Empirische Studien:

Goodman (2013)
Di Lorenzo, Maggiolini & Suigo (2015)
Muñoz Specht et al. (2016)
Prout et al. (2017)
Halfon, Bekar & Gürleyen (2017)
Halfon & Bulut (2017)
Halfon, Yılmaz & Çavdar (2019)
Carvalho, Goodman & Ramires (2019)
Oehlman Forbes, Lee & Lakeman (2021)

Allgemeine Wirkfaktor: Spiel – Mittel zum Zweck oder Wirkfaktor?

Klinisch-theoretische Studien:

Schaefer & Drewes (2014)
Hayes und Brunst (2017)
Huizinga (2011[1956])
Freud (2010 [1908])
Zimpel (2014)
Zimpel (2016)
Hüther & Quarch (2016)
Lehmhaus & Reiffen-Züger (2018)

Lehmhaus & Reiffen-Züger (2018a)*
Bateman & Fonagy (2012)
Lehmhaus & Reiffen-Züger (2017)
Empirische Studien:
Bratton et al. (2005)
Núñez et al. (2021)

Andere allgemeine Wirkfaktoren

Klinisch-theoretische Studien:
Sprenkle, Davis & Lebow (2014)
Zevalkink, Verheugt-Pleiter & Fonagy (2012)
Grabenhofer-Eggerth & Sator (2020)
Löffler-Stastka & Hochgerner (2021)
Empirische Studien:
X

** Einzelfallbeschreibugen sind per defintionem keine empirischen Studien, allerding sollen hier auch klinisch-theoretische Schriften miteinbezogen werden, deren theoretische Überlegungen mit Fallvignetten untermauert sind.*
*** transtheoretisch*

Dargestellt sind alle Studien, die ich für Kapitel 6 und 7 verwendet habe. Es sind insgesamt 189 klinisch-theoretische und empirische Studien. Auch Einzelfallstudien wurden miteinbezogen, obwohl es sich per se nicht um empirische Studien handelt. Eine logische Schlussfolgerung – welche in der Tabelle zu sehen ist – ist, dass es mehr Studien zu allgemeinen Wirkfaktoren gibt, obwohl ich auch da überwiegend Studien aus dem psychodynamischen Feld herangezogen habe. Es war mir wichtig, nicht nur empirische Studien heranzuziehen, da sonst die Vielfalt der psychotherapeutischen Wissenschaft verloren gehen würde und es einschränkend für eine konzeptionelle Innovation sein könnte. So konnte ich synthetisch Bereiche aus der (Kinder- und Jugendlichen-)Psychotherapie- und Wirkfaktorenforschung und der psychoanalytischen Wissenschaft zusammenführen und in einen neuen diskursiven Zusammenhang stellen. Natürlich ist diese Konzeption ein vorläufiger Beitrag bzw. Vorschlag zur Theorieentwicklung und -innovation, welcher sich weiterentwickeln kann und wird.

Es schließt sich noch die Frage an, wie spezifische und allgemeine Faktoren zu gewichten sind. In Kapitel 5 habe ich sowohl den Zeitgeist und das derzeitige Paradigma der Psychotherapiewissenschaft beschrieben. Es wird nicht mehr der Frage nachgegangen, ob Psychotherapie wirkt, sondern das wissenschaftliche Interesse gilt den Veränderungsfaktoren und der Frage, wie Psychotherapie wirkt. Diese aktiv-wirksamen Faktoren wurden isoliert beschrieben und untersucht, was durch die Komplexität von menschlichen Begegnungen schwierig bzw. nicht immer möglich ist. Durch die Schaffung des kontextuellen und medizinischen Metamodells haben sich auch die psychotherapeutischen Schulen positioniert. Es gibt verschiedene Überlegungen und Zugänge zum Verständnis der Psychotherapie und zu deren Wirksamkeit. Allerdings scheint sich die Dichotomie zwischen allgemeinen und spezifischen Wirkfaktoren mehr und mehr aufzuweichen, weil beide nicht ohneeinander existieren würden. Die Formulierung von McAleavey & Castonguay (2015, S. 294), dass die Wirkfaktoren „symbiotisch“ und „parasitär“ zusammenarbeiten würden, finde ich in diesem Zusammenhang sehr treffend. Allgemeine und spezifische Wirkfaktoren können identifiziert und (neu) konzipiert werden (wie in vorliegender Arbeit) und es gibt Überlegungen und Vorstellungen darüber, wie und warum diese Faktoren wirksam sind.

Psychotherapie ist kein mechanischer, technischer Vorgang, bei dem einzelne „Probleme“ identifiziert und durch den oder die Psychotherapeut*in gelöst oder „repariert“ werden. Psychotherapie findet innerhalb einer zwischenmenschlichen Begegnung und Beziehung statt, die durch einen professionellen Rahmen geschützt ist. Innerhalb dieses Begegnungs- und Beziehungsrahmens setzt der oder die Psychotherapeut*in auch technische Manöver und Interventionen ein, die zu klinisch-erwünschten Prozessen führen und vom oder von der Psychotherapeut*in begleitet werden. Interventionen und klinisch-erwünschte Prozesse wechseln sich ab, überschneiden sich und lassen sich nicht isoliert voneinander betrachten, da sie ein komplexes Muster spinnen. Faktoren auf der Ebene des Kindes/des oder der Jugendlichen, des oder der Psychotherapeut*in und des Umfeldes spielen in diesen Rahmen hinein und beeinflussen sich gegenseitig. Sprenkle, Davis & Lebow (2013, S. 60 ff.) postulieren eine moderate Sichtweise auf die allgemeinen Wirkfaktoren. Sie lehnen radikale Ideen und Positionen ab, die behaupten, jede psychotherapeutische Methode sei so gut wie jede andere, oder es sei egal, in welcher Psychotherapie man sich befinde, solange man nur eine gute Beziehung zu seinem oder seiner Psychotherapeut*in hätte. Umgekehrt aber auch die Ideen, dass Behandlungsmodelle nicht wichtig seien, Outcome-Untersuchungen keine Wichtigkeit hätten oder dass man sich zwischen dem medizinischen und dem kontextuellen Metamodell entscheiden müsse. Eher würden sie die beiden Modelle nicht als Kategorien definieren, sondern sie als in einem Kontinuum befindlich betrachten, deren Positionen miteinander in Verbindung stehen. Diese Sichtweise dekliniert sich folgendermaßen: Manche Behandlungsformen sind effektiver als andere, was im dodo-bird-verdict (siehe Kapitel 5.1) unglücklich ausgedrückt wurde. Alle Behandlungsformen wären gleich gut, was möglicherweise auch Kartenlegen miteinschließen würde. In dieser extremen Position ist verankert, dass es egal wäre, was während einer Behandlung passieren würde.

> „In contrast our moderate common factors approach argues that among efficacious psychotherapies there are relatively small overall differences in treatment outcome, particularly when key confounding variables are controlled ... By ‚efficacious‘ we mean therapies that have demonstrated superiority to a control group in more than one study where there has been a randomized clinical trial ...“. (Sprenkle, Davis & Lebow, 2013, S. 61)

Außerdem würden in der moderaten Sichtweise auf allgemeine Wirkfaktoren wirksame oder plausible Modelle natürlich eine wichtige Rolle spielen. Allerdings ginge es hier mehr um die Frage, *warum* diese Modelle wirksam sind. Die Autoren nehmen die Position ein, dass die Modelle wirken, weil „... they do a credible job of activating or potentiating the common factors that are primarily responsible for therapeutic change. Common factors are not ‚islands', but rather they work through models ...". (Sprenkle, Davis & Lebow, 2013, S. 65)

Die allgemeinen Wirkfaktoren würden die psychotherapeutische Veränderung auslösen, psychotherapeutische Modelle dienen dem oder der Psychotherapeut*in als „roadmap" (Sprenkle, Davis & Lebow, 2013, S. 65), um dieses Ziel zu erreichen. Außerdem würden Modelle als Filter dem oder der Psychotherapeut*in dienen, um aus allen Informationen die wichtigsten herauszulesen. So können maladaptive Muster erkannt und in adaptive Muster gelenkt werden. Es muss also mehr in einer psychotherapeutischen Behandlung getan werden, als nur eine gute Beziehung aufzubauen. Die psychotherapeutische Beziehung oder Allianz hingegen ist jedenfalls ein potenter Wirkfaktor, aber nicht der einzige. „Our main point here is that we are open to the possibility that some specific treatments add to the common factors that underlie all effective treatments." (Sprenkle, Davis & Lebow, 2013, S. 67)

In Bezug auf die unterschiedlichen Schulen lässt sich vielleicht noch folgendes Beispiel geben: Psychotherapeut*innen unterschiedlicher Schulen verfolgen ein ähnliches Ziel (z. B.: Symptomreduktion oder verbesserte Lebensqualität). Der Weg zu diesem Ziel also wird ein anderer sein, aber die Bewegungsrichtung ist dieselbe. Es lässt sich also über klinische Strategien sprechen, die sich auf verschiedenen Ebenen abspielen und verorten lassen. Dazu möchte ich zwei Beispiele anführen: Der feine Unterschied zwischen den Schulen lässt sich am Beispiel des Spiels verdichten: Die Psychoanalyse postuliert eindeutig einen non-direktiven und non-utilitaristischen Zugang zum Spiel und sieht Spiel als deutbares Material und Zugang zum kindlichen Unbewussten. Viele andere Schulen haben das Spiel in der Behandlung von Kindern ebenfalls fest in deren „Therapieprogramm" integriert, allerdings konzipiert beispielsweise als angeleitete Rollenspiele. Es lässt sich über klinische Strategien sprechen, die sich auf verschiedenen Ebenen abspielen und verorten lassen. Ein weiteres, konkreteres Beispiel, die Erwartungen betreffend, von Wampold & Budge (2012):

> „A critical point needs to be emphasized here. Expectations are, as we have discussed here, created within the therapeutic encounter but rely on a cogent explanation and concomitant therapeutic tasks. That is to say, with emphasis, a treatment is absolutely necessary. It is not possible to fully create these expectations by simply relating to the patient (although, as discussed above, this relatedness – the real relationship – is important). Specific ingredients are absolutely necessary to create the appropriate expectations. In this way, the specific ingredients create benefits through a common factor, expectations.

> The expectations created through acceptance of explanation and participation in therapeutic actions are generally focused on the particular issues that the patient brings to therapy. Therapies focused on specific symptoms (e.g., CBT) will generally create expectations around those specific ingredients, resulting in symptom change …, whereas treatments focused more on personality change or global well-being (e.g., psychodynamic therapies) may well create more global expectations, creating broader spectrum change …“. (S. 614)

Spezifische Faktoren können nicht ohne allgemeine Faktoren zur Verfügung gestellt oder eingesetzt werden. Die Autor*innen kritisieren, dass durch die Diskussion über allgemeine und spezifische Wirkfaktoren und deren Effektivität der holistische Prozess der Psychotherapie aus dem Fokus geraten ist. Sie argumentieren, dass Menschen evolutionär bedingt auf Psychotherapie ansprechen.

> „The first step in moving away from giving primacy to specific or common factors is to acknowledge that faith-healing is ubiquitous across cultures and that humans are primed to respond to psychotherapy as a healing practice. We contended that the characteristics of attachment/belongingness, empathy, and expectations provide a neurological and social context for establishing a real relationship, therapeutically creating expectations, and participating in healthy actions that all contribute to positive outcomes within the psychotherapy process.“ (Wampold & Budge, 2012, S. 618)

Möglicherweise kann dies dadurch erreicht werden, was Gelo & Pritz (2020, S. 57) einen „dialogical pluralism“ nennen, dessen Vorzüge sie so beschreiben: „… as the stance which may be the most fruitful, productive, and knowledge-generating for the field of psychotherapy science.“ So würden Vertreter*innen verschiedener psychotherapeutischer Schulen, die sich jeweils dem medizinischen oder kontextuellen Metamodell näher fühlen bzw. bestimmte paradigmatische (und manchmal auch dogmatische) Positionen nicht verlassen, in einen Dialog treten können. Die Diskussion könnte sich darüber hinaus entwickeln, ob es einen bestimmten Wirkfaktor, und wenn ja mit welcher Effektivität, in einer bestimmten Therapieschule gibt, und würde Möglichkeiten eröffnen, Wissen fruchtbarer zu transportieren und neues Wissen aus dem Diskurs zu generieren. Lampropoulos (2000, S. 288) fasst meine oben dargelegten Argumente sehr kurz zusammen: „In sum, a selective combination of common and specific factors should be employed in the treatment of each client.“

10. Limitation und Ausblick

Eine Limitation vorliegender Arbeit betrifft sicherlich die Auswahl der klinisch-theoretischen und empirischen Studien, da dies unsystematisch verlief und in erster Linie eine erste Konzeption der Wirkfaktoren für die Psychoanalyse von Kindern und Jugendlichen entstehen sollte. Bei der Konzeption der Arbeit stellte ich mir vor, die jeweiligen Wirkfaktoren viel mehr in Bezug auf das Entwicklungsniveau des Kindes oder des oder der Jugendlichen anzupassen. Es stellte sich heraus, dass die Formulierungen jedoch viel globaler passten als gedacht. Es stellt sich daher die Frage, ob die Formulierungen zu spezifisch oder zu global getroffen wurden. Dies wird sich möglicherweise im weiteren Austausch über die vorliegende Arbeit zeigen. Es wäre denkbar, einzelne genannte Wirkfaktoren mittels systematischer Literaturanalyse noch einmal genauer zu untersuchen und so mehr „in die Tiefe zu gehen".

Sicherlich ist merkbar, dass ich mich im kontextuellen Metamodell „wohler" fühle, was sich in der Studienauswahl widerspiegelt. Was die Formulierung der allgemeinen Wirkfaktoren betrifft, ist sicherlich meine psychoanalytische/psychodynamische/tiefenpsychologische Ausrichtung zu bemerken, weswegen Formulierungen sicherlich manchmal nicht „Schulen-neutral" sind. So könnte es sein, dass sich Kollegen und Kolleginnen anderer Fachrichtungen hieran stoßen und die psychoanalytische Perspektive auf die allgemeinen Wirkfaktoren als zu präsent erleben. Dies könnte aber auch weitere Dialoge – über den schulenspezifischen Tellerrand hinweg – anstoßen, die ich in Kapitel 9 beschrieben habe.

Auf der theoretischen Ebene kann die Diskussion über eine dichotome Vorstellung von allgemeinen und spezifischen Faktoren vielleicht verlassen werden und es können eigene – bis vor kurzem als Alleinstellungsmerkmal der jeweiligen Psychotherapieschule empfundene – Elemente überdacht und möglicherweise mehr Gemeinsamkeiten gefunden werden.

Auf empirischer Ebene – wo weiterhin geklagt wird, dass es zu wenige Studien über Kinder- und Jugendlichenpsychotherapie gibt – wäre es ebenfalls interessant, das Feld der Effektivitäts- und Wirksamkeitsstudien zugunsten von (Mikro-)Prozessstudien zu verlassen. Auch die kindliche Sprache öfter und systematisch (Spiel, Zeichnungen etc.) einzubeziehen, hat sicherlich einen empirischen Reiz, und diese wissenschaftliche Kreativität zeigt sich in vielen der genannten Studien.

Eine interessante Vorgehensweise könnte noch die Analyse von vorzeitigen Therapieabbrüchen sein, um auch so auf Wirkfaktoren schließen zu können bzw. implizite Annahmen in der Beschreibung, warum der Prozess gescheitert ist, herauszufiltern.

Am Ende möchte ich noch einmal auf die Ganzheitlichkeit und Menschlichkeit in psychotherapeutischen Prozessen verweisen und Wampold & Budge (2012) zitieren:

> „We propose a model of how the holistic process occurs in order to foster a discussion about the field moving into a direction of understanding more about why psychotherapy works, instead of primarily relying on efficacy studies that indicate one treatment might work better than another. It is our hope to move the discussion further along into having deeper understandings of the process of psychotherapy and celebrating the unique human characteristics that allow us to respond to healing." (S. 618)

11. Nachwort

Auch wenn die Erstellung dieser Arbeit, neben einer vollen Praxis und Arbeit in der Berufspolitik, sehr herausfordernd war, möchte ich diese Erfahrung nicht missen. Die intensive Auseinandersetzung mit psychotherapeutischer und psychoanalytischer Wissenschaft hat mich in meiner Identität als Psychoanalytikerin unglaublich gestärkt und mir meine Leidenschaft fürs Nachdenken und -forschen erneut gezeigt.

Ich hoffe zur Theorieentwicklung und -innovation einen Beitrag geleistet zu haben, welcher vielleicht in der Ausbildung von Kinder- und Jugendlichenpsychotherapeut*innen hilfreich sein kann und Ideen und Anregungen zu weiterem fachlichem und persönlichem Austausch im Sinne des Erkenntnisgewinnes anstößt.

12. Literaturverzeichnis

Ablon, S. L., & Mack, J. E. (1980). Children's Dreams Reconsidered. The Psychoanalytic Study of the Child, 35(1), 179–217. https://doi.org 10.1080/00797308.1980.11823110

Accurso, E. C., Hawley, K. M., & Garland, A. F. (2013). Psychometric properties of the Therapeutic Alliance Scale for Caregivers and Parents. Psychological Assessment, 25(1), 244–252. https://doi.org/10.1037/a0030551

Akhtar, S. (2006). Analytiker & Immigrant – behandlungstechnische Fragen in der psychoanalytischen Praxis eines Einwanderers. In: Kernberg, O., Dulz, B. & Eckert, J. (Hrsg.). Wir: Psychotherapeuten über sich und ihren „unmöglichen" Beruf. (S. 192-210) Stuttgart: Schattauer

Alexander, F. (2007 [1950]). Analysis of the therapeutic factors in psychoanalytic treatment. Psychoanalytic Quarterly, LXXVI, 1065–1083. https://doi.org/10.1002/j.2167-4086.2007.tb00293.x

Althoff, M. L. (2017). Die begleitende Psychotherapie der Bezugspersonen. Theorien, Modelle und Behandlungstechnik in der psychodynamischen Psychotherapie. Stuttgart: Kohlhammer

Arbeitskreis OPD-KJ-2. (2016). Operationalisierte psychodynamische Diagnostik im Kindes- und Jugendalter. Grundlagen und Manual. Bern: Hogrefe Verlag

Arthur, A. R. (2000). The personality and cognitive-epistemological traits of cognitive-behavioural and psychoanalytic psychotherapists. British Journal of Medical Psychology, 73(2), 243–257. https://doi.org/10.1348/000711200160453

Atzil-Slonim, D., Tishby, O. & Shefler, G. (2015). Internal Representations of the Therapeutic Relationship Among Adolescents in Psychodynamic Psychotherapy. Clinical Psychology & Psychotherapy, 22(6), 502–512. https://doi.org/10.1002/cpp.1903

Bachrach, H. M., Weber, J. J., Solomon, M. (1985). Factors associated with the outcome of psychoanalysis (clinical and methodological considerations): Report of the Columbia Psychoanalytic Center Research Project (IV). International Review of Psycho-Analysis, 12, 379–389.

Balkányi, C. (1974). Die Verbalisierung in der psychoanalytischen Deutungsarbeit. Psyche – Zeitschrift für Psychoanalyse 28: 786–798 Stuttgart: Klett-Cotta

Baradon, T., Salomonsson, B., & von Klitzing, K. (2014). Diskussion – Wer ist der Patient in der Eltern-Kleinkind-Therapie? Kinderanalyse, 22(1), 71–87

Barish, K. (2004). What Is Therapeutic in Child Therapy? I. Therapeutic Engagement. Psychoanalytic Psychology, 21(3), 385–401. https://doi.org/10.1037/0736-9735.21.3.385

Bateman, A. W. & Fonagy, P. (2012). Handbook of Mentalizing in Mental Health Practice. Arlington: American Psychiatric Publishing Inc.

Bateman, A.W. & Fonagy, P. (2017). Mentalizing as a Common Factor in Psychotherapy. In: Dewan, M. J., Steenbarger, B. N., Greenberg, R. P. The art and science of brief psychotherapies: A practitioner's guide (S. 29–38) Arlington: American Psychiatric Association Publishing

Baylis, P. J., Collins, D., & Coleman, H. (2011). Child Alliance Process Theory: A Qualitative Study of a Child Centred Therapeutic Alliance. Child & Adolescent Social Work Journal, 28(2), 79–95. https://doi.org/10.1007/s10560-011-0224-2

Berns, I. (2003). Wollen Kinder Psychotherapie? Kinderanalyse.11(3), 254–274

Bion, W. R. (1962). Learning from Experience. London: Tavistock.

Blow, A. J., Sprenkle, D. H. & Davis, S. D. (2007). Is who delivers the treatment more important than the treatment itself? The role of the therapist in common factors. Journal of marital and family therapy, 33(3), 298–317. https://doi.org/10.1111/j.1752-0606.2007.00029.x

Bordin, E. S. (1979). The generalizability of the psychoanalytic concept of the working alliance. Psychotherapy: Theory, Research & Practice, 16(3), 252–260. https://doi.org/10.1037/h0085885

Borowski, D., Hopf, H., Hüller, T., von der Marwitz, T. & Schäberle, H. (2018). Psychoanalytische Grundbegriffe. In: Adler-Corman, P., Röpke, C. & Timmermann, H. (Hrsg). Psychoanalytische Leitlinien der Kinder- und Jugendlichen-Psychotherapie (S. 11–52). Frankfurt am Main: Brandes & Apsel

Braakmann, D. (2015). Historical paths in psychotherapy research. In: Gelo, O. C. G., Pritz, A. & Rieken, B. (Hrsg.), Psychotherapy Research (S. 39–66). Wien: Springer Verlag. https://doi.org/10.1007/978-3-7091-1382-0_3

Brainin, E. (1996). Verregelt und verriegelt. Psychische Auswirkungen kultureller Differenzen. Kinderanalyse, 4(4), 331–350

Brainin, E. (2009). Überlegungen zur psychoanalytischen Technik der Behandlung von Jugendlichen. Kinderanalyse, 17(1), 64–87

Bratton, S. C., Ray, D., Rhine, T., & Jones, L. (2005). The Efficacy of Play Therapy With Children: A Meta-Analytic Review of Treatment Outcomes. Professional Psychology: Research and Practice, 36(4), 376–390. https://doi.org/10.1037/0735-7028.36.4.376

Bräutigam, W., Senf, W. & Kordy, H. (2003 [1990]). Wirkfaktoren psychoanalytischer Therapien aus der Sicht des Heidelberger Katamneseprojektes. In: Lang, H. (Hrsg.). Wirkfaktoren der Psychotherapie (S. 189–208). Würzburg: Königshausen & Neumann

Brockmann, J. (1995). Liefert die empirische Psychotherapieforschung relevante Ergebnisse für die Praxis des Psychoanalytikers? Forum der Psychoanalyse, 11, 348–364

Buchsbaum, H. K., & Emde, R. N. (1990). Play Narratives in 36-Month-Old Children. The Psychoanalytic Study of the Child, 45(1), 129–155. https://doi.org/10.1080/00797308.1990.11823514

Buchsbaum, H. K., Toth, S. L., Clyman, R. B., Cicchetti, D., & Emde, R. N. (1992). The use of a narrative story stem technique with maltreated children: Implications for theory and practice. Development and Psychopathology, 4(04), 603–625. https://doi.org/10.1017/s0954579400004892

Burchartz, A., Hopf H. & Lutz C. (2016). Psychodynamische Therapien mit Kindern, Jugendlichen und jungen Erwachsenen: Geschichte, Theorie, Praxis. Stuttgart: Kohlhammer

Carlberg, G. (1997). Laughter opens the door: turning points in child psychotherapy. Journal of child psychotherapy, 23(3), 331–349. https://doi.org/10.1080/00754179708254556

Carlberg, G. (2009). Exploring change processes in psychodynamic child psychotherapy: the therapist's perspective. In: Midgley, N., Anderson, J., Grainger, E., Nesic-Vuckovic, T. & Urwin, C. (Hrsg.). Child Psychotherapy and Research: New Approaches, Emerging Findings (S. 110–112). London and New York: Routledge

Carlberg, G., Thorén, A., Billström S., & Odhammar, F. (2009). Children's expectations and experiences of psychodynamic child psychotherapy. Journal of Child Psychotherapy, 35(2), 175–193. https://doi.org/10.1080/00754170902996130

Carvalho, C., Goodman, G., & Ramires, V. R. R. (2019). Mentalization in Child Psychodynamic Psychotherapy. British Journal of Psychotherapy, 35(3), 468–483. https://doi.org/10.1111/bjp.12483

Cohen, D. J., Marans, S., Dahl, K., Marans, W. & Lewis, M. (1987). Analytic Discussions with Oedipal Children. The Psychoanalytic Study of the Child, 42(1), 59–83. https://doi.org/10.1080/00797308.1987.11823482

Colace, C. (2010). Children's Dreams: From Freud's Observations to Modern Dream Research. London: Karnac

Cremerius, J. (2003 [1990]). Wodurch wirkt Psychotherapie?. In: Lang, H. (Hrsg.). Wirkfaktoren der Psychotherapie (S. 15–24). Berlin & Heidelberg: Springer https://doi.org/10.1007/978-3-642-93445-2_2

Crenshaw, D. & Tillman, K. (2013). Access to the Unconscious. In: Schaefer, C. E., & Drewes, A.A. (Hrsg.). The therapeutic powers of play: 20 core agents of change (S. 25–38). New Jersey: John Wiley

Danneberg, E. & Eppel, H. (1980). Die Bedeutung von Abwehr und Widerstand der Eltern für die psychoanalytische Behandlung von Kindern. Psyche – Zeitschrift für Psychoanalyse, 34, 317–338

Delgado, S. V. & Strawn, J. R. (2012). Termination of psychodynamic psychotherapy with adolescents: A review and contemporary perspective. Bulletin of the Menninger Clinic, 76(1), 21–52. https://doi.org/10.1521/bumc.2012.76.1.21

DeVet, K. A., Kim, Y. J., Charlot-Swilley, D. & Ireys, H. T. (2003). The Therapeutic Relationship in Child Therapy: Perspectives of Children and Mothers. Journal of Clinical Child & Adolescent Psychology, 32(2), 277–283. https://doi.org/10.1207/s15374424jccp3202_13

Di Giuseppe, M., Prout, T. A., Fabiani, M. & Kui, T. (2020). Defensive profile of parents of children with externalizing problems receiving Regulation-Focused Psychotherapy for Children (RFP-C): A pilot study. Mediterranean Journal of Clinical Psychology, 8(2). https://doi.org/10.6092/2282-1619/mjcp-2515

Di Lorenzo, M., Maggiolini, A., & Suigo, V. A. (2015). A developmental perspective on adolescent psychoanalytic psychotherapy. An Italian study with the Adolescent Psychotherapy Q-Set. Research in Psychotherapy: Psychopathology, Process and Outcome, 18(2), 102–113. https://doi.org/10.4081/ripppo.2015.183

Diatkine, R. (1993). Die Psychoanalyse und die Psyche des Kindes. Begegnung in der Wüste oder einem „fruchtbaren Land"? Kinderanalyse, 1(4), 375–396

Diatkine, R. & Simon, J. (2001). Überlegungen zur Deutung in der Kinderpsychoanalyse Kinderanalyse, 9(4), 358–379

Diez Grieser, M. T. (1996). Probleme der Elternarbeit in der Psychotherapie mit Kindern und Jugendlichen. Kinderanalyse, 4(3), 241–253

Diez Grieser, M.T. (2021). Wege zur Überwindung des Äquivalenzmodus in Kinder- und Jugendpsychotherapien. Kinderanalyse, 29(4), 301–320

Döser, J. (2014). Vom Herstellen und Verlassen des Rahmens. Kinderanalyse, 22(4), 289–311

Ellis, D. A., Berio, H., Carcone, A. I. & Naar-King, S. (2012). Adolescent and Parent Motivation for Change Affects Psychotherapy Outcomes Among Youth With Poorly Controlled Diabetes. Journal of Pediatric Psychology, 37(1), 75–84. https://doi.org/10.1093/jpepsy/jsr072

Fischer, G. (2011). Psychotherapiewissenschaft: Einführung in eine neue humanwissenschaftliche Disziplin. Gießen: Psychosozial-Verlag

Fonagy, P., & Allison, E. (2014). The role of mentalizing and epistemic trust in the therapeutic relationship. Psychotherapy, 51(3), 372–380. https://doi.org/10.1037/a0036505

Fonagy, P., Gergely, G., Jurist, E. L. & Target, M. (2018). Affektregulierung, Mentalisierung und die Entwicklung des Selbst. Stuttgart: Klett-Cotta

Fonagy, P. & Moran, G. S. (1990). Studies on the efficacy of child psychoanalysis. Journal of Consulting and Clinical Psychology, 58(6), 684–695. https://doi.org/10.1037/0022-006x.58.6.684

Fonagy, P. & Target, M. (1995). Kinderpsychotherapie und Kinderanalyse in der Entwicklungsperspektive: Implikationen für die therapeutische Arbeit. Kinderanalyse 3(2), 150–186

Fonagy, P., & Target, M. (1996). Predictors of outcome in child psychoanalysis: A retrospective study of 763 cases at the Anna Freud Centre. Journal of the American Psychoanalytic Association, 44(1), 27–77. https://doi.org/10.1177/000306519604400104

Fonagy, P., & Target, M. (1998). Mentalization and the changing aims of child psychoanalysis. Psychoanalytic Dialogues, 8(1), 87–114. https://doi.org/10.1080/10481889809539235

Frank, J. D. (1971). Therapeutic Factors in Psychotherapy. American Journal of Psychotherapy, 25(3), 350–361. https://doi.org/10.1176/appi.psychotherapy.1971.25.3.350

Freud, A. (2009 [1936]). Das Ich und die Abwehrmechanismen. Frankfurt am Main: Fischer Taschenbuch Verlag

Freud, A. (2016 [1965]). Wege und Irrwege in der Kinderentwicklung. Stuttgart: Klett-Cotta

Freud, S. (1969 [1918]). Zwei Kinderneurosen. Frankfurt am Main: Fischer Taschenbuch Verlag

Freud, S. (1975 [1937]). Die endliche und die unendliche Analyse. In: Schriften zur Behandlungstechnik. Frankfurt am Main: S. Fischer Verlag

Freud, S. (1989 [1933]). Die Zerlegung der psychischen Persönlichkeit. In: Neue Folge der Vorlesungen zur Einführung in die Psychoanalyse. Frankfurt am Main: S. Fischer Verlag

Freud, S. (2000 [1909]). Analyse der Phobie eines fünfjährigen Knaben. Frankfurt am Main: Fischer Taschenbuch Verlag

Freud, S. (2010 [1900]). Die Traumdeutung. Hamburg: Nikol Verlag

Freud, S. (2010 [1908]). Der Dichter und das Phantasieren. In: Jahrhaus, O. (Hrsg.). Der Dichter und das Phantasieren – Schriften zur Kunst und Kultur. Philipp Reclam jun. Stuttgart

Freud, S. (2010 [1919]). Wege der psychoanalytischen Therapie. In: Schriften zur Behandlungstechnik. Frankfurt am Main: S. Fischer Verlag

Freud, S. (2018 [1904]). Zur Psychopathologie des Alltagslebens. Über Vergessen, Versprechen, Vergreifen, Aberglaube und Irrtum. Prag: e-artnow

Gabel, S. & Bemporad, J. (1994). Variations in Countertransference Reactions in Psychotherapy with Children. American Journal of Psychotherapy, 48(1), 111–119. https://doi.org/10.1176/appi.psychotherapy.1994.48.1.111

Gassmann, D. & Grawe, K. (2006). General change mechanisms: the relation between problem activation and resource activation in successful and unsuccessful therapeutic interactions. Clinical Psychology & Psychotherapy, 13(1), 1–11. https://doi.org/10.1002/cpp.442

Geissmann, P. (1995). Die Besonderheiten der psychotherapeutischen Arbeit mit Kindern. Kinderanalyse, 3(2),138-149

Gelo, O. C. G. & Pritz, A. (2020). Dialogical pluralism in psychotherapy science. In: Pritz, A., Fiegl, J., Laubreuter, H. & Rieken, B. (Hrsg.). Universitäres Psychotherapiestudium. Das Modell der Sigmund Freud Privatuniversität (S. 57–84). Lengerich: Pabst Science Publishers

Giacomantonio, G. (2013). On the role of theory and models of change in psychotherapy research. Psychotherapy in Australia, 19(2), 18–24.

Gil, E. & Rubin, L. (2005). Countertransference play: Informing and enhancing therapist self-awareness through play. International Journal of Play Therapy, 14(2), 87–102. https://doi.org/10.1037/h0088904

Gillman, R. D. (1987). A Child Analyzes a Dream. The Psychoanalytic Study of the Child, 42(1), 263–273. https://doi.org/10.1080/00797308.1987.11823492

Glenn, C. M. (1980). Ethical issues in the practice of child psychotherapy. Professional Psychology, 11(4), 613–619. https://doi.org/10.1037/0735-7028.11.4.613

Goldfried, M. R. (1980). Toward the delineation of therapeutic change principles. American Psychologist, 35(11), 991–999. https://doi.org/10.1037/0003-066x.35.11.991

Goodman, G. (2013). Is mentalization a common process factor in transference-focused psychotherapy and dialectical behavior therapy sessions? Journal of Psychotherapy Integration, 23(2), 179–192. https://doi.org/10.1037/a0032354

Goodman, G., & Athey-Lloyd, L. (2011). Interaction structures between a child and two therapists in the psychodynamic treatment of a child with Asperger's disorder. Journal of Child Psychotherapy, 37(3), 311–326. https://doi.org/10.1080/0075417x.2011.614749

Gorin, S. S. (1993). The prediction of child psychotherapy outcome: Factors specific to treatment. Psychotherapy: Theory, Research, Practice, Training, 30(1), 152–158. https://doi.org/10.1037/0033-3204.30.1.152

Göttken, T. & von Klitzing, K. (2015). Psychoanalytische Kurzzeittherapie mit Kindern (PaKT) Ein Behandlungsmanual. Stuttgart: Klett-Cotta

Grabenhofer-Eggerth, A. & Sator, M. (2020). Psychotherapie als Sozialversicherungsleistung – Inanspruchnahme und Finanzierung. Gesundheit Österreich, Wien. https://jasmin.goeg.at/id/eprint/1522

Grawe, K., Donati, R. & Bernauer, F. (2001). Psychotherapie im Wandel: Von der Konfession zur Profession. Göttingen, Bern, Toronto, Seattle: Hogrefe Verlag

Grencavage, L. M. & Norcross, J. C. (1990). Where are the commonalities among the therapeutic common factors? Professional Psychology: Research and Practice, 21(5), 372–378. https://doi.org/10.1037/0735-7028.21.5.372

Haine-Schlagel, R., Brookman-Frazee, L., Fettes, D. L., Baker-Ericzén, M. & Garland A., F. (2012). Therapist Focus on Parent Involvement in Community-Based Youth Psychotherapy. 21(4), 646–656. https://doi.org/10.1007/s10826-011-9517-5

Halfon, S. (2017). Play Profile Constructions: An Empirical Assessment of Children's Play in Psychodynamic Play Therapy. Journal of Infant, Child, and Adolescent Psychotherapy, 16(3), 219–233. https://doi.org/10.1080/15289168.2017.1312875

Halfon, S., Bekar, O., & Gürleyen, B. (2017). An empirical analysis of mental state talk and affect regulation in two single-cases of psychodynamic child therapy. Psychotherapy, 54(2), 207–219. https://doi.org/10.1037/pst0000113

Halfon, S., & Bulut, P. (2019). Mentalization and the growth of symbolic play and affect regulation in psychodynamic therapy for children with behavioral problems. Psychotherapy Research, 29(5), 666–678. https://doi.org/10.1080/10503307.2017.1393577

Halfon, S., Doyran, M., Türkmen, B., Oktay, E. A., & Salah, A. A. (2021). Multimodal affect analysis of psychodynamic play therapy. Psychotherapy Research, 31(3), 313–328. https://doi.org/10.1080/10503307.2020.1839141

Halfon, S., Goodman, G. & Bulut, P. (2018). Interaction structures as predictors of outcome in a naturalistic study of psychodynamic child psychotherapy. Psychotherapy Research, 1–16. https://doi.org/10.1080/10503307.2018.1519267

Halfon, S., Özsoy, D., & Çavdar, A. (2019). Therapeutic alliance trajectories and associations with outcome in psychodynamic child psychotherapy. Journal of consulting and clinical psychology, 87(7), 603–616. https://doi.org/10.1037/ccp0000415

Halfon, S., Yılmaz, M., & Çavdar, A. (2019). Mentalization, session-to-session negative emotion expression, symbolic play, and affect regulation in psychodynamic child psychotherapy. Psychotherapy, 56(4), 555–567. https://doi.org/10.1037/pst0000201

Harrison, A. M. (2003). Change in Psychoanalysis: Getting From A to B. Journal of the American Psychoanalytic Association, 51(1), 221–256. https://doi.org/10.1177/00030651030510011201

Hawley, K. & M., Weisz, J. R. (2005). Youth Versus Parent Working Alliance in Usual Clinical Care: Distinctive Associations With Retention, Satisfaction, and Treatment Outcome. Journal of Clinical Child & Adolescent Psychology, 34(1), 117–128. https://doi.org/10.1207/s15374424jccp3401_11

Hayes, J. (2017). What leads to change? I. Common factors in child therapy. In: Midgley, N. & Hayes, J. & Cooper, M. Essential Research Findings in child and adolescent counselling and psychotherapy (S. 119–147) London: Sage Publications

Hayes, J. & Brunst, C. (2017). What leads to change? II. Therapeutic techniques and practices with children and young people. In: Midgley, N. & Hayes, J. & Cooper, M. (Eds.). Essential Research Findings in child and adolescent counselling and psychotherapy. (S. 148–173) London: Sage Publications

Hill, C.E., Diemer, R., Hess, S., Hillyer, A. & Seeman, R. (1993). Are the effects of dream interpretation on session quality, insight, and emotions due to the dream itself, to projection, or to the interpretation process? Dreaming, 3(4), 269–280. https://doi.org/10.1037/h0094385

Hodges, J., Steele, M., Kaniuk, J., Hillman, S. & Asquith, K. (2009). Narratives in assessment and research on the development of attachments in maltreated children. In: Midgley, N., Anderson, J., Grainger, E., Nesic-Vuckovic, T., Urwin, C. (2009). Child psychotherapy and research – new approaches, emerging findings (S. 200–213). London/New York: Routledge

Holder, A. (1998). Anna Freuds „Das Ich und die Abwehrmechanismen" – 60 Jahre später. Kinderanalyse, 6(2), 109–125

Horn, H. (2003). Zur Einbeziehung der Eltern in die analytische Kinderpsychotherapie. http://hdl.handle.net/20.500.11780/2721

Horn, H., Geiser-Elze, A., Reck, C., Hartmann, M., Stefini, A., Victor, D., Winkelmann, K., & Kronmüller, K. T. (2005). Zur Wirksamkeit psychodynamischer Kurzzeitpsychotherapie bei Kindern und Jugendlichen mit Depressionen. Praxis der Kinderpsychologie und Kinderpsychiatrie, 54(7), 578–597. http://hdl.handle.net/20.500.11780/2863

Horvath, A. O. (1992). Working Alliance Inventory. https://wai.profhorvath.com/

Horvath, A. O. & Luborsky, L. (1993). The role of the therapeutic alliance in psychotherapy. Journal of Consulting and Clinical Psychology, 61(4), 561–573. https://doi.org/10.1037/0022-006x.61.4.561

Houzel, D. (2000). Besonderheiten der Kinder-Psychoanalyse. Kinderanalyse, 8(2), 120–136

Hug-Hellmuth, H. (1994 [1921). Zur Technik der Kinderanalyse. Kinderanalyse, 2(1), 9–27

Huizinga, J. (2011[1938]). Homo ludens. Vom Ursprung der Kultur im Spiel. Hamburg: Rohwolt Taschenbuch Verlag

Hüther, G. & Quarch, C. (2016). Rettet das Spiel!: weil Leben mehr als Funktionieren ist. München: Carl Hanser Verlag

Johansson, P., Høglend, P., Ulberg, R., Amlo, S., Marble, A., Bøgwald, K. P., Sørbye, Ø., Sjaastad, M. C. & Heyerdahl, O. (2010). The mediating role of insight for long-term improvements in psychodynamic therapy. Journal of Consulting and Clinical Psychology, 78(3), 438–448

Joseph, B. (2008). Kurze Übersicht über die technischen Besonderheiten in der analytischen Arbeit mit Kindern unter fünf Jahren. Kinderanalyse, 16(1), 70–73

Karasu, T.B. (1986). The specificity versus nonspecificity dilemma: toward identifying therapeutic change agents. American Journal of Psychiatry, 143(6), 687–695. https://doi.org/10.1176/ajp.143.6.687

Karver, M.S., De Nadai, A. S., Monahan, M., & Shirk, S. R. (2018). Meta-analysis of the prospective relation between alliance and outcome in child and adolescent psychotherapy. Psychotherapy, 55(4), 341–355. https://doi.org/10.1037/pst0000176

Karver, M.S., Handelsman, JB., Fields, S., Bickman, L. (2005). A theoretical model of common process factors in youth and family therapy. Mental health services research, 7(1), 35–51. https://doi.org/10.1007/s11020-005-1964-4

Karver, M.S., Handelsman, JB., Fields, S., Bickman, L. (2006). Meta-analysis of therapeutic relationship variables in youth and family therapy: The evidence for different relationship variables in the child and adolescent treatment outcome literature. Clinical Psychology Review, 26(1), 50–65. https://doi.org/10.1016/j.cpr.2005.09.001

Katan, A. (1961). Some Thoughts about the Role of Verbalization in Early Childhood. The Psychoanalytic Study of the Child, 16(1), 184–188. https://doi.org/10.1080/00797308.1961.11823205

Kazdin, A. E. (2002). The state of child and adolescent psychotherapy research. Child and adolescent mental health, 7(2), 53–59. https://doi.org/10.1111/1475-3588.00011

Kazdin, A. E., Siegel, T. C. & Bass, D. (1990). Drawing on clinical practice to inform research on child and adolescent psychotherapy: survey of practitioners. Professional Psychology: Research and Practice, 21(3), 189–198. https://doi.org/10.1037/0735-7028.21.3.189

Kazdin, A. E., & Wassell, G. (2000). Predictors of barriers to treatment and therapeutic change in outpatient therapy for antisocial children and their families. Mental health services research, 2(1), 27–40. https://doi.org/10.1023/A:1010191807861

Kehr, G. & Köpp, W. (2018). Übertragungsfokussierte Psychotherapie für Jugendliche (TFP-A) mit Persönlichkeitsstörungen. Kinderanalyse, 26(1), 37–85. https://doi.org/10.21706/ka-26-1-37

Kernberg, P. F. (2006). Formen des Spiels. Kinderanalyse, 14(4), 366–386

Kernberg, P. F., Chazan, S. E. & Normandin, L. (1998). The Children's Play Therapy Instrument (CPTI): Description, development, and reliability studies. The Journal of psychotherapy practice and research, 7(3), 196–207.

Kernberg, P.F., Ritvo, R. & Keable, H. (2012). Practice Parameter for Psychodynamic Psychotherapy with Children. Journal of the American Academy of Child & Adolescent Psychiatry, 5(5), 541–557. https://doi.org/10.1016/j.jaac.2012.02.015

Klein, M. (2011 [1962]). Das Seelenleben des Kleinkindes und andere Beiträge zur Psychoanalyse. Stuttgart: Klett-Cotta

Koole, S. L. & Tschacher, W. (2016). Synchrony in Psychotherapy: A review and an Integrative Framework for the Therapeutic Alliance. Frontiers in Psychology, 7,862. https://doi.org/10.3389/fpsyg.2016.00862

Kronmüller, K. T., Polstelnicu, I., Hartmann, M., Stefini, A., Geiser-Elze, A., Gerhold, M., Horn, H. & Winkelmann, K. (2005). Zur Wirksamkeit psychodynamischer Kurzzeitpsychotherapie bei Kindern und Jugendlichen mit Angststörungen. Praxis der Kinderpsychologie und Kinderpsychiatrie, 54 (7), 559–577. http://hdl.handle.net/20.500.11780/2861

Kukla, A. (1989). Nonempirical Issues in Psychology. American Psychologist, 44(5), 785–794. https://doi.org/10.1037/0003-066X.44.5.785

Lacan, J. (2016 [1949]). Das Spiegelstadium als Gestalter der Funktion des Ichs, so wie sie uns in der psychoanalytischen Erfahrung offenbart wird. Kurzbericht, vorgetragen auf dem XVI. Internationalen Kongress für Psychoanalyse in Zürich am 17. Juli 1949. In: Jacques Lacan. Schriften Vollständiger Text. Wien: Verlag Turia + Kant

Lacewing, M. (2014). Psychodynamic Psychotherapy, Insight, and Therapeutic Action. Clinical Psychology: Science and Practice, 21(2), 154–171. https://doi.org/10.1111/cpsp.12065

Lambert, M. J. (2013). The efficacy and effectiveness of psychotherapy. In: Bergin and Garfield's Handbook of Psychotherapy and Behavior Change. Sixth edition. New Jersey: John Wiley

Lampropoulos, G. K. (2000). Evolving psychotherapy integration: Eclectic selection and prescriptive applications of common factors in therapy. Psychotherapy: Theory, Research, Practice, Training, 37(4), 285–297. https://doi.org/10.1037/0033-3204.37.4.285

Laplanche, J. & Pontalis, J. B. (1973). Das Vokabular der Psychoanalyse. Frankfurt am Main: Suhrkamp

Lehmhaus, D. & Reiffen-Züger, B. (2017). Psychodynamische Diagnostik in der Kinder- und Jugendlichen-Psychotherapie: Die Praxis projektiver Tests: Probatorik, Indikation und OPD-KJ. Frankfurt am Main: Brandes & Apsel

Lehmhaus, D. & Reiffen-Züger, B. (2018). Spiel und Spielen in der psychodynamischen Kinder- und Jugendlichenpsychotherapie. Stuttgart: W. Kohlhammer

Lehmhaus, D. & Reiffen-Züger, B. (2018a). Wenn Kinder nicht richtig spielen können. In: Traxl, B. (2018). Psychodynamik im Spiel. Psychoanalytische Überlegungen und klinische Erfahrungen zur Bedeutung des Spiels. (S. 109–131)Frankfurt am Main: Brandes & Apsel

Leichsenring, F. & Leibing, E. (2007). Psychodynamic psychotherapy: A systematic review of techniques, indications and empirical evidence. Psychology and Psychotherapy: Theory, Research and Practice, 80(2), 217–228. https://doi.org/10.1348/147608306 × 117394

Lempen, O. & Midgley, N. (2006). Exploring the role of children's dreams in psychoanalytic practice today. A pilot study. The psychoanalytic Study of the Child, 61(1), 228–253. https://doi.org/10.1080/00797308.2006.11800772

Leudar, I., Sharrock, W., Truckle, S., Colombino, T., Hayes, J. & Booth, K. (2007). Conversation of emotions: On turning play into psychoanalytic psychotherapy. Conversation Analysis and Psychotherapy, 152–172.

Levenson, R. L. & Herman, J. (1991). The use of role playing as a technique in the psychotherapy of children. Psychotherapy: Theory, Research, Practice, Training, 28(4), 660–666. https://doi.org/10.1037/0033-3204.28.4.660

Lewin, B. D. (1952). Phobic Symptoms and Dream Interpretation. The Psychoanalytic Quarterly, 21(3), 295–322. https://doi.org/10.1080/21674086.1952.11925883

Löffler-Stastka, H. & Hochgerner, M. (2021). Versorgungswirksamkeit von Psychotherapie in Österreich. psychopraxis. neuropraxis, 24, 57–61 https://doi.org/10.1007/s00739-020-00686-w

Luborsky, L., Luborsky, E., Diguer, L., Schmidt, K., Dengler, D., Schaffler, P., Faude, J., Morris, M., Buchsbaum, H. & Emde, R. (1996). Extending the core relationship theme into early childhood. In: Noam, G. G. & Fischer, K. W. (HRSG.), The Jean Piaget symposia series. Development and vulnerability in close relationships (S. 287–308). New Jersey: Lawrence Erlbaum Associates

Luzzi, A. M., Bardi, D., Ramos, L. & Slapak, S. (2015). A study of process in psychoanalytic psychotherapy with children: the development of a method. Research in Psychotherapy: Psychopathology, Process and Outcome, 18(2). https://doi.org/10.4081/ripppo.2015.202

Manna, V. & Boursier, V. (2018). Mirroring effects: Using psychodynamic-oriented video feedback to work on dyadic risk. A pilot experience. Psychodynamic Practice, 24(3), 1–21. https://doi-org/10.1080/14753634.2018.1458641

Marans, S., Mayes, L., Cicchetti, D., Dahl, K., Marans, W. & Cohen, D. J. (1991). The Child-Psychoanalytic Play Interview: A Technique for Studying Thematic Content. Journal of the American Psychoanalytic Association, 39(4), 1015–1036. https://doi.org/10.1177/000306519103900407

Martinez, J. I., Lau, A. S., Chorpita, B. F. & Weisz, J. R. (2015). Psychoeducation as a Mediator of Treatment Approach on Parent Engagement in Child Psychotherapy for Disruptive Behavior. Journal of Clinical Child & Adolescent Psychology, 1–15. https://doi.org/10.1080/15374416.2015.1038826

McAleavey, A. A. & Castonguay L. G. (2015). The process of change in psychotherapy: Common and unique factors. In: Gelo, O. C. G., Pritz, A. & Rieken, B. (Hrsg.), Psychotherapy Research (S. 293–310). Wien: Springer Verlag. https://doi.org/10.1007/978-3-7091-1382-0_15

McWilliams, N. (2004). Psychoanalytic psychotherapy: A practitioner's guide. New York & London: Guilford Press.

Mempel, S. (1989). Therapiemotivation bei Kindern: Ergebnisse einer empirischen Untersuchung. Praxis der Kinderpsychologie und Kinderpsychiatrie, 38 (5), 146–151. http://hdl.handle.net/20.500.11780/1883

Midgley, N. (2007). Researching the process of psychoanalytic child psychotherapy. In: Kennedy, E. & Midgley, N. (Hrsg.) Process and Outcome Research in Child, Adolescent and Parent-Infant Psychotherapy: a thematic review (S. 8–53). London: NHS, North Central London Strategic Health Authority

Miller, J. M. (2002). Wissen und Nicht-Wissen. Kinderanalyse, 10(2), 121–142

Mitscherlich-Nielsen, M. (1970). Was macht einen guten Analytiker aus? Psyche, 24(8), 77–599

Möhring, P. (1999). Familiendynamik als Brücke zwischen Kinderanalyse und Psychoanalytischer Familientherapie. Kinderanalyse, 7(2), 138–160

Moran, G. S. & Fonagy, P. (1987). Psychoanalysis and diabetic control: A single-case study. British Journal of Medical Psychology, 60(4), 357–372. https://doi.org/10.1111/j.2044-8341.1987.tb02755.x

Muñoz Specht, P., Ensink, K., Normandin, L., & Midgley, N. (2016). Mentalizing techniques used by psychodynamic therapists working with children and early adolescents. Bulletin of the Menninger Clinic, 80(4), 281–315. https://doi.org/10.1521/bumc.2016.80.4.281

Muratori, F., Picchi, L., Bruni, G., Patarnello, M. G., & Romagnoli, G. (2003). A Two-Year Follow-up of Psychodynamic Psychotherapy for Internalizing Disorders in Children. Journal of the American Academy of Child & Adolescent Psychiatry, 42(3), 331–339. https://doi.org/10.1097/00004583-200303000-00014

Muratori, F., Picchi, L., Casella, C., Tancredi, R., Milone, A., & Patarnello, M. G. (2002). Efficacy of Brief Dynamic Psychotherapy for Children with Emotional Disorders. Psychotherapy and Psychosomatics, 71(1), 28–38. https://doi.org/10.1159/000049341

Nock, M. K. & Kazdin, A.E. (2001). Parent Expectancies for Child Therapy: Assessment and Relation to Participation in Treatment. Journal of Child and Family Studies 10, 155–180 (2). https://doi.org/10.1023/A:1016699424731

Norcross, J. C. & Goldfried, M. R. (2005). Handbook of psychotherapy integration. Second edition. Oxford: University Press

Normandin, L., Ensink, K., & Kernberg, O. F. (2015). Transference-Focused Psychotherapy for Borderline Adolescents: A Neurobiologically Informed Psychodynamic Psychotherapy. Journal of Infant, Child, and Adolescent Psychotherapy, 14(1), 98–110. https://doi.org/10.1080/15289168.2015.1006008

Normandin, L., Ensink, K., Yeomans, F. E. & Kernberg, O. F. (2014). Transference-Focused Psychotherapy for Personality Disorders in Adolescence. In: Sharp, C., Tackett J. L. (2014). Handbook of Borderline Personality Disorder in Children and Adolescents (S. 333–359). New York: Springer

Novick, J. & Novick, K. K. (2009). Elternarbeit in der Kinderpsychoanalyse. Frankfurt am Main: Brandes & Apsel

Núñez, L., Fernández, S., Alamo, N., Midgley, N., Capella, C., Krause, M. (2022). The therapeutic relationship and change processes in child psychotherapy: a qualitative, longitudinal study of the views of children, parents and therapists. Research in psychotherapy 25(1), 556. https://doi.org/10.4081/ripppo.2022.556

Núñez, L., Midgley, N., Capella, C., Alamo, N., Mortimer, R., Krause, M. (2021). The therapeutic relationship in child psychotherapy: integrating the perspectives of children, parents and therapists. Psychotherapy Research 31(8), 988–1000. https://doi.org/10.1080/10503307.2021.1876946

Oehlman Forbes, D., Lee, M., & Lakeman, R. (2021). The role of mentalization in child psychotherapy, interpersonal trauma, and recovery: A scoping review. Psychotherapy, 58(1), 50–67. https://doi.org/10.1037/pst0000341

Orlinsky, D. E. (2009). The „Generic Model of Psychotherapy“ after 25 years: Evolution of a research-based metatheory. Journal of Psychotherapy Integration, 19(4), 319–339. https://doi.org/10.1037/a0017973

Papa, A., & Follette, W. C. (2015). Dismantling Studies of Psychotherapy. The Encyclopedia of Clinical Psychology. https://doi.org/10.1002/9781118625392.wbecp523

Prendiville, E. (2013). Abreaction. In: Schaefer, C.E., & Drewes, A.A. (2013). The therapeutic powers of play: 20 core agents of change (S. 83–102). New Jersey: John Wiley

Prochaska, J. O. & Velicer, W. F. (1997). The Transtheoretical Model of Health Behavior Change. American Journal of Health Promotion, 12(1), 38–48. https://doi.org/10.4278/0890-1171-12.1.38

Prot, V. A. (2010). Analytiker bei der Arbeit: Anmerkungen zu „Nur für Jungs! Kein Zutritt für Mütter“. Kinderanalyse, 18(3), 207–216

Prout, T. A., Goodman, G., Hoffman, L., Rice, T. & Sherman, A. (2018). Expert clinicians' prototype of an ideal treatment in regulation-focused psychotherapy for children (RFP-C). Journal of Psychotherapy Integration, 28(4), 401–412. https://doi.org/10.1037/int0000102

Prout, T. A., Malone, A., Rice, T., & Hoffman, L. (2019). Resilience, Defense Mechanisms, and Implicit Emotion Regulation in Psychodynamic Child Psychotherapy. Journal of Contemporary Psychotherapy, 49(4), 235–244. https://doi-org/10.1007/s10879-019-09423-w

Psychotherapiegesetz (1990). Bundesgesetz vom 7. Juni 1990 über die Ausübung der Psychotherapie (Psychotherapiegesetz) StF: BGBl. Nr. 361/1990 (NR: GP XVII RV 1256 AB 1389 S. 146. BR: AB 3896 S. 531.)

Quackenbush, R. (2008). The Use of Modern Psychoanalytic Techniques in the Treatment of Children and Adolescents. Modern Psychoanalysis, 33, 88–101

Rasic, D. (2010). Countertransference in child and adolescent psychiatry-a forgotten concept?. Journal of the Canadian Academy of Child and Adolescent Psychiatry = Journal de l'Académie canadienne de psychiatrie de l'enfant et de l'adolescent, 19(4), 249–254. https://www.ncbi.nlm.nih.gov/pmc/articles/PMC2962536/

Rass, E. (2021). Psychodynamische Therapie mit Kindern und Jugendlichen in der Praxis. Affekte regulieren und Bindungen stärken. Stuttgart: Klett-Cotta

Reich, G. & Cierpka, M. (2008). Psychodynamischer Befund. In: Cierpka, M. (2008). Handbuch der Familiendiagnostik (S. 355–378). Heidelberg: Springer Medizin

Reich, G., Massing, A. & Cierpka, M. (2007). Praxis der psychoanalytischen Familien- und Paartherapie. Stuttgart: Kohlhammer

Reiter-Theil, S., Eich, H. & Reiter, L. (1993). Der ethische Status des Kindes in der Familien- und Kinderpsychotherapie. Praxis der Kinderpsychologie und Kinderpsychiatrie, 42(2), 14–20

Rohnelt Ramires, V. R., Carvalho, C., Munhoz Driemeier Schmidt, F., Fiorini, G. P., & Goodman, G. (2015). Interaction structures in the psychodynamic therapy of a boy diagnosed with Asperger's disorder: a single-case study. Research in Psychotherapy: Psychopathology, Process and Outcome, 18(2), 129–140. https://doi.org 10.4081/ripppo.2015.195

Rosenblum, D. S., Daniolos, P., Kass, N. & Martin, A. (1999). Adolescents and popular culture: A psychodynamic overview. The Psychoanalytic study of the child, 54(1), 319–338. https://doi.org/10.1080/00797308.1999.11822506

Rosenzweig, S. (1936). Some implicit common factors in diverse methods of psychotherapy. American Journal of Orthopsychiatry, 6(3), 412–415. https://doi.org/10.1111/j.1939-0025.1936.tb05248.x

Rudolf, G. (2006). Symptome und Einstellungen von Psychotherapeuten. In: Kernberg, O., Dulz, B. & Eckert, J. (2006). Wir: Psychotherapeuten über sich und ihren „unmöglichen“ Beruf (S. 123–132). Stuttgart: Schattauer

Sagen, S. H., Hummelsund, D. & Binder, P. E. (2013). Feeling accepted: A phenomenological exploration of adolescent patient's experiences of the relational qualities that enable them to express themselves freely. European Journal of Psychotherapy and Counselling, 15(1), 53–75. https://doi.org/10.1080/13642537.2013.763467

Schact, L. (1981). The mirroring function of the child analyst. Journal of Child Psychotherapy, 7(1), 79–88. https://doi-org/10.1080/00754178108255018

Schaefer, C.E., & Drewes, A.A., (2013). The therapeutic powers of play: 20 core agents of change. New Jersey: John Wiley

Schöpf, A., (2014). Einsicht. In: Mertens, W. (2014). Handbuch psychoanalytischer Grundbegriffe (S. 202–205). Stuttgart: Kohlhammer

Schreckenthaler, S. (2015). Träume von Kindern im Volksschulalter – eine qualitative, tiefenhermeneutische Untersuchung nach psychoanalytischen Gesichtspunkten (nicht veröffentlichte Magisterarbeit). Sigmund Freud Privatuniversität Wien, Österreich

Seiffge-Krenke, I. (2007). Psychoanalytische und tiefenpsychologisch fundierte Therapie mit Jugendlichen. Stuttgart: Klett-Cotta

Sellschopp, A. (2006). Die Bedeutung des Geschlechts für die Psychotherapie. In: Kernberg, O., Dulz, B. & Eckert, J. (Hrsg.). Wir: Psychotherapeuten über sich und ihren „unmöglichen" Beruf (S. 360–364). Stuttgart: Schattauer

Semerari, A., Carcione, A., Dimaggio, G., Falcone, M., Nicolò, G., Procacci, M., & Alleva, G. (2003). How to evaluate metacognitive functioning in psychotherapy? The metacognition assessment scale and its applications. Clinical Psychology & Psychotherapy, 10(4), 238–261. https://doi.org/10.1002/cpp.362

Shirk, S. R., Karver, M. S., & Brown, R. (2011). The alliance in child and adolescent psychotherapy. Psychotherapy, 48(1), 17–24. https://doi.org/10.1037/a0022181

Shuman, A. L., Shapiro, J. P. (2002). The Effects of Preparing Parents for Child Psychotherapy on Accuracy of Expectations and Treatment Attendance. Community Mental Health Journal, 38, 3–16. https://doi.org/10.1023/A:1013908629870

Sprenkle, D. H., Davis, S. D. & Lebow, J. L. (2013). Common factors in couple and family therapy: The overlooked foundation for effective practice. New York: The Guilford Press

Stumm, G. & Pritz, A. (2009). Wörterbuch der Psychotherapie. 2. Auflage. Wien: Springer

Taubner, S., Kornhas, L. A., & Hauschild, S. (2020). Mentalisierungsbasierte Therapie zur Förderung von Persönlichkeitsfunktionen in der Adoleszenz. Kinderanalyse, 8(2), 90–112. https://doi.org/10.21706/ka-28-2-90

Terr, L. C. (1989). Treating psychic trauma in children: A preliminary discussion. Journal of Traumatic Stress, 2(1), 3–20. https://doi.org/10.1002/jts.2490020103

Terr, L. C., Beitchman, J. H., Braslow, K., Fox, G., Metcalf, A., Pease, M., Ponton, L., Sack, W. & Wasserman, S. (2006). Children's Turn-Arounds in Psychotherapy. The Doctor's Gesture. The Psychoanalytic Study of the Child, 61(1), 56–81. http://dx.doi.org/10.1080/00797308.2006.11800761

Terradas, M. M., & Asselin, A. (2021). Change in the Play of Children Who Experienced Early Relational Trauma: Theoretical and Clinical Reflections on Psychodynamic Intervention. Journal of Infant, Child, and Adolescent Psychotherapy, 20(3), 290–312. https://doi.org/10.1080/15289168.2021.1945729

Thomä, H. & Kächele, H. (2006a). Psychoanalytische Therapie: Grundlagen. Heidelberg: Springer Medizin

Thomä, H. & Kächele, H. (2006b). Psychoanalytische Therapie: Forschung. Heidelberg: Springer Medizin

Tracey, T. J. G., Lichtenberg, J. W., Goodyear, R. K., Claiborn, C. D., & Wampold, B. E. (2003). Concept mapping of therapeutic common factors. Psychotherapy Research, 13(4), 401–413. https://doi.org/10.1093/ptr/kpg041

Trempler, V. (1998). Zur Wechselwirkung von Rahmen und Inhalt bei der Behandlung dissozialer Kinder und Jugendlicher Eine psychoanalytische Untersuchung gestörter Symbolbildungsprozesse. Praxis der Kinderpsychologie und Kinderpsychiatrie 47(6), 387–405. http://hdl.handle.net/20.500.11780/2356

Trowell, J., Joffe, I., Campbell, J., Clemente, C., Almqvist, F., Soininen, M., Koskenranta- Aalto, U., Weintraub, S., Kolaitis, G., Tomaras, V., Anastasopoulos, D., Grayson, K., Barnes, J. & Tsiantis, J. (2007). Childhood depression: a place for psychotherapy. An outcome study comparing individual psychodynamic psychotherapy and family therapy. European Child & Adolescent Psychiatry, 16(3), 157–167. https://doi.org/10.1007/s00787-006-0584-x

Trowell, J., Rhode, M., Joffe, I. (2009). Childhood depression: An outcome research project. In: Midgley, N., Anderson, J., Grainger, E., Nesicuckovic, T., Urwin, C. (Eds.). Child Psychotherapy and Research: New Approaches, Emerging Findings (S. 145–159). London/New York: Routledge

Trowell, J., Rhode, M., Miles, G. & Sherwood, I. (2003). Childhood depression: work in progress. Journal of Child Psychotherapy, 29(2), 147–169. https://doi.org/10.1080/0075417031000138424

Truax, C. B., Altmann, H., Wright, L. & Mitchell, K. M. (1973). Effects of therapeutic conditions in child therapy. Journal of Community Psychology, 1(3), 313–318. https://doi.org/10.1002/1520–6629(197307)1:3<313::AID-JCOP2290010319>3.0.CO;2-T

Truax, C. B. & Wittmer, J. (1973). The degree of the therapist's focus on defense mechanisms and the effect on therapeutic outcome with institutionalized juvenile delinquents. Journal of Community Psychology, 1(2), 201–203. https://doi.org/10.1002/1520–6629(197304)1:2<201::AID-JCOP2290010214>3.0.CO;2-W

Tschacher, W., Junghan, U. M. & Pfammater, M. (2014). Towards a Taxonomy of Common Factors in psychotherapy – results of an expert survey. Clinical Psychology and Psychotherapy, 21(1), 82–96. https://doi.org/10.1002/cpp.1822

Ulberg, R., Falkenberg, A.A., Naerdal, T. B., Johannessen, H., Olsen, JE., Eide, TK., Hersourg, A. G. & Dahl, H., S., J. (2013). Countertransference Feelings when Treating Teenagers. A Psychometric Evaluation of the Feeling Word Checklist–24. American Journal of Psychotherapy, 67(4), 347–358. https://doi.org/10.1176/appi.psychotherapy.2013.67.4.347

Ulberg, R., Hersoug, A.G. & Høglend, P. (2012). Treatment of adolescents with depression: the effect of transference interventions in a randomized controlled study of dynamic psychotherapy. https://link.springer.com/content/pdf/10.1186/1745-6215-13-159.pdf

Urwin, C. (2009). A qualitative framework for evaluating clinical effectiveness in child psychotherapy: The Hopes and Expectations for Treatment Approach (HETA). In: Midgley, N., Anderson, J., Grainger, E., Nesic-Vuckovic, T., & Urwin,

C. (Hrsg.). Child Psychotherapy and Research: New Approaches, Emerging Findings (S. 157–170). London & New York: Routledge

Wälder, R. (1933). The Psychoanalytic Theory of Play. The Psychoanalytic Quarterly, 2(2), 208–224. https://doi.org/10.1080/21674086.1933.11925173

Waldinger, R. J., Diguer, L., Guastella, F., Lefebvre, R., Allen, J. P., Luborsky, L., & Hauser, S. T. (2002). The Same Old Song? – Stability and Change in Relationship Schemas from Adolescence to Young Adulthood. Journal of Youth and Adolescence, 31(1), 17–29. https://doi.org/10.1023/a:1014080915602

Wallerstein, R. S. (2001). The generations of psychotherapy research: An overview. Psychoanalytic Psychology, 18(2), 243–267. https://doi.org/10.1037/0736-9735.18.2.243

Walter, U. (2001). Anmerkungen zu: Mentalisation und die sich ändernden Ziele der Psychoanalyse des Kindes. Kinderanalyse, 9(2), 245–250

Wampold, B. E., & Budge, S. L. (2012). The 2011 Leona Tyler Award Address: The relationship—And its relationship to the common and specific factors of psychotherapy. The Counseling Psychologist, 40(4), 601–623. https://doi.org/10.1177/0011000011432709

Wampold, B. E., Imel, Z.E. & Flückiger, C. (2018). Die Psychotherapie-Debatte. Was Psychotherapie wirksam macht. Bern: Hogrefe

Wiese, J. (1983). Zur Funktion der Regression in der Adoleszenz. Praxis der Kinderpsychologie und Kinderpsychiatrie, 32(2), 1–4. http://hdl.handle.net/20.500.11780/1568

Will, H. (2019). Psychoanalytische Kompetenzen. Standards und Ziele für die psychotherapeutische Ausbildung und Praxis. Stuttgart: Kohlhammer

Windaus, E. (2006). Psychoanalytische Kurz- und Fokaltherapie bei Kindern, Jugendlichen und ihren Eltern. Kinderanalyse, 14(4), 335–365

Winkelmann, K., Stefini, A., Hartmann, M., Geiser-Elze, A., Kronmüller, A., Schenkenbach, C., Horn, H., & Kronmüller, K. T. (2005). Zur Wirksamkeit psychodynamischer Kurzzeitpsychotherapie bei Kindern und Jugendlichen mit Verhaltensstörungen. Praxis der Kinderpsychologie und Kinderpsychiatrie, 54(7), 598–614. http://hdl.handle.net/20.500.11780/2864

Winnicott, D. W. (2010 [1971]). Vom Spiel zur Kreativität. Stuttgart: Klett-Cotta

Wittenberger, A. (1993). Gegenübertragung als therapeutisches Instrument in der analytischen Kinderpsychotherapie. Praxis der Kinderpsychologie und Kinderpsychiatrie, 42(3), 88–92. http://hdl.handle.net/20.500.11780/2002

Wittenberger, A. (2016). Psychoanalytische und tiefenpsychologisch fundierte Psychotherapie bei Kindern. Stuttgart: Kohlhammer

Yakeley, J. (2018). Psychoanalysis in modern mental health practice. Lancet Psychiatry, 5(5) 443–450 https:/dx.doi.org/10.1016/S2215-0366(18)30052-X

Yanof, J. A. (2013). Play Technique in Psychodynamic Psychotherapy. Child and Adolescent Psychiatric Clinics of North America, 22(2), 261–282. https://doi.org/10.1016/j.chc.2012.12.002

Zevalkink, J., Verheugt-Pleiter, A. & Fonagy, P. (2012). Mentalization-Informed Child Psychoanalytic Psychotherapy. In: Bateman, A. W. & Fonagy, P. (Hrsg.). Handbook of Mentalizing in Mental Health Practice (S. 129–158). Arlington: American Psychiatric Publishing Inc.

Zimpel, A.F. (2014). Spielen macht schlau!. München: Gräfe und Unzer

Zimpel, A.F. (2016). Lasst unsere Kinder spielen! Der Schlüssel zum Erfolg. Göttingen: Vandenhoeck & Ruprecht

Zulliger, H. (1952). Kinderpsychotherapie ohne Deuten unbewusster Inhalte: Die „reine Spieltherapie“ und ihre theoretisch-psychologische Begründung. Beispiel vom „Talismann“. Psyche – Zeitschrift für Psychoanalyse, 5, 581–597

Zwiebel, R. (2017). Was macht einen guten Psychoanalytiker aus? Grundelemente professioneller Psychotherapie. Stuttgart: Klett-Cotta

13. Abbildungsverzeichnis

14. Tabellenverzeichnis

15. Anhang

I. Wirkfaktoren der Kinder- und Jugendlichenpsychoanalyse
II. Tabelle aller verwendeten Studien für die Kapitel 6 und 7 (ganz Tabelle als Bilddatei, vergrößert ist diese Tabelle im Kapitel 9)

I. Wirkfaktoren der Kinder- und Jugendlichenpsychoanalyse (in Schriftform)

- **Spezifische Wirkfaktoren**
  - Interventionen
    - Psychoanalytische Grundregeln
      - Rahmen
      - Abstinenz
      - Neutralität
      - Freie Assoziation
      - Gleichschwebende Aufmerksamkeit
    - Deutung
    - Deutung von Übertragung & Gegenübertragung
    - Traumdeutung
    - Verbalisieren und Ausbildung & Narrative
    - Abwehrmechanismen analysieren
    - Spiegeln
    - Freies Spiel, kreativer Ausdruck
  - Klinische Prozesse
    - Übertragungsbeziehung entstehen lassen & Umgang mit Gegenübertragung
    - Erinnern & Rekonstruieren
    - Widerstandsanalyse & Einsicht gewinnen
    - Katharsis, Abreaktion & Regression
    - Durcharbeiten
- **Allgemeine Wirkfaktoren**
  - Ebene der Beziehung
    - kollaborative Qualität, epistemisches Vertrauen, Bindung, Sicherheit, Respekt vor der Autonomie des Kindes, Wertschätzung, Vertraulichkeit, Verschwiegenheit, (Er-) Klärung, Entwicklungsstand & Persönlichkeitsstruktur berücksichtigen, Patient*in & Psychotherapeut*in als gleichberechtigte Partner*innen

- Ebene des/der Patient*in
  - persönliche Merkmale*, biologische, psychosoziale, genetische und epigenetische Faktoren, subjektiv erlebter Leidensdruck, Hoffnungen, Erwartungen, Motivation, „Glaube" an die Behandlung, Krankheitseinsicht, Veränderungsbereitschaft, Involviertheit, Autonomie, Ressourcen, Sympathie für den/die Behandler*in
- Ebene des/der Psychotherapeut*in
  - persönliche Merkmale*,Glaubwürdigkeit, Authentizität, Überzeugungskraft, persönliche & fachliche Erfahrung, kompetente & vertrauensvolle Ausstrahlung, akkurate Empathie, Wärme, Respekt, Akzeptanz, Involviertheit, Intersubjektivität, Relationalität, Spielfähigkeit, Flexibilität, unparteiische Position, Neugierde, Interesse, wissenschaftliche Kreativität, Fähigkeit, zu Triangulierung, Containment & Rêverie, verbale Kommunikation, Grenzen erkennen, Enttäuschungen aushalten, Leidensfähigkeit, Fähigkeit, „Nicht-Wissen" auszuhalten, Sensibilität für unbewusste Prozesse, Zugang zum eigenen Unbewussten, Entwicklungspotenzial, Einhaltung & Zugehörigkeit zur Methode
- Ebene des Umfeldes
  - familiäre Merkmale*, Pathologien im Umfeld, Lebensqualität, Leidensdruck, Erwartungen & Hoffnungen, Involviertheit & Kooperation, Wahrnehmung des Kindes (unbewusste Wünsche), Fähigkeit, ganz normal den Schweregrad der Störung einzuschätzen, „Glaube" an die Behandlung, Fähigkeit, Probleme relational zu konzipieren, Erziehungs- & Bindungsstil, Familiendynamik, Ich-Stärke, Fähigkeit, zur Triangulierung, intra- und transfamiliäre Übertragung
- Mentalisieren
  - Bindung, Sicherheit
- Spiel
  - kindliche Sprache, Erholung, Wiederholung, Symbolisierung, Kreativität, Affektregulation
- Andere allgemeine Wirkfaktoren
  - Setting, Zeit, Mythos, Kultur, Finanzierbarkeit, Erreichbarkeit, niederschwelliger Zugang

** Bezieht sich auf Geschlecht(er), Alter, ethnische, soziale, sozioökonomische, kulturelle Herkunft*

		Spezifische Faktoren		Allgemeine Faktoren	
	Wirkfaktoren	*klinisch-theoretische Studien*	*empirische Studien*	*klinisch-theoretische Studien*	*empirische Studien*
Interventionen	**Psychoanalytische Grundregel Rahmen**	Trempler (1998)*			
		Döser (2014)*			
	Deutung	Diatkine & Simon (2001)*			
			Fonagy & Moran (1990)		
			Luzzi et al. (2015)		
		Terradas & Asselin (2021)			
	Deutung von (Gegen-)Übertragung		della Rosa (2016)		
			Luzzi et al. (2015)		
	Traumdeutung		Hill et al. (1993)		
		Lempen & Midgley (2006)	Lempen & Midgley (2006)		
			Colace (2010)		
		Gillman (1987)*			
		Ablon & Mack (1980)*			
	Verbalisierung & Narrative	Katan (1961)*			
			Buchsbaum & Emde (1990)		
			Moran & Fonagy (1987)		
			Buchsbaum et al. (1992)		
			Hodges et al. (2009)		
	Abwehrmechanismen analysieren		Truax & Wittmer (1973)		
		Prout et al. (2019)			
			Di Giuseppe et al. (2020)		
	Spiegeln	Schact (1981)*			
			Manna & Boursier (2018)		
			Trowell et al. (2003)		
			Trowell et al. (2009)		
		Terradas & Asselin (2021)			
	Freies Spiel, kreativer Ausdruck	Kernberg (2006)*			
			Cohen et al. (1987)		
			Leudar et al. (2007)		
			Carlberg (2006)		
			Kernberg, Chazan & Normandin (1998)		
			Marans et al. (1991)		
			Halfon & Bulut (2017)		
			Halfon (2017)		
			Halfon et al. (2020)		
		Terradas & Asselin (2021)			
		Crenshaw & Tillman (2014)*			
		Yanof (2013)*			
Klinische Prozesse	**Übertragungsbeziehung entstehen lassen**		Ulberg (2013)		
		Gil & Rubin (2005)*			
		Gabel & Bemporad (1994)*			
			Luborsky et al. (1995)		
			Waldinger et al. (2002)		
	Erinnern & Rekonstruktion	Freud A (2018 [1965])			
		Diatkine (1993)*			
		Prot (2010)*			
		Brainin (2009)*			
			Muratori et al. (2003)		
		Terr (1989)			
	Widerstandsanalyse & Einsicht gewinnen	Freud A (2018 [1965])			
			Danneberg & Eppel (1980)		
		Windaus (2006)			
		Miller (2002)*			
		Fonagy et al. (2018)			
			Göttken & von Klitzing (2015)		
			Goodman & Athey-Lloyd (2011)		
			Rohnelt Ramires et al. (2015)		
			Bräutigam et al. (2003 [1990])		
	Katharsis, Abreaktion & Regression	Lehmhaus & Reiffen-Züger (2018)*			
		Terradas & Asselin (2021)			
		Wälder (1933)			
		Levenson & Herman (1991)*			
		Wittenberger (2018)			
		Winnicott (2010 [1971])			
		Wiese (1993)*			
		Freud A (2018 [1965])			
			Bräutigam et al. (2003 [1990])		
		Schaefer & Drewes (2014)**			
		Prendiville (2014)**			
	Durcharbeiten	Rosenblum et al. (1999)*			
		Delgado & Strawn (2012)*			
		Normandin et al. (2015)			
			Horn et al. (2005)		
			Kornmüller et al. (2005)		
Allgemeine Wirkfaktoren	**auf der Ebene der Beziehung**			Bordin (1979)	
				Horvath & Luborsky (1993)	
				Karver et al. (2005)	
				Koole & Tschacher (2016)	
				Sprenkle, Davis & Lebow (2014)	
				Wampold, Imel & Flückiger (2018)	Wampold, Imel & Flückiger (2018)
				Fonagy, & Allison (2014)	
					Horvath (1992)
				Wampold & Budge (2012)	
				Novick & Novick (2009)	
					Baylis, Collins & Coleman (2011)
				Kernberg, Ritvo & Keable (2012)	
					Karver et al. (2006)
					Shirk, Karver & Brown (2011)
					Atzil-Slonim, Tishby & Shefler (2015)
					Halfon, Goodman & Bulut (2018)
					Karver et al. (2018)
					Halfon, Özsoy & Çavdar (2019)
					Carlberg (1997)
				Terr et al. (2006)*	
				Karver et al. (2005)	
	auf der Ebene des/der Patient*in				Gorin (1993)
					Fonagy & Target (1995)
				Grencavage & Norcross (1990)	
					Arbeitskreis OPD-KJ-2 (2016)
					Gottken & von Klitzing (2015)
				Wittenberger (2016)	
				Sprenkle, Davis & Lebow (2014)	
					Mempel (1989)
				Berns (2003)*	
				Barish (2004)*	
					Carlberg et al. (2009)
				Urwin (2009)	
					Kernberg, Ritvo & Keable (2012)
				Seiffge-Krenke (2007)	

auf der Ebene des/der Psychotherapeut*in			Sellschopp (2006)	
			Sprenkle, Davis & Lebow (2014)	
			Akhtar (2006)	
			Brainin (1996)*	
			McWilliams (2004)	
				Arthur (2000)
			Wampold, Imel & Flückiger (2018)	
				Kernberg, Ritvo & Keable (2012)
			Karver et al. (2005)	
			Blow, Sprenkle & Davis (2007)	
				Rudolf (2006)
			Mitscherlich-Nielsen (1970)	
			Bion (1962)	
			Zwiebel (2017)	
			Will (2019)	
auf der Ebene des Umfeldes			Barish (2004)*	
			Wittenberger (2016)	
			Althoff (2017)	
				Gorin (1993)
				Fonagy & Target (1995)
				Kazdin & Wassell (2000)
				Nock & Kazdin (2001)
				Shuman & Shapiro (2002)
			Karver et al. (2005)	
			Möhring (1999)	
			Reich & Cierpka (2008)	
			Wittenberger (1993)	
				Kernberg, Ritvo & Keable (2012)
			Rass (2021)	
				DeVet et al. (2003)
				Accurso, Hawley & Garland (2013)
				Hawley & Weisz (2005)
				Núñez et al. (2021)
				Núñez et al. (2022)
			Sprenkle, Davis & Lebow (2009)	
			Kehr & Köpp (2018)	
			Baradon, Salomonsson & von Klitzing (2014)*	
			Horn (2003)*	
			Diez Grieser (1996)*	
				Ellis et al. (2012)
				Haine-Schlagel et al. (2012)
			Hayes & Brunst (2017)	
				Martinez et al. (2015)
			Walter (2001)	
			Fonagy & Target (1998)	
			Borowski et al. (2018)	
Mentalisieren			Fonagy & Target (1998)	
			Fonagy & Bateman (2018)	
				Goodman (2013)
			Fonagy & Allison (2014)	
			Semerari et al. (2003)	
			Bateman & Fonagy (2012)	
			Zevalkink, Verheugt-Pleiter & Fonagy (2012)	
				Di Lorenzo, Maggiolini & Suigo (2015)
				Muñoz Specht et al. (2016)
				Prout et al. (2017)
				Halfon, Bekar & Gürleyen (2017)
				Halfon & Bulut (2017)
				Halfon, Yılmaz & Çavdar (2019)
				Carvalho, Goodman & Ramires (2019)
				Oehlman Forbes, Lee & Lakeman (2021)
			Diez Grieser (2021)*	
			Taubner, Kornhas & Hauschild (2020)*	
Spiel			Schaefer & Drewes (2014)	
			Hayes und Brunst (2017)	
			Huizinga (2011[1956])	
			Freud (2010 [1908])	
			Zimpel (2014)	
			Zimpel (2016)	
			Hüther & Quarch (2016)	
			Lehmhaus & Reiffen-Züger (2018)	
				Bratton et al. (2005)
			Lehmhaus & Reiffen-Züger (2018a)*	
			Bateman & Fonagy (2012)	
Zeichnungen			Lehmhaus & Reiffen-Züger (2017)	
				Núñez et al. (2021)
Andere Wirkfaktoren			Sprenkle, Davis & Lebow (2014)	
			Zevalkink, Verheugt-Pleiter & Fonagy (2012)	
			Grabenhofer-Eggerth & Sator (2020)	
			Löffler-Stastka & Hochgerner (2021)	

** Einzelfallbeschreibugen sind per defintionem keine empirischen Studien, allerding sollen hier auch klinisch-theoretische Schriften miteinbezogen werden, deren theoretische Überlegungen mit Fallvignetten untermauert sind.*

*** transtheoretisch*